中医特色医养结合出版工程

总主编　唐靖一

养老机构慢性病护理实用手册

主编　龚勤慧　陆静波

U0342984

上海科技教育出版社

图书在版编目(CIP)数据

养老机构慢性病护理实用手册/龚勤慧,陆静波主编.
—上海:上海科技教育出版社,2019.8
中医特色医养结合出版工程
ISBN 978 - 7 - 5428 - 6927 - 2

Ⅰ.①养… Ⅱ.①龚… ②陆… Ⅲ.①老年人—慢性病—护理—指南 Ⅳ.①R473 -62

中国版本图书馆 CIP 数据核字(2019)第 019860 号

责任编辑 蔡 婷
封面设计 杨 静

中医特色医养结合出版工程
养老机构慢性病护理实用手册
主编 龚勤慧 陆静波

出版发行 上海科技教育出版社有限公司
(上海市柳州路218 号 邮政编码 200235)
网 址 www.sste.com www.ewen.co
经 销 各地新华书店
印 刷 上海书刊印刷有限公司
开 本 787×1092 1/16
印 张 24.25
版 次 2019 年 8 月第 1 版
印 次 2019 年 8 月第 1 次印刷
书 号 ISBN 978 - 7 - 5428 - 6927 -2/R·456
定 价 148.00 元

本书编写者名单

主　编　龚勤慧　陆静波

副主编　廖晓琴　沈永红　孙　青　徐　敏　张　洁　姚丽文

编　委　曹　凤　蔡　敏　黄柳燕　黄婉琳　黄　瑾

　　　　李丽萍　李　辉　鲁剑萍　沈麒云　唐　欢

　　　　王岩梅　吴继萍　姚　蓉　严斌泓　张桂丽

　　　　章月琴　周红蔚　周俭美　周霄云

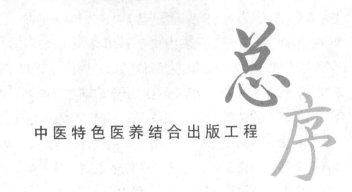

总序

中医特色医养结合出版工程

唐靖一

随着社会和经济的发展,我国已快速进入老龄化社会,而上海作为发达地区的代表,正在逐步进入深度老龄化社会。老年人群往往患有慢性疾病,存在一定程度的生理机能退化,加上家庭照护功能的弱化,老年人的生活照料、医疗护理、康复护理的需求亟须通过社会化养老服务供给方式得到满足。为此,养老事业成了党和政府高度重视、全社会共同关注的热点。

"医养结合"是指医疗资源与养老资源相结合,实现社会资源利用的最大化。其中,"医"包括医疗康复保健服务,具体有医疗服务、健康咨询、健康检查、疾病诊治和护理服务、康复服务以及临终关怀服务等;"养"包括生活照护服务、精神心理服务、文化活动服务。利用"医养结合"的发展模式,集医疗、康复、养生、养老等为一体,把老年人健康医疗服务放在首要位置,发展养老机构和医院的功能相结合,生活照料和康复关怀融为一体的新型养老服务模式。

中医学主张"上工治未病",倡导健康养生防病于未患,擅长慢病调理,在"医养结合"领域具有其独特的优越性,受到社会和政府的普遍关注。上海中医药大学自 2015 年起承担了上海市公共卫生体系建设三年行动计划(2015—2017 年)中医特色医养结合示范项目,充分发扬中医"治未病"理念在慢病调理与健康管理中的优势,将"保健医学(培本固原)—预防医学(未病先防)—临床医学(既病防变)—康复医学(瘥后防复)"与养老服务全面融合,充分挖掘中医治未病的技术方法和产品,利用现代科技手段,实现对机构养老和居家养老不同层次、不同类型人员的全程式医养服务。

我们调研了本市 109 家医养结合机构的服务现状以及 6915 名老人和家庭照护者对于医养结合的需求,制定了以"预防—医疗—康复—养老—护理为一体"的大健康系统管理为指导,融合医疗、护理、康复、营养、管理等领域的知识与技术的中医医养结合服务流程与技术规范。在全市范围内建立了 30 多家中医医养结合示范基地,运用"互联网＋"的服务理念,以老年人中医服务健康数据为基础,建立起了医养管理者、研究者的精细化管理平台。完成了专升本、继续教育、岗位培训在内的多层次的中医医养结合人才培训。融合中国传统保健功法与日本成熟的运动康复训练法,研制并试点"中国老年人综合训练法";总结中医古籍及临床上常用的养生食疗方案,结合体质辨识与现代中药药理学,研制具有功能性食品特色的中医药适老养生茶饮。依托中医医养结合示范基地与上海中医药大学志愿者服务团队,全面开展中医医养结合服务,服务受众超过 20 000 人次,上海电视台新闻综合频道、教育频道等主流媒体多次采访录制节目,社会反响良好,具有很高的美誉度与显示度。首创了以"基础医学—循证医学—转化医学—实践医学"为主链,融"医—护—康—养"为一体的老年人健康数据、中医远程医疗服务、适老科技产品之间联结互动的产学研创新机制。以上体系创新得到了法国、日本、美国医疗与养老领域同行的关注,召开了两届中法医养结合高峰论坛;通过国际间的交流与合作,拓展了"一带一路"沿线国家海外中医中心的服务内涵。

根据研究成果我们编著了《中医特色医养结合出版工程》系列图书,弥补了国内在医养结合领域专业论著上的空缺,切合了全社会对于养老服务中自我保健、服务开展以及人员培训的需求,相信这项出版工程必将引领我国养老事业的发展。

唐靖一　医学博士,主任医师,上海中医药大学产学研办公室主任,龙华医院心血管研究室主任。原上海中医药大学附属曙光医院副院长、龙华医院副院长。上海市中西医结合学会青年委员会副主任委员,上海市中医药学会规范化培训分会副主任委员,全国名中医严世芸工作室继承人,上海市公共卫生三年行动计划"中医医养结合示范工程"负责人,上海申养投资管理股份有限公司董事副总经理。

　　全球人口老龄化和养老问题是 21 世纪最重要的发展趋势之一,将严重地影响人口、经济与社会的可持续发展,对社会产生重要而深远的影响。我国的慢性病发病率居高不下,慢性病病程长、预后差、并发症多、致残率高,大多数患者病后需要进行长期的康复训练和医疗照护。因此,我们组织了临床一线的护理专家,针对养老机构中慢性病护理编写本书。本书由上海中医药大学承担的上海市公共卫生服务体系建设三年行动计划(2015—2017年)——"中医特色医养结合示范项目"作为技术支撑。

　　我们在前期调研的基础上,选取了高血压、高脂血症、冠心病、慢性阻塞性肺疾病、脑卒中等 15 个老年人常见慢性病和跌倒、便秘、尿失禁等 6 个老年人常见症状护理。本护理指导手册运用健康管理和循证护理先进理念,借鉴相关临床护理指南,紧扣入院评估、日常管理、病种特色护理等养老机构护理环节,突出中医护理特色,有较强的指导作用与实用价值,对规范和提升养老机构慢性病护理具有较好的借鉴作用。

　　本书可用于养老机构护理人员的培训教材,也可作为指导养老机构慢性病护理的工具书。

　　由于本书编写内容为护理工作中养老机构一种新的护理模式,难免存在不当之处,恳请大家批评指正。

龚勤慧　陆静波

2019 年 3 月

目录
养老机构慢性病护理实用手册

第一章
绪　论

　　我国早已进入人口老龄化的快速发展期,截止2015年底,全国60岁及以上老年人口约2.2亿人,占总人口的16.1%。其中65岁及以上人口1.44亿人,占总人口的10.5%。至2030年预计可达到2.8亿人,占总人口的20%左右,将面临更深度的老龄化挑战。我国目前老年人患有各种慢性疾病,失能、半失能老年人已超过4000万人,占老年人口的19%。医疗负担重,老年患者消耗的医疗资源是全部人口平均消耗的数倍。随着失能、半失能、高龄老年人数量的持续增长,医疗护理、慢性病照护问题日益凸显,社会养老服务需求日益增长。我国政府高度重视并积极应对人口老龄化问题,国务院《关于促进健康服务业发展的若干意见》(国发[2013]40号)提出,加强医疗机构与养老机构的合作,在养老服务中充分融入健康理念,加强医疗卫生服务支撑。国务院办公厅《关于印发全国医疗卫生服务体系规划纲要(2015—2020年)的通知》(国办发[2015]14号)中指出,要推进医疗机构与养老机构等加强合作,推动中医药与养老结合,充分发挥中医药"治未病"和"养生保健优势"。国家民政部、发改委在《民政事业发展第十三个五年规划》(民发[2016]107号)对医养结合的发展中提出,要统筹医疗卫生与养老服务资源布局,支持养老机构开展医疗服务。重点发展医养结合型养老机构,增加养护型、医护型养老床位,提高养老服务有效供给。

　　2015年原国家卫生和计划生育委员会发布的《中国居民营养与慢性病状况报告(2015年)》显示,2012年高血压(成人)、糖尿病(成人)、慢性阻塞性肺疾病(40岁以上)的患病率分别为25.2%、9.7%、9.9%,癌症发病率达235/10万。在总死亡人数中,慢性病死亡率达533/10万,占86.6%,其中,心脑血管病、癌症、慢性呼吸系统疾病死亡率分别为271.8/10万、144.3/10万、68/10万。《全国护理事业发展规划(2016—2020年)》中明确提出,到2020年,老年护理服务体系逐步健全。"十三五"期间,应大力发展老年护理服务事业,全面提升老年护理服务能力。加强老年护理服务、医养结合及安宁疗护机构能力建设,不断完善相关服务指南和规范,进一步规范护理服务行为。加大人才培养力度,切实提升老年护理服务水平。至 2020 年,争取支持每个地区设立一所护理院,完善老年护理相关设备、设施配备。鼓励社会力量积极举办老年护理服务机构。有条件的地区设立安宁疗护中心,满足老年人的健康需求。加快推进医养结合计划:按照《关于推进医疗卫生与养老服务相结合指导意见》有关要求,支持有条件的地区加强医疗机构和养老机构等合作,开展多种形式的医养结合,满足老年人健康需求。

老年人的养老护理非单纯的照顾起居、诊疗,需要专门的医护人员。加快开展老年护理服务人员的规范培训工作,初步形成一支由护士和护理员组成的老年护理服务队伍,提高老年护理服务的能力。本书作为养老机构的实用指导手册,对提升老年人的生活、生存质量给予了全面的指导。

第一节　养老机构护理人员岗位设置与职责

一、养老院护理组织架构

生活照护是养老机构为老年人服务的核心内容,承担了住养老年人的日常生活护理、精神慰藉与照护等工作,更是老年人在养老机构中安享晚年生活的基础护理服务。养老机构内通常设置"护理部"或"护理中心",是在分管院长的领导下为不同的护理等级的老年人提供 24h 不间断的照护工作,并为需要提供精神照护的老年人提供精神慰藉、临终关怀等服务;负责一线护理人员的护理业务培训,提高日常照护技术等。

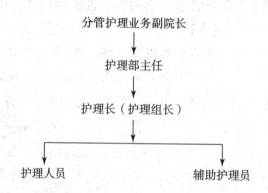

分管护理业务副院长
↓
护理部主任
↓
护理长（护理组长）
↓
护理人员　　　　辅助护理员

二、护理部主任岗位职责

（1）在院长领导下,分管全院养老护理工作。

（2）负责入住老年人的照护工作,合理安排每周护理工作,每月制订护理工作计划,并组织落实,定期检查,按时向分管院长汇报总结。

(3) 负责日常护理质量管理,并有计划地检查医嘱的执行情况,监督指导护理人员严格执行各项规章制度和护理技术操作常规,加强医护间配合,严防护理差错事故的发生。

(4) 负责护理人员的培训、考核,组织重点老年人护理查房,积极开展新技术、新业务及护理科研工作。

(5) 负责管理护理人员的合理分工,环境的整洁、安静、安全、舒适,各类仪器、设备、药品的管理、院内调配。

(6) 接待家属来访,并做好老年人家属的谈话记录与探访情况汇总。

(7) 组织、配合上级查房,发现问题及时处置。

三、护理部副主任岗位职责

(1) 在护理部主任领导下开展工作。

(2) 负责接待老年人、家属来访工作,协助办理住养老年人的出入院手续,并做好老年人家属的谈话及探访情况记录。

(3) 负责新入院老年人的身体评估,个案照护计划的确定,并配合组织实施,定期检查与总结。

(4) 负责护理人员的培训、考核,组织重点老年人护理查房,积极开展新技术、新业务及护理科研工作。

(5) 有计划地检查医嘱的执行情况,监督指导护理人员严格执行各项规章制度和护理技术操作常规,加强医护间配合,严防护理差错事故的发生。

(6) 负责护理人员、实习生的培训与考核、拟定每年护理人员的培训计划,组织业务学习并落实。

(7) 负责管理护理人员的合理分工,环境的整洁、安静、安全、舒适,各类仪器、设备、药品的管理、院内调配。

(8) 组织、配合上级查房,发现问题及时处置。

四、护理组长岗位职责

(1) 在护理部主任领导下,制订本单元工作计划,并组织实施,记录好组长手册。

(2) 负责本单元养老护理工作,按时完成月计划、周重点,根据工作实际需要调配人力、物力,保证老年人安全。

(3) 督促、检查本单元护理人员严格执行各项规章制度和操作规范,落实岗位责任制,加强相互配合,保证护理安全。

(4) 创造良好的养老环境,负责老年人用餐的组织和准备工作、生活区的环境卫生检查和督促工作、生活区老年人卫生和老年人的安全巡视工作。

（5）检查及指导养老护理人员工作,研究养老护理工作中存在的问题,不断提高护理工作质量。

（6）组织养老护理人员业务学习,提高养老护理人员的业务水平和综合能力。

（7）对需实施安全措施(安全带、约束带等)的住养老年人应报告上级,取得主任和家属同意后,方可执行。

（8）根据养老机构条件,组织老年人开展文化娱乐活动,丰富老年人的业余生活。

（9）负责本护理单元老年人的生活护理工作。

（10）督促生活分级护理程序、内容和个案护理计划执行,定时检查,送急危重症老年人医院就诊,并合理安排护理工作。

（11）完成院领导安排的其他工作。

五、护理人员岗位职责

（1）严格遵守养老机构各项规章制度、规范为老服务,在护理部领导下,负责老年人生活护理。

（2）严格执行操作程序和护理技术常规,严防护理差错。

（3）认真做好交接班工作,按时上、下班,坚守岗位,不得擅自离岗,不干私活。

（4）优化护理服务,督促、帮助老年人整理内务,做好生活区的卫生工作,保持环境安静、清洁、整齐,爱护公共财产。

（5）严格执行护理常规,做好相应的生活护理,配合其他职能部门做好老年人疾病的预防、治疗和康复工作。

（6）服从院领导及护理部主任、护理组长的工作调配,强化责任意识,确保护理安全。

（7）定时巡房,掌握老年人的身心健康状况,呼叫铃响5min内须赶至老年人身边,以防意外发生,发现问题及时汇报、处置。

（8）做好老年人家属接待工作,耐心向家属介绍老年人的生活状况,态度诚恳、和蔼可亲,礼貌用语。

（9）做好防火、防盗、防事故工作。

（10）完成护理部安排的其他工作。

六、辅助护理员岗位职责

（1）严格遵守养老机构各项规章制度、规范为老服务,在护理部及护理组长领导下,负责老年人生活护理。

（2）认真做好交接班工作,按时上、下班,坚守岗位,不得擅自离岗,不干私活。

（3）督促、帮助老年人整理内务,做好生活区的卫生工作,保持环境安静、清洁、整齐,爱护公共财产。

（4）依据所制定的老年人个案护理计划,做好相应的生活护理,配合其他职能部门做好老年人疾病的预防、治疗和康复工作,组织老年人参加院内各种康复活动。

（5）服从院领导及护理部主任、护理组长的工作调配,强化责任意识,确保护理安全。

（6）定时巡房,掌握老年人的身心健康状况,呼叫铃响5min内须赶至老年人身边,以防意外发生,发现问题及时汇报、处置。

（7）做好老年人家属接待工作,耐心向家属介绍老年人的生活状况,态度诚恳、和蔼可亲,礼貌用语。

（8）做好防火、防盗、防事故工作。

第二节　养老机构护理工作管理制度

一、生活护理管理制度

（一）生活护理分类

生活护理是养老机构为老年人提供的核心服务内容,一般分为两类:一类为分级护理,一类为个案护理。

1. **分级护理**　根据住养老年人生活自理能力、认知能力、情绪行为等进行评估,客观评价其生活能力状况,并给予不同级别的护理。

2. **个案护理**　根据住院老年人个体情况,如年龄、生活自理程度和身体状况,采取相应的针对性护理措施,使护理工作更适应老年人个体需要的一种护理工作方式。

（二）生活护理等级确定

1. **生活分级护理**　是养老机构对住养老年人进行生活护理的工作方式,应依据新入院老年人的具体情况确定生活护理等级,必须依照生活分级护理标准认真执行。

2. **生活分级护理标准**　是依据住养老年人的年龄、生活自理能力、认知能力、身体状况、情绪行为及特殊要求而制订。一般分为三级护理(自理)、二级护理(半护理)、一级护理(全护理)和专门护理四个等级。分级护理标准是对住养老年人确定生活护理等级和调整生活护理等级的依据,也是提供相应等级生活护理的重要依据。

(三) 生活分级护理服务内容

生活分级护理的主要内容是围绕不同护理等级的住养老年人日常生活需求,从个人清洁卫生护理、饮食起居、居室卫生、医疗护理康复等四个方面作出规范化的护理要求。

1. 三级生活护理(自理)

(1) 个人清洁卫生护理

1) 早晨督促住养老年人漱口、洗脸、洗手、梳头。

2) 晚上督促洗脸、洗手、洗脚、洗臀部。

3) 协助整理、清洁床铺,更换床单等。

4) 督促、协助住养老年人定期修剪指(趾)甲,理发剃须,更换、整理衣物。

5) 督促或组织老年人定期沐浴,做好老年人清洁卫生工作。

(2) 饮食起居护理

1) 鼓励或帮助老年人到餐厅用餐。

2) 定时巡视居室,观察住养老年人睡眠状况,发现异常及时汇报并处置。

3) 依据住养老年人实际需要添置生活用品与食物,并应手续齐全。

4) 观察并掌握住养老年人的饮食、起居及思想情绪、精神状况。

5) 督促或协助住养老年人按时服药,并观察服药后有无异常。

(3) 居室卫生

1) 督促老年人早晨整理床单位、晚上铺床、帮助翻晒被褥。

2) 定期更换床单、被套,保持床单位清洁、干燥。

3) 定时开窗通风、保持室内外空气流通。

4) 每日清洁居室,室内物品摆放整齐,地面清洁干燥,桌面及墙壁清洁无灰尘,并定期消毒。

2. 二级生活护理(半自理)

(1) 个人清洁卫生护理

1) 早晨协助住养老年人漱口、洗脸、洗手、梳头。

2) 晚上协助洗脸、洗手、洗脚、洗臀部。

3) 协助整理、清洁床铺,更换床单等。

4) 协助老年人定期修剪指(趾)甲,理发剃须,更换衣裤、整理衣物。

5) 协助老年人定期沐浴,做好老年人清洁卫生工作。

6) 每日洗涤内衣,外衣每周洗涤1次。

7) 帮助、搀扶行动不便的住养老年人如厕。

（2）饮食起居护理

1）行动不便的住养老年人需协助用餐。

2）定时巡视居室,观察住养老年人睡眠状况,发现异常及时汇报并处置。

3）依据住养老年人实际需要添置生活用品与食物,并应手续齐全。

4）观察并掌握住养老年人的饮食、起居及思想情绪、精神状况。

5）协助住养老年人按时服药,并观察服药后反应及病情变化,如有异常及时汇报并协助处理。

6）缺乏自理能力的住养老年人应代为保管好钱物,并做好交接及记录,手续齐全。

7）落实心理护理。

（3）居室卫生

1）协助老年人早晨整理床单位、晚上铺床、定期翻晒被褥。

2）每周定期更换床单、被套,如有污染应及时更换,以保持床单位的清洁、干燥。

3）定时开窗通风、保持室内外空气流通。

4）每日清洁居室,室内物品摆放齐整,地面清洁干燥,桌面及墙壁清洁无灰尘,并定期消毒。

5）食用餐具、茶杯应严格消毒,毛巾、面盆定期清洗,便器应每周消毒1次。

6）落实卫生宣教工作,督促并定期检查食品卫生状况与保质期。

3. 一级生活护理（全护理）

（1）个人清洁卫生护理

1）早晨帮助住养老年人漱口、洗脸、洗手、梳头。

2）晚上帮助老年人洗脸、洗手、洗脚、洗臀部。

3）协助整理床铺,清洁床铺,更换床单等。

4）协助老年人定期修剪指（趾）甲,理发剃须,更换衣裤、整理衣物。

5）帮助老年人定期沐浴。

6）每日洗涤内衣,外衣每周洗涤1次。

7）搀扶行动不便的住养老年人如厕。

（2）饮食起居护理

1）饭菜、茶水供应到床边,按时喂饭、喂水。

2）定时巡视居室,观察住养老年人睡眠状况,发现异常及时汇报并处置。

3）依据住养老年人实际需要添置生活用品与食物,并应手续齐全。

4）观察并掌握住养老年人的饮食、起居及思想情绪、精神状况。

5）按时喂药,并观察服药后反应及病情变化,如有异常及时汇报并协助处理。

6）与家属保持沟通,代为保管好钱物,并做好交接及记录,手续齐全。

（3）居室卫生

1）协助老年人早晨整理床单位、晚上铺床、定期翻晒被褥,必要时使用气垫床。

2）每周定期更换床单、被套,如有污染应及时更换,以保持床单位的清洁、干燥。

3）定时开窗通风、保持室内外空气流通,依据季节做好防暑、防寒工作。

4）每日清洁居室,室内物品摆放齐整,地面清洁干燥,桌面及墙壁清洁无灰尘,并定期消毒。

5）食用餐具、茶杯应严格消毒,毛巾、面盆应定期清洗,便器应每周消毒 1 次。

6）落实卫生宣教工作。

4．专门护理

（1）个人清洁卫生护理

1）早晨为住养老年人漱口、洗脸、洗手、梳头。

2）晚上为老年人洗脸、洗手、洗脚、洗臀部。

3）定期整理床铺,清洁床铺,更换床单等。

4）定期为老年人修剪指(趾)甲,理发剃须,更换衣裤、整理衣物。

5）帮助老年人定期沐浴。

6）每日洗涤内衣,外衣每周洗涤 1 次,若有呕吐应及时清洗更换衣服。

7）做好二便护理,为失禁、卧床老年人建立翻身卡,保持清洁,预防压疮。

（2）饮食起居护理

1）饭菜、茶水供应到床边,按时喂饭、喂水。

2）定时巡视居室,观察住养老年人睡眠状况,发现异常及时汇报并处置。

3）依据住养老年人实际需要添置生活用品与食物,并应手续齐全。

4）观察并掌握住养老年人的饮食、起居及思想情绪、精神状况。

5）按时喂药,并观察服药后反应及病情变化,如有异常及时汇报并协助处理。

6）与家属保持沟通,代为保管好钱物,并做好交接及记录,手续齐全。

（3）居室卫生

1）协助老年人早晨整理床单位、晚上铺床、定期翻晒被褥,必要时使用气垫床。

2）每周定期更换床单、被套,如有污染应及时更换,以保持床单位的清洁、干燥。

3）定时开窗通风、保持室内外空气流通,依据季节做好防暑、防寒工作。

4）每日清洁居室,室内物品摆放齐整,地面清洁干燥,桌面及墙壁清洁无灰尘,并定期消毒。

5）食用餐具、茶杯应严格消毒,毛巾、面盆应定期清洗,便器应每周消毒 1 次。

6）落实卫生宣教工作。

二、护理质量管理制度

（一）养老机构护理质量管理内容

质量管理是指在一定的技术经济条件下,保证为社会或用户提供符合要求的产品质量或服务而进行的一系列有效管理活动。护理工作是养老机构工作中核心内容,包括住养老年人的生活照护、医疗康复护理及心理护理,因此,护理质量管理是养老机构护理管理的核心,由护理部主任总负责。护理技术管理与行政管理则是护理管理中的另外两个重要的内容,对护理质量的持续改进提供了有力保障。护理质量管理的具体内容包括:基础护理、居室管理及物资管理三方面。

1. 病情观察　基础护理内容中主要内容,要求准确、及时、全面而细致,特别是重点加强对新入院老年人、患病老年人的观察护理。具体内容包括住养老年人的全身状况、体温、脉搏、呼吸、精神、睡眠、饮食、二便及用药后反应。患病老年人的病情观察必须注意连续性、动态性,并做好交接班记录。

2. 生活照护　应严格按照生活护理制度,认真做好生活护理,满足住养老年人的生活需要:

（1）做到“六无”　无压疮、无坠床、无烫伤、无跌伤、无窒息、无管道脱落。

（2）“五关心”　关心老年人的饮食、卫生、安全、睡眠、排泄。

（3）“六洁”　头发、口腔、皮肤、手足、会阴、肛门清洁。

（4）“七知道”　知道每位老年人的姓名、个人生活照料重点、个人爱好、所患疾病情况、家庭情况、使用药物治疗情况、精神心理情况。

（5）保持床单平整、干燥、无皱无迹。

3. 常规护理

（1）协助卧床被动体位的老年人定时翻身,做好压疮预防护理,杜绝因护理不当而发生的压疮。

（2）观察补液情况,对不合作的老年人注意保护,防止针头拔出或滑出,保持输液管无扭曲,确保滴注顺畅。

（3）保持各种管道无扭曲、受压,如管道脱落及时汇报。

（4）观察病情变化,有异常情况,如发生老年人意外(跌倒、出走、烫伤等),及时汇报。

4. 严格执行护理工作制度及护理操作规程　严防差错事故发生,依据住养老年人实际情况实施等级护理或个案护理。

5. 护理文件书写　认真完成个案护理记录、交接班记录等常规护理文件的书写工作,各项书写记录质量应符合相应规范要求。

6. **居室管理**　①做好病室内的清洁消毒卫生,执行每日工作重点,定期开窗通风,保持病室清洁、空气清新、无异味;②居室的设施和物品应按规定严格管理。

7. **保持呼叫系统畅通**　如有故障应及时报修并解决。

8. **响铃5min内应到达床边**　自理区内住养老年人每30min巡视一次,半自理区应15~20min巡视1次。

(二) 居室管理制度

1. 居室安排与管理由护理部主任直接负责。

2. 定期组织、落实住养老年人卫生保健知识宣教。

3. 居室内物品摆放整齐,固定位置。除特殊情况外,未经允许不得随意搬动。

4. 保持居室内清洁、干燥、每日清扫2次,注意开窗通风,提供住养老年人舒适、安全的居室环境,做到"四轻":走路轻、关门轻、操作轻、说话轻。

5. 工作人员应穿工作服、戴工作帽,着装整洁,必要时戴口罩,居室内严禁吸烟。

6. 专人管理居室内财产、设备,建立账目,定期清点,如有遗失,及时查明原因,人员调动做好物资清点及交接工作。

7. 每周召开住养老年人座谈会,征求意见并及时改进。

(三) 护理质量管理方法

养老机构护理质量管理方法是使用行政管理和技术管理的双重管理方式,对岗位责任制、规章管理制度及技术操作常规在护理工作中贯彻落实加以过程控制,以保证护理工作达标的管理方法。若未能达到预期目标,必须加强质量督查、指导、评估,并按照护理质量考核要求进行考核,以实现预期的效果。

1. **护理部主任负责督导、贯彻与落实**　针对薄弱环节及护理工作重点,进行有目的、有重点的指导检查,在督查中要落实违章必究的原则,杜绝任意破坏制度或有章不循的现象。

2. **建立护理督查制度**　要求护理部主任、副主任按护理质量标准进行检查与考核,每天上班后、下班前查房,每班次交接班时,规范填写"交班报告";每月定期或不定期进行护理质量督查,按岗位职责逐项检查;节假日及夜间应安排查岗人员进行督导。

3. **建立护理查房制度**　护理查房一般由护理部主任或副主任主持,每周组织一次,按查房内容制定专人负责,建立护理员考核机制,做好查房记录并有总结。

(四) 护理质量标准管理

1. **护理质量管理是护理管理的核心**　用现代科学管理方法,建立完善的质量管理体系,以满足以住养老年人为中心的护理要求。将护理工作中各部分的质量要求制订标准作为依据,进行检查和评定。护理质量标准应具体化,尽量用数据表示。一般分为护理技术操作质量标准、护理管理质量标准、护理文件书写质量标准及生活护理质量标准四大类。

2. 护理质量评估方法 可采用问卷调查法、评分法及考核检查法三种方法,对护理工作单项、个人、护理过程、护理结果予以评估。

第三节 养老机构护理风险管理

养老机构是一个有相对较高风险的健康服务产业领域,护理风险管理是养老机构护理管理中核心内容,是以保护住养老年人安全为目的,履行有关安全管理工作的方针、决策、计划、组织、指挥、协调、控制等职能,合理有效地使用护理人力、财力、物力、时间和信息,以达到预定的安全防范目的而进行的各种护理活动的总和。

一、基本概念

(一) 风险

风险也称"危机",是指人们遭遇不幸或损失的可能性,或者在未来的某一时间发生某种不良事件的可能性。从风险的定义可以看出,风险具有以下的特征:

1. 客观性 客观存在的,由事物的客观性质所决定,风险是否发生、发生时间、情况、损失程度都受客观事物所处的内外环境因素的影响。

2. 随机性 具有随机性,风险的发生和后果具有偶然性,不以人的意志为转移,但是遵循一定的统计学规律,即随机性。

3. 相对性 相对于主题活动而言,风险是相对的,同样的风险对于不同的主题活动则有不同的影响。人们对于风险事故的承受能力可因人、活动、时间的不同而有所变化,因此,风险具有相对性。

4. 不确定性 风险可以在一定条件下转化,主要表现在风险性质和风险后果的变化上。

(二) 风险管理

风险管理是一门专门研究风险发生规律和风险控制技术的管理科学。风险管理是通过对风险的有效识别、衡量与控制,以最低的成本使风险导致的各种损失降低到最低程度的管理方法。主要目标就是将风险损失控制在最低程度。

(三) 护理风险

护理风险是指在医疗领域中,因护理行为引起的遭受不幸或损失的可能性。护理风险可分为患者的医疗护理风险、护士执业风险、陪护或探视者等其他人员的风险三类。

(四) 护理风险事件

护理风险事件指存在于护理工作各个环节中的不安全因素,可以导致患者的伤残或死亡。护理风险事件可分为差错类、投诉类、意外事件和护理人员纪律问题四大类。

(五) 护理风险管理

护理风险管理指对现有的或者潜在的护理风险予以识别、评价及处理,以减少护理风险事件的发生及风险事件对患者、探视者、医护人员、医院(养老机构)等的损害和经济损失。

二、养老机构护理工作中的风险管理

(一) 识别护理风险

识别护理风险的方法有很多,通常需要多种方法相互结合在一起加以实施。但基本原则是:不良事件一经识别,即予以适当控制。

1. 常用识别护理风险的方法

(1) 审阅医疗记录和护理记录。

(2) 观察日常护理活动。

(3) 分析住养老年人投诉信息。

(4) 分析调查问卷(包括住养老年人及其家属、医护人员、护理员)。

(5) 审查诉讼与赔偿记录。

(6) 审查既成事实的医疗护理事故。

通过上述多种方法或途径的调查研究,发现护理活动中的风险因素,获得相关信息,以确认护理风险的性质。

2. 护理风险高危因素

(1) 高风险环节和时段   护理过程具有动态性,有一些环节和时段风险较高,如治疗、交接班、住养老年人接送或转居室等都属于高危环节;交接班前后、午休时间、夜班、节假日等则属于高危时段。

（2）高风险住养老年人 需要转送者、长期卧床者、情绪不稳定或精神异常者、依从性差的住养老年人及病情复杂者。

（3）高风险护理人员 包括护理操作不规范者、护理知识老化者、责任心不强的护理人员、护理业务技术水平差者、情绪不稳定或家庭出现纠纷者、缺乏护理经验者。

（二）护理风险评估

护理风险一经确认就应立即分析，以确定采取何种范围的行动，尽最大努力降低风险水平。分析上述护理风险时，充分考虑风险发生的概率、降低风险的可能性、选择规避方法的可行性、风险最小化的护理成本等因素。

（三）护理风险控制

1. 护理风险规避 分析风险发生原因，采取相应的措施。例如，对于长期卧床者，可以采取建立翻身卡、使用气垫床定时充放气、大小便后及时清洁保护皮肤等护理措施，就可以有效避免压疮等不良事件的发生。

2. 护理风险降低 有多种策略可以有效降低护理风险的发生率：定期培训护理人员和住养老年人、健全养老机构规章制度和执行有效监督、优化护理工作流程等。例如，通过培训和督导执行服药的护理管理制度，可以有效减少给药错误。

3. 护理风险转移 将医疗风险转嫁至另一实体，如将疑难或者病情复杂住养老年人转送至对应的医疗机构；购买医疗保险，由保险公司承担医疗风险造成的财务损失等。

（四）护理风险接纳

适用于已知或可预见的不能完全消除的护理风险，比如，慢性病长期卧床者罹患压疮风险往往无可避免。但是接受风险并不意味什么都不做，常规的预防措施及设备必须按需求添置使用，有效降低并发症的发生。

三、评价养老机构护理风险管理过程

养老机构护理风险管理是一个复杂的过程，控制护理风险并非简单易行，重要的是护理人员要时刻保持对住养老年人安全的自觉性，时刻保持对护理差错的警惕性。养老机构的全体成员应具备这种自觉性、警惕性，就会尽可能减少护理不良事件发生。护理风险管理既要反应性地处理已经发生的事故，也要主动地预估和预防尚未发生的不良事件，严格执行护理操作常规，改善系统内的运转，从而提高养老机构的整体护理水平，有效达到规避风险、抵御风险的目的。

第四节　养老机构消毒隔离制度

一、手卫生制度

（一）洗手与卫生手消毒

应遵循以下原则：

（1）当手部有血液或其他体液等肉眼可见的污染时,应用肥皂(皂液)和流动水洗手。

（2）手部没有肉眼可见污染时,宜使用速干手消毒剂消毒双手代替洗手。

（二）洗手或使用速干手消毒剂指征

（1）直接接触每个患者前后,从同一患者身体的污染部位移动到清洁部位时。

（2）接触患者黏膜、破损皮肤或伤口前后,接触患者的血液、体液、分泌物、排泄物、伤口敷料等之后。

（3）穿、脱隔离衣前后,摘手套后。

（4）进行无菌操作、处理清洁、无菌物品之前。

（5）接触患者周围环境及物品后。

（6）处理药物或配餐前。

（三）洗手的注意事项

（1）洗手前摘除手部饰物,修剪指甲(长度应不超过指尖)、锉平甲缘,清除指甲下的污垢。

（2）注意清洗最容易忽略的部位:大鱼际、虎口、指缝、指尖和指关节。

（3）明确戴手套不能取代手卫生。

（4）注意随时清洁及清洗方式:应使用清洁水清洗和冲洗双手。

（5）注意干手方式,防止再次污染。

（6）总洗手时间为 40～60s。

二、环境、物体表面清洁与消毒制度

（一）环境、物体表面应保持清洁

治疗车、床栏、床头柜、门把手、灯开关、水龙头等频繁接触的物体表面应每天清洁、消毒。

被血液、呕吐物、排泄物或病原微生物污染时,应根据具体情况,选择中水平以上消毒方法。对于含有少量(＜10ml)血液或体液等物质的溅污,可先清洁再进行消毒;对于大量(＞10ml)的溅污,应先用吸湿材料去除可见的污染物,然后再清洁和消毒。

拖布(头)和抹布宜清洗、消毒,干燥后备用。推荐使用脱卸式拖布头。

(二) 环境、物体表面消毒方法

1. 生活卫生用品的清洁与消毒 生活卫生用品如毛巾、面盆、痰盂(杯)、便器、餐饮具等,保持清洁,个人专用,定期消毒;消毒方法可采用中、低效的消毒剂消毒;便器可使用冲洗消毒器进行清洗消毒。

2. 床单位的清洁与消毒

(1) 应保持床单位的清洁。

(2) 应对床单位(含床栏、床头柜等)的表面进行定期清洁和(或)消毒,遇污染应及时清洁与消毒;出院或死亡时应进行终末消毒。消毒方法应采用有效的消毒剂如复合季铵盐消毒液、含氯消毒剂擦拭消毒,或采用合法、有效的床单位消毒器进行清洗和(或)消毒,消毒剂或消毒器使用方法与注意事项等应遵循产品的使用说明。

(3) 直接接触住养老年人的床上用品如床单、被套、枕套等,应一人一周一更换;遇污染应及时更换。更换后的用品应及时清洗与消毒。

(4) 间接接触住养老年人的被芯、枕芯、褥子、隔帘、床垫等,应定期清洗与消毒,遇污染应及时更换、清洗与消毒。

(三) 地面和物体表面的清洁与消毒

地面和物体表面应保持清洁,当遇到明显污染时,应及时进行消毒处理,所用消毒剂应符合国家相关要求。

1. 地面的清洁与消毒 地面无明显污染时,采用湿式清洁;当地面受到血液、体液等明显污染时,先用吸湿材料去除可见的污染物,再清洁和消毒。

2. 物体表面的清洁与消毒 室内用品如桌子、椅子、凳子、床头柜等的表面无明显污染时,采用湿式清洁。当受到明显污染时,先用吸湿材料去除可见的污染物,后再清洁和消毒。

3. 治疗车、诊疗工作台、仪器设备台面等的清洁与消毒 表面使用清洁布巾或消毒布巾擦拭。擦拭不同单位的物品之间应更换布巾。各种擦拭布巾及保洁手套应分区域使用,用后统一清洗消毒,干燥备用。

（四）清洁用品的消毒

1. 手工清洗与消毒

（1）擦拭布巾　清洗干净,在250mg/L有效氯消毒剂(或其他有效消毒剂)中浸泡30min,冲净消毒液,干燥备用。

（2）地巾　清洗干净,在500mg/L有效氯消毒剂中浸泡30min,冲净消毒液,干燥备用。地巾应分区域使用。

2. 自动清洗与消毒　使用后的布巾、地巾等物品放入清洗机内,按照清洗器产品的使用说明进行清洗与消毒,一般程序包括水洗、洗涤剂洗、清洗、消毒、烘干,取出备用。

三、消毒与灭菌管理制度

（一）诊疗器械、器具与物品

应符合以下要求:

（1）接触人体无菌组织、器官、腔隙,或接触人体破损皮肤、破损黏膜、组织的诊疗器械、器具和物品应进行灭菌。

（2）接触完整皮肤、完整黏膜的诊疗器械、器具和物品应进行消毒。

（二）重复使用诊疗器械、器具和物品

使用后应先清洁,再进行消毒或灭菌。

（三）被突发不明原因传染病病原体污染的诊疗器械、器具和物品

应先消毒再清洗。

（四）耐热、耐湿手术器械

应首选压力蒸汽灭菌,不应采用化学消毒剂浸泡灭菌。

（五）环境与物体表面

一般情况下先清洁,再消毒;当受到血液、体液等污染时,先去除污染物,再清洁与消毒。

（六）消毒工作中使用的消毒产品

应获得卫生行政部门批准或符合相应标准技术规范,并遵循批准使用的范围、方法和注意事项。

（七）消毒剂的使用

含氯消毒液、过氧化氢消毒液等易挥发的消毒剂应现用现配；过氧乙酸、二氧化氯等二元、多元包装的消毒液活化后应立即使用。采用化学消毒灭菌的医疗器材，使用前应用无菌水充分冲洗以去除残留。不应使用过期、失效的消毒剂。不应采用甲醛自然熏蒸方法消毒医疗器材。不应采用戊二醛熏蒸方法消毒、灭菌管腔类医疗器材。

（八）消毒与灭菌方法选择原则

1. 危险性医疗器材 高度危险性医疗器材使用前应灭菌；中度危险性医疗器材使用前应选择高水平消毒或中水平消毒；低度危险性医疗器材使用前可选择中、低水平消毒或保持清洁。

2. 耐高热、耐湿的诊疗器械、器具和物品 应首选压力蒸汽灭菌，带管腔和（或）带阀门的器材应采用经灭菌过程验证装置确认的灭菌程序或外来器械供应商提供的灭菌方法。所有缝线不应重复灭菌使用。

3. 玻璃器材、耐热的油剂类和干粉类物品等 应首选干热灭菌。

4. 不耐热、不耐湿的物品 宜采用低温灭菌方法如环氧乙烷灭菌、过氧化氢低温等离子体灭菌或低温甲醛蒸汽灭菌等。

5. 重复使用的氧气湿化瓶、吸引瓶、加温加湿罐等 宜采用高水平消毒。

6. 中度危险性物品 如口腔护理用具等耐热、耐湿物品，应首选压力蒸汽灭菌，不耐热的物品如体温计（肛表或口表）、氧气面罩应采用高水平消毒或中水平消毒。

7. 诊疗用品 如血压计袖带、听诊器等，保持清洁，遇有污染应及时先清洁，后采用中、低效的消毒剂进行消毒。

8. 物体表面消毒 应考虑表面性质，光滑表面宜选择合适的消毒剂擦拭或紫外线消毒器近距离照射；多孔材料表面宜采用浸泡或喷雾消毒法。

（九）通风换气和空气消毒

（1）应采用自然通风和（或）机械通风保证各区域的空气流通和换气次数。

（2）不宜常规采用化学喷雾进行空气消毒。

（3）用紫外线灯消毒室内空气时，房间内应保持清洁干燥。当温度低于20℃或高于40℃，相对湿度大于60%时，应适当延长照射时间。采用紫外线消毒物体表面时，应使消毒物品表面充分暴露于紫外线。应保持紫外线灯表面清洁，每周用70%~80%乙醇（酒精）棉球擦拭一次。发现灯管表面有灰尘、油污时，应及时擦拭。室内有人时不应使用紫外线灯照射消毒。

四、职业防护

应根据不同的消毒与灭菌方法,采取适宜的职业防护措施。在污染诊疗器械、器具和物品的回收、清洗等过程中应预防发生医务人员职业暴露。处理锐利器械和用具,应采取有效防护措施,避免或减少利器伤的发生。不同消毒、灭菌方法的防护如下:

(一) 热力消毒、灭菌

操作人员接触高温物品和设备时应戴防烫的棉手套,着长袖工装。排除压力蒸汽灭菌器蒸汽泄露故障时应进行防护,防止皮肤灼伤。

(二) 紫外线消毒

应避免对人体的直接照射,必要时戴防护镜和穿防护服进行保护。

(三) 气体化学消毒、灭菌

应预防有毒有害消毒气体对人体的危害,使用环境应通风良好。对环氧乙烷灭菌应严防发生燃烧和爆炸。

(四) 液体化学消毒、灭菌

应防止过敏及对皮肤、黏膜的损伤。

第五节　慢性病管理

慢性病全称为慢性非传染性疾病,是对一类起病隐匿、病程长且病情迁延不愈、缺乏确切的传染性生物病因证据、病因复杂且有些尚未完全被确认的疾病的概括性总称。常见的慢性病主要有心脑血管疾病、癌症、糖尿病、慢性呼吸系统疾病,其中,心脑血管疾病包含高血压、脑卒中和冠心病。

2014年世界卫生组织(WHO)发布的全球慢性病现状报告称,2012年,全球死于慢性病的人数为3800万人,占全球死亡人数总数的68%,其中过早死亡率(即70岁前死亡人数比例)达到40%。WHO于2013年发布了全球慢性病行动计划,目的在于推动各成员国加强慢性病的防治工作、引导和监督各成员国在2020年实现计划制定的九项目标,以缓解慢性非传染性疾病对人类健康以及可持续发展造成的威胁。

2015 年 4 月 10 日,国家卫计委发布了《中国疾病预防控制工作进展(2015 年)报告》,报告显示,我国慢性病综合防控工作力度虽然逐步加大,但防控形势依然严峻,脑血管病、恶性肿瘤等慢性病已成为主要死因,2012 年全国慢性病死亡率为 533/10 万,死亡人数占全国总死亡人数的 86.6%,而导致的疾病负担占总疾病负担的近 70%。WHO 调查显示,慢性病的发病原因 60% 取决于个人的生活方式,同时还与遗传、医疗条件、社会条件和气候等因素有关。在生活方式中,饮食不合理、身体活动不足、烟草使用和有害使用酒精是慢性病的四大危险因素。慢性病病程长、难治愈、并发症多,给患病家庭及国家造成了巨大的经济负担。我国慢性病疾病负担占总疾病负担的比例已高达 70%。另外,由于慢性病年轻化趋势明显,正日益侵蚀社会劳动力,从而导致了社会经济发展的巨大损失。

我国的慢性病形势十分严峻,国内外经验已经证明,慢性病是可以预防控制的,针对慢性病主要危险因素,通过生活方式干预能够有效地改变人的身体健康状态,能够有效地降低慢性病的患病率和死亡率。加强慢性病管理(chronic disease management,CDM)变得日益重要,慢性病管理指组织专业医师、药师、护师和营养师等作为一个医疗团队,为慢性病患者提供全面、连续、主动的管理,以达到促进健康发展、延缓疾病进程、降低伤残率、提高生活质量并减少医药费用的一种科学管理模式。

一、国外慢性病管理模式

(一) 慢性病照护模式(chronic care mode,CCM)

由美国学者 Wagner EH 在 1998 年提出,是一种在患者、医务工作者及医疗政策共同干预基础上进行的管理模式,需要六大要素(社区资源与政策支持、卫生系统、临床信息系统数据管理、卫生服务系统设计、共同决策和患者的自我管理)的整合,以促进"对自身健康状况知情并积极参与管理"的患者和"有准备"的医疗团队的有效交互作用。该模式已被广泛应用于多种慢性病的健康管理,是美国、澳大利亚等国家慢性病管理的主要形式,最常使用在门诊护理单元及个案管理中,是目前被研究最多的一种模式,也是之后衍生的一些慢性病管理模式的基本参考模型。

(二) 慢性病自我管理模式(chronic disease self-management mode,CDSM)

该模式起源于 20 世纪 50 年代的美国,旨在训练患者需要具备的一些技能,如处理压力、管理和监控疾病的症状、完成一切必要的生物医学任务,并配合卫生保健人员的工作。该模式最典型代表即美国斯坦福大学患者教育研究中心的"慢性病自我管理项目"。该项目以"自我效能"为理论框架进行设计,通过患者健康教育的项目,着重提高其管理疾病的自信心,即自我效能,并通过行为改善和情绪控制最终改善患者的健康状况,促进其功能恢复,在自我效能、自我管理行为、健康结局和卫生资源利用等方面都有比较满意的效果。

(三) 延续性护理模式(transitional care mode,TCM)

自19世纪50年代提出的在不同健康服务系统或相同健康服务系统的不同条件下,为住院或出院患者提供的一种有序、协调、持续的治疗与照护行为。该模式强调通过健康照护者与患者之间的交流、协调及合作以避免照护行为的中断,从而降低患者的再入院率和不良事件的发生率。具体模式有:出院计划、过渡护理、个案管理、家庭医师协调模式。

二、国内慢性病管理模式

我国慢性病管理模式主要为慢性病信息监测系统模式、慢性病自我管理模式、社区慢性病健康管理模式和社区慢性病临床路径管理模式四种。

(一) 慢性病信息监测系统模式

主要是对慢性病的病例报告、随访及相关信息的采集、管理、分析和利用。1982年,我国建立了"综合疾病监测系统",对慢性病发病、死亡模式进行了系统监测,对病因进行了探讨;1996年,建立了针对慢性病的"行为危险因素监测系统";1997年,卫生部在全国17个地区建立了"社区慢性病综合防治示范点",目前示范点已扩大到23个省。通过慢性病信息监测系统,已初步掌握了主要慢性病的发病情况,为慢性病防治效果评价提供科学依据。预计到2020年,我国能建立完善、共享、覆盖城乡的全国卫生信息化网络和应用系统。

(二) 慢性病自我管理模式

我国慢性病自我管理的研究较之国外起步较晚,于20世纪90年代,在借鉴美国经验后才建立了我国本土化的"上海慢性病自我管理项目",但"上海模式"仍存在由医护人员在医院集中教授知识的被动式教学,缺乏系统性,大多为指导患者进行自我护理和经验性总结的问题。之后,在不断总结经验的基础上,逐步优化,发展为以社区为基础、由非专业志愿人员授课,形成社区、社区卫生服务中心、疾控机构和高校学者多方"共同参与型"的模式。2009年始,慢性病自我管理模式得以在全国范围内推广;2010年,国家行政部门将其纳入到"国家慢性病综合防控示范区"项目考评范围,意味着该模式已经得到较好的"政策支持"。

(三) 社区慢性病健康管理模式

以初级(社区)卫生保健机构的全科医师为核心,包括社区护士、药师、心理咨询师、健康管理师、营养师等,对社区健康人群、疾患者群的健康危险因素进行全面监测、分析、评估、预测、预防、维护和发展的全过程。该模式在慢性病的防控过程中有着不可替代的作用,能有效阻断慢性病的发展进程,提高居民的健康水平和生活质量。如今,我国的慢性病管理仍然集中在社区卫生服务中心,以慢性病并发症三级预防和康复为主,社区卫生服务机构的数量和服务水平都已有了显著提高,全科医师已成为真正的"居民健康守护人"。

(四) 社区慢性病临床路径管理模式

该模式借鉴了临床路径思路,是由预防、医疗、管理、社区专家针对慢性病长期管理的特点,共同制定的一种具有适宜性、方向顺序性和时限性的社区慢性病干预模式。通过该模式实施有计划的社区临床诊疗护理,既保证了治疗效果,又可以节约医疗费用,并可及时、合理进行双向转诊,从而有效地提高服务质量和患者满意度,降低不必要的医疗资源浪费。

三、护士在慢性病管理中的角色

(一) 健康教育实施者

慢性病是一类需要长期治疗照护的疾病。研究表明,慢性病是可以预防控制的,通过生活方式的转变能有效改变人体健康状态,降低慢性病患病率和死亡率。纠正慢性病患者的不良生活方式,使其积极配合治疗是慢性病管理的核心内容,健康教育则是保证其效果的重要手段。作为一个多学科专业技术人员共同参与、分工合作的团队成员之一,护士是开展健康教育的主要专业人群,在团队中扮演着重要角色,应发挥专业优势,综合运用多种方法对慢性病患者实施健康教育,以达到帮助慢性病患者建立正确的生活行为方式、使其具备自我管理技能,养成良好的用药治疗依从性,提高自身健康素养的目的,从而有效延缓其病情进展,提高生存质量。

(二) 信息传递者

慢性病因其迁延难愈,需要长期居家照护,给慢性病患者及其家属带来巨大经济和心理压力。为了使其树立战胜疾病信心、提高配合治疗依从性,护士应承担起慢性病患者与家属之间的沟通者及信息传递者的角色,使其消除负面情绪,将健康信息提供给患者与家人,为慢性病患者的康复创造愉悦环境,延缓病情进展。

(三) 慢性病管理服务随访追踪者

慢性病管理是一项长期的管理服务,而对慢性病患者的随访与追踪则是一项极为重要的任务,为慢性病患者治疗方案的调整提供依据。护士可以很好地完成这一角色任务,并具有较大专业优势,可使慢性病患者得到有效且具有针对性的服务,保证和提升患者的治疗效果。通过对慢性病患者的追踪随访,还能及时发现患者的护理问题、依从性问题及不良生活方式问题等,并给予实时的有效护理干预。

(四) 协调者

慢性病管理作为一种团队管理模式,需要多学科专业人员的共同参与,护士作为团队服务中的主要成员,是与慢性病患者及其家人接触最频繁者,也是最了解整个管理服务布局与流程者。可有效协调慢性病患者和医师、药师等相关技术团队成员间的关系,保证整个慢性病管理服务有效、及时。

四、慢性病管理中的中医特色与优势

大多的慢性病都与不良生活方式密切相关,我国目前的慢性病管理工作仍主要在社区卫生服务机构,主要开展的病种还仅限于高血压、糖尿病、肿瘤、心功能衰竭等,而所开展模式中目前没有中医药因素的介入和干预,没有能够真正发挥中医的特色优势。慢性病管理模式来自美国等西方国家,但与中医学在几千年前就已提出的"未病先防,既病防变,瘥后防复"的"治未病"理念不谋而合。中医学具有"天人合一"整体论的生命科学理论、辨证论治的治疗方法和以"治未病"为指导的综合调理养生保健理论。这些特点使得我们在应对当代面临的以慢性病等复杂疾病为主的健康挑战、实现医学模式的调整和转变等方面,发挥不可替代的重要作用,并显示出强大的生命力和勃勃生机。中医学在我国具有广泛的群众基础,中医食疗在我国源远流长,中医运动疗法如八段锦、太极拳等功法能于运动中调节气血阴阳,调理经脉,对慢性病患者的调养有着得天独厚的优势与疗效。全国中医名家王琦教授将中国人的体质分为九种,并在此基础上建议不同体质的人的衣食住行应有所不同。国内多项研究表明,在慢性病管理模式中,依据中医特色体质辨识对慢性病患者进行体质分类,依据体质特点对患者的衣食住行进行指导,养成良好的生活习惯,从而实现慢性病患者自我管理,是具有中医特色的慢性病管理优势所在。

第六节　中医护理常见适宜技术

中医药对疾病的治疗包括药物疗法与非药物疗法,运用内治和外治进行整体综合调节和治疗,彰显了中医护理在防治疾病、促进疾病康复中的积极作用。医学起源于人类与大自然斗争的实践中,最原始的疗法便是从非药物疗法开始,是人类先祖们同疾病伤痛做斗争的最初形式。非药物疗法,即针灸、推拿、拔罐、刮痧、热熨、气功及熏洗等,这些技术操作具有使用器具简单、操作方便、适应范围广、见效快、易于推广的特点。非药物疗法自身发展的规律也表明,其具有较强的稳定性、可持续性和不可间断性,在维护人类健康方面的重大作用是不可替代的。

中医护理技术以古老而科学的中医理论为基础,具有鲜明的特色和以人为本的人文优势。中医护理学科特色体现于在慢性病管理中融入中医养生康复理念与方法及发挥中医护理技术的"简、便、廉、验、效"的优势,并将其从医院推广到社区,进而满足人类健康需要。

常用中医护理适宜技术如针灸、推拿、拔罐、刮痧、穴位贴敷等都是以中医基础理论为指导,以脏腑学说为基础、经络学说为核心,通过刺激特定部位以调和气血激发相应器官的功能,从而达到扶正祛邪、护病防病的功效。这种以生理机制为基础的作用特点使其具有明显的安全性和适用范围广泛的优势。中医护理适宜技术不同于药物疗法,是通过调整机体的生理功能激发机体固有的抵御疾病和自我修复的能力以达到医疗和保健的目。如对血压、心脏功能、血管运动、血液动力学、胃肠运动及腺体分泌等存在着良性调节作用,同时还有增强机体免疫力的作用。中医护理适宜技术源于民间、不需要复杂的仪器设备、简便易行、直观安全、收费低廉、无创伤、见效快,在极大地满足患者需求同时,更适宜于在社区、家庭及养老机构中推广,充分体现了以安全、优质、高效、低耗、创新、发展为一体的护理管理模式。近年来,随着中医护理学科的发展,中医护理适宜技术在临床中广泛实施,使得中医护理特色优势得到进一步彰显,中医护理技术种类、创新性不断增加,充分发挥了中医护理技术在疾病预防、保健、养生、康复等方面得天独厚的优势,有效促进了中医护理事业的发展。

常用中医护理适宜技术如下。

一、刮痧

(一)原理

人体皮部是十二经脉之气的散布所在,主要功能是抗御外邪,传导病变,皮—络—经—腑—脏是疾病传变层次。刮痧疗法是通过在患者体表部位的反复刮动、摩擦,刺激经络,使局部皮肤发红充血,出现细小出血斑点,状如沙粒,可疏通经络腠理、排泄瘀毒、逐邪外出、通调营卫、和谐脏腑;循督脉和膀胱经脉刮痧,再辨证穴位按摩达到祛风散寒、解表通阳、宣肺理气或疏散风热、祛风通络的目的。

(二)适应证

感冒、发热、中暑、头痛、失音、咳嗽、哮喘、胃脘痛、呃逆、肺炎、呕吐、腹胀、腹泻、便秘、心悸、失眠与多梦、眩晕、高血压、低血压、颈椎病、落枕、肩周炎、腰肌劳损、肌肉痉挛、风湿性关节炎等。

二、耳穴贴压

（一）原理

用压迫手段刺激耳穴达到防治疾病的方法。源于中医脏腑经络理论，中医学认为耳与五脏六腑有着密切的关系，人体各部位及器官组织在耳部有相对应的反应点，通过刺激这些反应点可起到疏通经络、调和气血、疏肝解郁、调节阴阳等作用。

（二）适应证

1. **各种疼痛性疾病**　如扭伤、切割伤、骨折、烫伤等外伤性疼痛；日常用于减少或代替止痛麻醉药，五官、脑外、胸、腹及四肢等各种手术后所产生的伤口痛、瘢痕痛、麻痹后的疼痛等。

2. **各种炎症性疾病**　如中耳炎、牙周炎、咽喉炎、扁桃体炎、急性结膜炎、腮腺炎、风湿性关节炎及末梢神经炎等。

3. **变态反应性疾病**　过敏性鼻炎、过敏性哮喘、过敏性紫癜、风湿热、荨麻疹及药物疹等。

4. **内分泌代谢及泌尿生殖系统疾病**　糖尿病、肥胖症、甲状腺功能亢进、急性甲状腺炎等。

5. **功能性疾病**　如内耳眩晕症、心律不齐、高血压、多汗症、神经衰弱、小儿多动症、月经不调、功能性子宫出血及内分泌失调等。

6. **预防保健作用**　感冒预防、防止晕车晕船、美容、减肥、催产、催乳、戒烟、解酒、解毒等功效。

三、拔罐

（一）原理

以罐为工具，利用燃火、抽气等方法产生负压，使之吸附于体表，造成局部瘀血，以达到通经活络、行气活血、消肿止痛、祛风散寒等作用。

（二）适应证

风寒湿痹、外感风寒、咳嗽、喘逆、跌打损伤、胃肠功能失调及神经、血液、妇科等疾病。

四、药熨

（一）原理

将药物（如药袋、药饼、药膏及药酒）加热后置于患者体表特定部位,适时来回推熨回旋运转,利用温热及药物的共同作用,以达到腠理疏松、经脉调和、气血流畅,治疗寒湿、气血瘀滞、虚寒病症的目的。

（二）适应证

痹病、腰腿痛、脘腹痛、泄泻及跌打损伤导致的瘀血、肿痛等。

五、贴敷

（一）原理

分为干性贴敷和湿性贴敷两种:干性贴敷法又称为穴位贴敷法,指在一定的穴位上贴敷药物,通过药物和穴位的共同作用以治疗疾病,属于中药外治法。湿性贴敷法又称为湿敷法,即将无菌纱布用药液浸透,敷于局部的治疗方法。具有通调腠理、清热解毒、消肿散结的作用。

（二）适应证

适用范围广泛,包括多种急、慢性疾患,还可用于防病保健。

1. **内科疾病**　如感冒、咳嗽、哮喘、自汗、盗汗、胸痹、不寐、胃脘痛、呕吐、便秘、泄泻、黄疸、胁痛、眩晕、消渴、阳痿等。

2. **外科疾病**　如疮疡肿毒、关节肿痛、跌打损伤等。

3. **妇科疾病**　如月经不调、痛经、子宫脱垂、乳痈、乳核等。

4. **五官科疾病**　如喉痹、牙痛、口疮等。

5. **儿科疾病**　如小儿夜啼、厌食、遗尿、流涎等。

六、熏洗

（一）原理

用药物煎汤煮沸后,利用药液所蒸发的药气熏洗患部,待药液稍温后,再洗涤患部的一种外治治疗方法。由于药与热力共同作用于人体患部,可使人体络脉流畅,腠理疏通,营卫御强,从而达到活血化瘀、祛腐生新,消除血肿、水肿,祛除病邪目的。分为四肢熏洗法、眼部熏洗法、坐浴法。

(二) 适应证

治疗体表急性炎症及风湿肿痛等病证。

七、灸法

(一) 原理

利用某些燃烧材料,熏灼或温熨体表一定部位,借灸火的热力和药物的作用,通过刺激经络腧穴达到温经通络、活血行气、散寒祛湿、消肿散结、回阳救逆及预防保健的作用。因其制成的形式及运用方法的不同,又可分为艾条灸、艾炷灸、温针灸和温灸器灸等数种。

(二) 适应证

对慢性虚弱性疾病和风、寒、湿邪为患的疾病尤为适宜。

八、穴位按摩法

(一) 原理

又称推拿法,通过特定手法作用于人体体表的特定部位或穴位的治疗方法,以经络穴位按摩为主,具有疏通经络、滑利关节、强筋壮骨、散寒止痛、健脾和胃、消积导滞、扶正祛邪等作用,从而达到预防保健、促进疾病康复的目的。

(二) 适应证

适用范围广泛,可应用于临床各科疾病,在伤科、内科、妇科、儿科、五官科以及保健美容方面皆适用,尤其是慢性病、功能性疾病疗效较好。

九、中药保留灌肠

(一) 原理

又称肛肠纳药法。是将中药煎汁掺于散剂,自肛门灌入,保留在直肠结肠内,通过肠黏膜吸收治疗疾病的一种方法。具有导便通腑、清热解毒、软坚散结、活血化瘀等作用。常用直肠注入法和直肠滴注法两种。

（二）适应证

内科肠道疾患、便秘、高热持续不退,妇科的盆腔炎、盆腔肿块等疾患。

十、换药

（一）原理

对病症的创面进行清洗、用药处理、包扎等操作的方法。通过换药,药物直达病位,起到清热解毒、提脓祛腐、生肌收口、镇痛止痒等作用,使伤口清洁,促进愈合。

（二）适应证

疮疡、跌打损伤、虫咬伤、烫伤、烧伤、痔瘘等。

第二章
老年人常见慢性病护理

第一节 糖 尿 病

一、引言

据我国糖尿病流行病学调查显示,60 岁以上老年人糖尿病患病率为 22.86%,是糖尿病的主流人群。《2015 年国民经济和社会发展统计公报》显示我国 60 周岁及以上人口为 2.22 亿,占总人口的 16.1%,老龄人口的增加,预示老年糖尿病患者人数将大幅度增加。糖尿病所致危害不仅影响老年人的生存期,还会因其慢性并发症如失明、致残、认知障碍等导致老年人的晚年生活质量大大下降。因此,老年人是糖尿病管理与控制的重点人群。老年人护理服务机构在提供日常照顾的养老服务同时,不能忽视对老年人糖尿病的管理与监控。通过持续有效的糖尿病全面评估,制定详细的糖尿病管理方案,将老年人血糖控制在理想水平,避免或减轻并发症的发生与发展,提升老年糖尿病患者的生存周期与生活质量。

二、疾病相关知识

老年糖尿病是老年人常见的代谢性疾病,属于中医的"消渴"范畴,以慢性血糖升高为主要特征。糖尿病常见分型为 1 型糖尿病和 2 型糖尿病。95% 以上的老年糖尿病为 2 型糖尿病,超过 60% 的 60 岁以上老年人群有糖耐量受损(表 2 - 1)。

表2-1　糖尿病相关知识

老年糖尿病类型	◆ 95%以上的老年糖尿病为2型糖尿病
临床表现	◆ 典型临床表现,如多尿、多饮、多食和体重减轻等 ◆ 部分老年人起病缓慢,可长期无代谢紊乱症状,通过体检而发现血糖异常
并发症	◆ 急性并发症 　■ 高渗性昏迷(老年人多见) 　■ 酮症酸中毒:呼吸深大、烂苹果味道、剧烈腹痛 　■ 低血糖:出汗、心悸、颤抖、头晕目眩、面色苍白、严重者出现昏迷 ◆ 慢性并发症(发生率为8%~40%) 　■ 糖尿病血管病变,并发心脑血管疾病,如冠心病、脑缺血、下肢动脉闭塞等 　■ 糖尿病肾病,微量蛋白尿、尿白蛋白/肌酐比值异常 　■ 糖尿病视网膜病变:出现视力下降、视物模糊、片状黑影 　■ 糖尿病神经病变:出现排汗异常、胃排空延迟、腹泻或便秘等;肢体/趾体末端感觉异常(手脚发麻、皮肤感觉异常、皮肤感觉异常、温度觉异常、针刺感、蚂蚁爬、触电、刀割感)。老年糖尿病神经病变出现率高达40% 　■ 糖尿病足:神经感觉缺失及血管病变易发生足部问题,即糖尿病足。老年人出糖尿病足,可有间歇性跛行、足部溃疡与坏疽等
筛查与诊断	◆ 空腹血糖($\geqslant$7.0mmol/L)和(或)餐后2h血糖($\geqslant$11.1mmol/L) ◆ 糖化血红蛋白 ◆ 采用口服葡萄糖(75g)耐量试验(OGTT)
治　疗	◆ 及早开始治疗、生活方式干预、节食和运动 ◆ 降血糖药物治疗,适时胰岛素治疗 ◆ 健康教育 ◆ 血糖监控

三、入院评估

老年糖尿病人入院评估是通过对其糖尿病相关因素进行评估的基础上,提高对老年人全身情况的了解,以制定个性化的糖尿病管理方案和养老服务内容。

(一) 评估意义

入住养老机构的糖尿病老年人多为慢性病程,对其进行护理评估有助于护理人员了解老年人的整体情况,预知老年人可能存在的糖尿病风险,制定个性化的老年人护理方案,同时为老年人的生活照护、运动辅助和营养摄取提供参考。

(二) 评估项目

老年糖尿病入院评估内容详见表2-2。

表2-2　养老机构糖尿病入院评估表

姓名：_____　　性别：□男　　□女　　年龄：_____岁
身高：_____cm　　体重：_____kg　　体质指数（BMI）：_____

评估项目		评估内容与分级	
		1分	0分
基本情况	发病年龄	□60岁前发病	□60岁及以后发病
	病　程	□5~10年　□10~15年　□≥15年	□<5年
症状与并发症	代谢紊乱表现	□多饮多尿　□多食/常有饥饿感　□乏力　□体重下降	□无
	并发症	曾并发急性并发症□酮症酸中毒　□高渗性昏迷 □低血糖	□无
		眼部病变□左眼视力下降　□右眼视力下降	□无
		四肢病变 □肢体麻木　□下肢水肿　□肢端溃疡　□触痛觉异常　□温度觉异常　□运动觉异常　□位置觉异常 □间歇性跛行　□休息痛	□无
		皮肤情况 □皮肤发绀　□坏疽　□不易愈合的伤口　□皮肤及外阴瘙痒	□无
		足部病变 足背动脉搏动　□未触及　□双侧对称　□左侧减弱 □右侧减弱 足部感觉　左足感觉　□减弱　□消失　□正常 　　　　　　右足感觉　□减弱　□消失　□正常	□无
		肾脏病变　□有 □尿微量白蛋白25μmol/L　□尿白蛋白/肌酐比值（+）腔梗、心肌梗死、心绞痛□糖尿病型肾病1~3期 □尿毒症　□血透　□腹透	□无
	合并症	□高血压　□高血脂　□高尿酸血症　□冠心病 □脑梗死	□无
血糖值	空腹血糖（mmol/L）	□末梢血　数值_____　□血浆　数值_____ □正常　□良好	
	餐后2h血糖（mmol/L）	□末梢血　数值_____　□血浆　数值_____ □正常　□良好	□一般　□不良 □极其不良
	糖化HbA1C	数值 □正常　□良好	

（续表）

评估项目		评估内容与分级	
		1分	0分
用药情况（此项不计分）	药物种类	口服药物　□双胍类　□格列酮类　□磺脲类　□格列奈类　□噻烷唑二酮类 □二肽基肽酶-4(DPP-4)抑制剂　□α糖苷酶抑制剂 注射用药　□胰岛素制剂　□GLP-1(利拉鲁肽)(艾塞那肽)	
	药物名称	1.　　　　2.　　　　3.　　　　4.	
行为方式	不良习惯	□吸烟　□饮酒	□无
	睡眠情况	□较差　□入睡难　□睡眠时间＜6h　□睡眠质量较差	□一般　□良好
	锻炼方式	□无	□散步　□太极拳　□八段锦　□其他　周锻炼次数1次或2次　□3~4次　□5~6次_____
	饮食情况	□不控制　□不规律　□外食　□夜宵　□自行加减量	□严格按照医生要求执行
	服药行为	□不规律,时有漏服　□不服药　□停药　□改药　□保健品替代	□遵医嘱
自我管理能力	心理状况	□焦虑　□抑郁　□烦躁　□恐惧　□多疑　□忧虑	□正常
	意识状态	□嗜睡　□意识模糊　□昏睡　□昏迷	□清醒
	认知状况	简易精神状态检查　□重度障碍　□中度障碍　□轻度障碍	□正常
总　　分			
评估者签名			

注:存在异常情况的任何项,计1分,合计21分。

（三）评估方法与注意点

1. **老年糖尿病基本情况评估**　通过询问住养老年人及家属并查看相关病例资料了解患病经过与治疗经过。测量老年人身高与体重,测算其体质指数。老年糖尿病发病若在60岁之前,病程较长者,其并发症和合并症发生率较高,护理人员要重点关注。

2. **症状与并发症评估**

（1）眼部病变评估　旨在了解老年人视力情况:①伸手指,询问老年人是否看得清伸

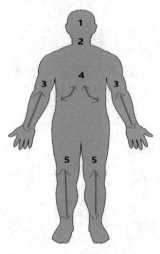

出了几个手指。②询问老年人是否存在视网膜病变、白内障等情况。

（2）四肢病变评估 主要判断四肢神经感觉功能、有无水肿情况、下肢跛行或休息痛等。

1）触觉和痛觉功能评估 嘱老年人闭目,检查者用棉签头部依次接触其面部、颈部、上肢、躯干、下肢,询问有无感觉,并进行对称比较。检查四肢时刺激的方向应与长轴平行,检查胸腹部的方向应与肋骨平行。若患者痛觉减退,应从有障碍的部位向正常的部位进行检查;若患者对痛觉过敏,应从正常的部位向有障碍的部位进行检查。

2）温度觉功能评估 用冷水(5~19℃)、热水(40~45℃)交替接触皮肤2~3s,询问老年人有无冷、热感觉。

3）运动觉功能评估 嘱老年人闭目,检查者用手指夹住患者手指或足趾两侧,上下移动5°左右,让患者辨别是否有移动和移动方向,双侧对比,如不明确可加大幅度或测试较大关节。

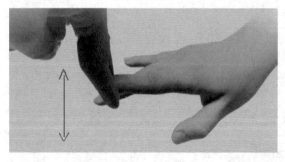
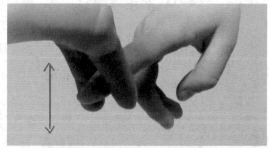

4）位置觉功能评估 嘱老年人闭目,将老年人手指、脚趾或一侧肢体被动摆在一个位置上,让老年人睁眼后模仿出相同的动作。

5）水肿评估 用手指按压局部(如内踝、胫前区或额、颞部位)皮肤,如果出现凹陷,称为凹陷性水肿或显性水肿。在手指松开后,这种凹陷须数秒致1min方能平复。

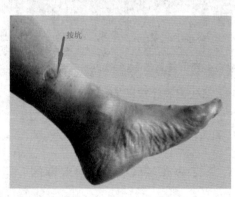

6）间歇性跛行评估 老年人可表现为行走一段距离后下肢乏力、劳累及麻木。重者有小腿腓肠肌疼痛,停止行走或休息后可使症状缓解。年老者如发生间歇性跛行时高度怀疑由动脉阻塞引起的下肢缺血。

7）休息痛评估 老年人可表现不行走也发生疼痛,这种疼痛大多局限在趾或足远端,夜间尤甚,卧位时疼痛加剧,下肢垂下可有缓解。疼痛程度的评分可参照附表12"疼痛评估"。

（3）皮肤情况评估　以了解老年糖尿病是否存在皮肤瘙痒、感染、皮肤血管异常、皮肤神经异常、有无不易愈合的伤口等并发症。

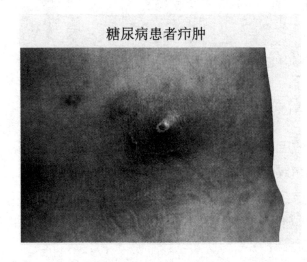

糖尿病患者疖肿

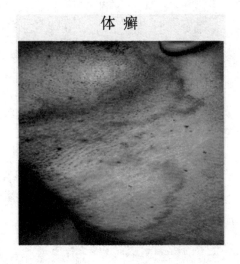

体　癣

（4）足部病变评估　老年人是否存在糖尿病足。糖尿病足是由血管并发症及神经病变引起的。常表现为足背动脉搏动减弱或消失,局部皮肤营养不良,皮温降低,色泽异常、坏疽等。足背动脉搏动评估:观察足部皮肤营养、皮肤温度和色泽,有无坏死情况。触诊足背及胫后动脉搏动情况。

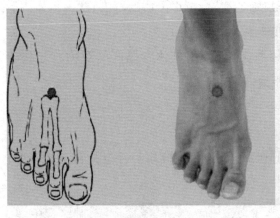

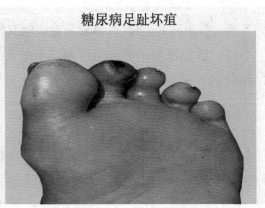

糖尿病足趾坏疽

（5）肾脏病变评估　查询老年人病例资料了解肾功能情况,如尿液微量蛋白值、尿液白蛋白/肌酐比值等了解老年人是否存在糖尿病肾脏病变。

（6）并发症情况评估　旨在通过既往病史、体征和相关检查了解老年人是否存在心血管疾病、高血脂等,以评估心脑血管病变风险。

3. 血糖值评估　快速血糖仪评估老年人入院时血糖水平,包括随机血糖或餐后2h血糖,判断血糖是否正常或维持在较好的水平(表2-3)。

表2-3 快速血糖仪检测血糖值范围(单位:mmol/L)

评　价	空腹时	餐后1h	餐后2h	餐后3h
正常	4.4~6.6	6.7~8.3	5.0~7.2	4.4~6.7
良好	6.7~7.0	8.4~9.9	7.3~8.8	6.8~8.2
一般	7.1~8.2	10.0~12.7	8.9~11.0	8.3~9.9
不良	8.3~9.9	12.8~16.1	11.1~15.3	10.0~14.4
极其不良	≥10.0	≥16.6	≥15.5	≥14.4

4. 用药情况评估 详细评估老年人的用药史,通过对既往和现在所用药物的服用记录、药物不良反应以及老年人对药物的了解程度等内容的评估建立用药记录。

5. 行为方式评估 了解老年人是否存在吸烟、喝酒等不良生活习惯,锻炼行为、服药行为、睡眠情况(必要时可运用睡眠状况自评量表进行测评,详见附表9)是否规律,为日常监护与观察、行为管理提供参考。

6. 自我管理能力评估 糖尿病为终身性疾病,漫长的病程及严格的饮食控制等容易使老年人产生焦虑、抑郁等心理反应,对养老院的照护管理不能有效地应对,依从性较差。应详细评估老年人对糖尿病知识的了解程度及认知情况,有无焦虑、恐惧等心理变化,为制定针对性的服务计划提供参考。

(1) 意识状况评估 可根据老年人意识清晰的程度、意识障碍的范围、意识障碍内容的不同而有不同的表现,具体参照意识状况评估表,详见附表1。

(2) 认知状态评估 通过询问老年人一些简单问题,具体参照简易智力状态检查(MMSE),详见附表8,来评估老年人的认知能力情况。

(四) 评估结果

通过评估,护理人员了解糖尿病老年人的血糖控制、药物应用与并发症情况,并进行照护分级和制定相应的照护方案。

分值≤5

- 每日用药管理、皮肤管理、糖尿病足预防、营养管理与运动管理
- 每周1次测量空腹血糖和餐后血糖
- 每年4次糖尿病症状、体征、糖化血红蛋白测定、糖尿病治疗情况及血压评估
- 每年1次体检,测量尿微量蛋白、心电图、尿常规、神经病变、视网膜检查和足部检查

5 < 分值 ≤ 10

- 每日血压监测、用药管理、皮肤管理、糖尿病足预防或管理、营养管理与运动管理
- 每周 1 次测量空腹血糖和餐后血糖或每天至少 2 次血糖监测;每周体重监测
- 每月评估糖尿病治疗方案
- 每年 4 次糖尿病症状、体征、糖化血红蛋白测定、肝肾功能、血脂
- 每年 1 次体检,测量尿微量蛋白、心电图、尿常规、神经病变、视网膜检查和足部检查、血管超声、神经传导、肌电图

分值 > 10

- 每日用药管理、皮肤管理、糖尿病足预防或管理、营养管理与运动管理
- 每天至少 2 次血糖监测
- 出现难以控制的高血糖、昏迷等急性并发症情况,及时转院

四、日常管理

老年糖尿病日常管理旨在通过全面、连续和主动的管理,以达到延缓病程、提升老年人舒适度和生活质量的目的。主要管理内容包括监控和保证老年人安全用药、观察糖尿病慢性并发症进展情况和急性并发症的发现与处理以及生活照顾的指导。

(一) 安全用药

1. 糖尿病治疗方案　2 型糖尿病的诊疗方案如下:

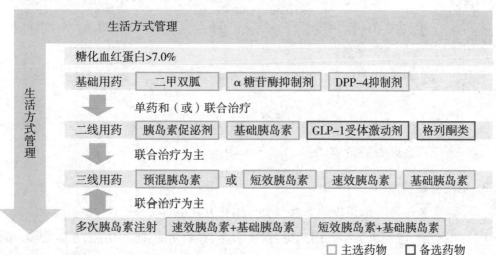

2. 常用药物种类

(1) 口服药物种类及服药时间见表 2-4。

表2-4　口服药物种类及服药时间

药物种类	常见药物名称	服药时间	常见不良反应
双胍类	二甲双胍	餐时或餐后服用	禁用于肝功能不全、心力衰竭、缺氧或接受大手术的患者,以避免乳酸性酸中毒的发生
格列酮类	罗格列酮	空腹或进餐时服用	有增加体重、水肿、加重心力衰竭、骨折的风险,一般不推荐老年人服用
磺脲类	优降糖、达美康、糖适平	空腹前半小时服用	对老年患者来说这类药物的低血糖风险相对较大
格列奈类	诺和龙	进餐时服用	不良反应少,且轻,比如低血糖
二肽基肽酶-4(DPP-4)抑制剂		不受进餐影响	耐受性和安全性比较好,不增加体重,对于老年患者有较多获益
α糖苷酶抑制剂	拜糖平	第一口饭嚼服	胃肠道反应

（2）胰岛素剂型与作用时间见表2-5。

表2-5　常见胰岛素及其作用特点

胰岛素制剂		起效时间	峰值时间(h)	作用时间(h)
餐时胰岛素	短效胰岛素	15~60min	1.5~2.5	5~8
	超短效胰岛素类似物			
	（门冬胰岛素）	10~15min	1~3	3~5
	（赖脯胰岛素）	10~15min	1~1.5	4~5
基础胰岛素	中效胰岛素	1.5h	4~12	最长24
	长效胰岛素	3~4h	8~10	长达20
	长效胰岛素类似物	2~3h	无明显峰值	长达30
预混胰岛素	预混胰岛素			
	（MI 3OR,MI 5OR,MI 70/30）	30min	2~8	最长24
	预混胰岛素类似物			
	（预混门冬胰岛素30）	10~20min	1~4	最长24
	（预混赖脯胰岛素25R）	15min	1.5~3	16~24

3. 用药管理注意点

（1）熟悉老年人所用药物的类型、剂量、用药方式、不良反应。

（2）用药前,应完成老年人用药史、胃肠功能、吞咽功能、吸收功能、心脏功能、中枢神经系统功能等可能影响用药的相关项目的评估。通过对身体老化程度的评估决定用药管理方式。

（3）评估老年人阅读能力、记忆能力、理解能力、获取药物知识的能力等。判断老年人是否有能力为自己准备药物,包括药物的计量、获取、辨认等,以确定是否需要他人辅助给药。

（4）老年人自行服药者,应及时提醒和督促老年人正确服药,防止药物意外事件发生。若未进食者,应推迟服药时间,防止出现低血糖情况。

（5）护士进行用药管理时,口服用药严格执行三查七对制度,保证老年人服药到口,防止出现错服、漏服。若老年人吞咽功能较差(评估见第二章第十二节脑卒中),可将药物研磨至粉末,协助老年人服下,防止出现窒息。

（6）胰岛素注射注意点:根据使用的胰岛素种类选择相应的注射部位。使用短效胰岛素或与中效混合的胰岛素时,优先考虑的注射部位是腹部。对于中长效胰岛素,例如睡前注射的中效胰岛素,最合适的注射部位是臀部或大腿。

（7）定期检查胰岛素注射部位,避开出现疼痛、皮肤凹陷、出血、淤斑、感染的部位。如果发现皮肤硬结,请确认出现硬结的部位及硬结大小,避开硬结进行注射。

（8）定期轮换注射部位,每天同一时间注射同一部位,如每日晨在腹部注射,建议一直选择腹部注射,不随便更换到其他部位;每周按左右轮换注射部位。每次注射点应与上次注射点至少相距1cm。避免在1个月内重复选择同一注射点。

（二）监控与观察

自我监控是糖尿病管理中非常重要的环节,老年人因各器官功能减退,在进行自我监控中可能存在困难,护士应做好其监控与观察。监控指标见表2-6。

表2-6 监控指标

项 目	内 容	频 次
血糖值	末梢血	每周1次,血糖控制不佳者,每天至少2次
糖化血红蛋白	血糖控制和药物治疗情况	每3个月1次
皮肤检查	有无感觉异常、皮肤感染	每天观察有无皮肤破损情况
腹部注射部位评估	有无硬结及破溃	每年至少1次
视网膜检查	有无视网膜病变	每年1次
足部检查	有无足部神经或血管病变,有无坏疽等	每天观察足部皮肤有无破损情况,每年1次检查足部血管、神经感觉功能情况

（三）糖尿病足预防

1. **定期检查足部皮肤** 以早期发现病变。

2. **促进足部血液循环** ①以温水(40℃以下)浸泡双脚,时间不可过长,5min 左右,冬季注意保暖,避免长时间暴露在冷空气中。②每天进行适度的运动,以促进血液循环。③经常按摩足部,按摩方向由趾端往上。④积极戒烟。

3. 选择合适的鞋袜,避免足部受压　应选择轻巧柔软、前头宽大的鞋子。袜子以弹性好、透气及散热性好的棉毛质地为佳。

4. 保持足部清洁,避免感染　每天用中性肥皂和温水清洁足部,水温与体温相近即可,脚趾缝之间要洗干净,洗净后应以清洁、柔软的毛巾轻轻擦干,若足部皮肤干燥,可采用羊毛脂涂擦。

5. 预防外伤　避免穿拖鞋、凉鞋以及赤脚走路,以防刺伤。避免脚趾露在外面、不踩社区的鹅卵石、穿鞋前将鞋内异物倒空。

(四) 生活照护指导

1. 清洁照护

(1) 洗浴温度不宜过高,多为35℃,可用手背先试一下水温,手背不觉得太凉或太热就是合适的温度。

(2) 清洁皮肤选用温和的洗浴液,避免刺激皮肤。动作轻柔,清洁后可涂润肤品。

(3) 指导护理员清洁前观察皮肤有无破损与感染。

(4) 足部卫生参见糖尿病足预防护理。

(5) 勤刷牙,至少早晚各刷一次牙,动作轻柔,保持口腔卫生。每次吃东西后漱口,牙线清理牙缝残留,牙具至少3个月更换一次,口腔溃疡、感染及时治疗。

(6) 勤换内衣,保持床铺清洁整齐,贴身衣物及床单、被套用棉布材质。

2. 饮食照护

(1) 依据营养师配置的糖尿病饮食指导护理员协助老年人进食。

(2) 观察有无噎食、呛咳等情况。

五、中医护理

(一) 操作目的

耳穴贴压技术治疗糖尿病是采用王不留行籽刺激耳郭上的穴位或反应点,通过经络传导而达到临床治疗疾病的目的。

(二) 操作方法

1. 取穴

主穴:胰胆、内分泌、缘中。

配穴:肺、肝、脾、胃、神门、肾上腺。

2.**治法**　主穴每次取 2 ~ 3 穴,配穴取 1 ~ 2 穴。将王不留行籽 1 粒,置于 0.7cm × 0.7cm 的小方胶布上。在选定耳穴上寻得敏感点后,即贴敷其上,用示指和拇指捻压至酸、沉、麻或疼痛为得气。此后每日自行按压 3 次,以有上述感觉为宜。每次贴一侧耳,两耳交替。每周贴敷 2 次,10 次为一疗程。疗程间隔 5 ~ 7 天。

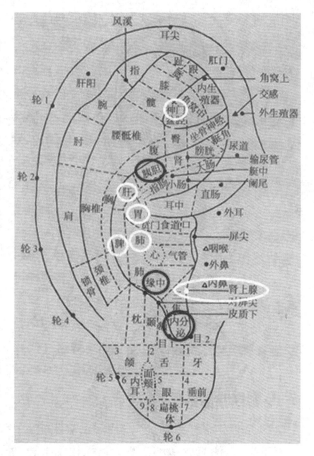

六、营养与运动

(一)营养管理

1.**老年人糖尿病营养要求**　依据老年人活动量、体重进行热量配比。依据老年人的消化能力、肾功能选择食物,食物选择宜多样化。

(1)主要提供糖类和 B 族维生素的食物有谷类、薯类、干豆类。

(2)主要提供蛋白质、脂肪、维生素 A 或 B 族维生素、矿物质的食品是动物性食品和干豆类。

(3)提供膳食纤维、矿物质、维生素、胡萝卜素的食品主要是蔬菜和水果。

(4)植物油、食用糖等仅提供热量。

2.**营养管理注意点**

(1)营养师根据糖尿病情况为老年人进行膳食制订,护士结合老年人常规饮食习惯给予建议。

(2)评估老年人的吞咽功能,老年人因为口腔问题,如牙齿缺失、口腔黏膜角化增加、唾液减少、吞咽困难等,消化功能减退,故一般选择易消化、清淡的流质食物,但是此类食物容易引起血糖升高,护士应提醒进行合理搭配。

(3)口味宜淡,尽量采用低钠饮食,防止高血压的发生。一般每日限制食盐在 10g 以内。

(4)护理员协助老年人进食时,应提醒注意喂食安全。

(5)为避免血糖发生较大的波动,通常第一口食物为升糖指数较低的富含纤维素的食物,进餐模式最好为少吃多餐、慢吃、后吃主食。

(二) 运动锻炼

1. 适合老年人活动内容 糖尿病老年人的运动锻炼以长时间、低强度的有氧运动及小力量运动为主,如步行、慢跑、爬楼梯、跳舞、打乒乓球、做小哑铃操等。可根据个人兴趣、爱好选择 2~3 项交替进行。

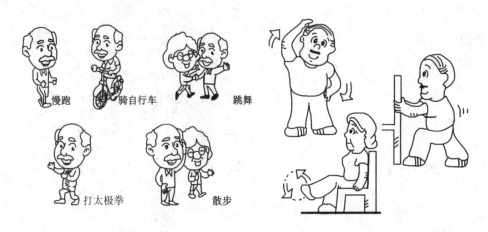

慢跑　骑自行车　跳舞　打太极拳　散步

2. 老年人运动锻炼注意事项

(1) 评估老年人体能与智能,正常体能者、老龄体弱者、肢体残障者、智能障碍者分别选择能进行、容易坚持的全身或肢体运动方式。

(2) 运动前需进行安全性评估,如跌倒风险评估。运动前选择合适的运动鞋,检查鞋内有无异物和破损。

(3) 结合轻度、中度运动消耗量安排时间,提倡餐后的适量室内活动与每周 3~4 次的体能锻炼相结合,有利于缓解餐后高血糖,并保持或增强体质。

(4) 运动中保持脉率 = 最大心率的 50%~70%,运动中平均心率为 170 - 年龄,每次运动时间至少 30min,每天累积运动时间至少 60min,中间可以休息一下再继续运动。

(5) 结合有计划的抗阻力运动,如举重物、抬腿保持等可以帮助老年患者延缓肌肉的减少。肥胖者可通过适当增加有氧运动量消耗脂肪储存。

(6) 有以下情况时,需要停止运动。血糖控制不佳;合并各种急性感染;出现心律失常、心绞痛;尿检测指标,如红细胞、蛋白质、管型明显增多;严重糖尿病足、眼底病变等。

(7) 随身携带糖果,以备突然出现低血糖症状时食用。忌用巧克力。

(8) 运动后检查足部有无红肿或受压的痕迹,如果有,说明鞋不合适。一旦发现皮肤破溃,及时就诊。

七、应急与处理

老年糖尿病患者常出现高渗性昏迷,尤其在老年人进食进水较少、不主动饮水时,容易发生脱水,常表现为意识障碍,此时应纠正脱水,补充小剂量的胰岛素。出现低血糖症状时,可表现为乏力、心慌、手抖、头晕、饥饿、烦躁、抽搐、焦虑,甚至昏迷,此时应立即检查末梢血血糖情况,及时补充食物或葡萄糖。若老年人服用降糖药后出现不能解释或处理的不良反应,应及时报告给医师或联系家属及时转院治疗(表2-7)。

表2-7　老年人糖尿病异常情况及处理措施

异常情况	处理措施	随　访
血糖异常:≥16.7mmol/L 或≤3.9mmol/L	监控血糖值,并观察有无急性并发症,并遵医嘱进行降糖处理和给予含糖饮料或食物	紧急处理后转诊,并2周后随访
深大呼吸或呼气有烂苹果味	疑似酮症酸中毒,遵医嘱给予胰岛素	
心悸、出汗或昏迷	疑似低血糖,给予含糖饮料或食物	
体温≥39℃	疑似感染,遵医嘱进行降温处理	
糖尿病足出现皮肤感染、溃疡或坏疽	及时转诊进行伤口处理	
其他突发情况:突然视力骤降等	疑似视网膜病变,及时转诊检查	

八、养老护理服务建议

见表2-8。

表2-8　养老机构糖尿病老年人服务建议

评估等级	□ 分值≤5	□ 5<分值≤10	□ 分值>10
服务项目	服务内容	服务类型	服务频次
安全用药	遵医嘱给口服药物或进行胰岛素注射;指导老年人自行服药;防止药物不良反应发生	□ 自行服药 □ 护士给药	□ 每日
血糖监测	监测末梢血血糖变化	□ 自行监测 □ 护士监测	□ 每周1次 □ 每日2次餐前血糖
皮肤管理	观察皮肤有无破损、感染	□ 可自理 □ 护理员协助	□ 每日指导皮肤管理 □ 每日指导护理员观察与清洁
糖尿病足预防与管理	做好足部清洁、观察足部皮肤有无溃烂	□ 自理 □ 护理员协助	□ 每日指导足部清洁 □ 每日指导护理员观察与清洁

（续表）

评估等级	□ 分值≤5	□ 5＜分值≤10	□ 分值＞10
服务项目	服务内容	服务类型	服务频次
营养管理	了解老年人进食情况,有无低血糖、营养不良等情况发生	□ 自行进食 □ 辅助进食 □ 鼻饲	□ 每日指导 □ 每天指导护理员辅助饮食或喂食
运动管理	运动安全性评估与运动方式指导	□ 主动锻炼 □ 被动锻炼	□ 每日指导老年人运动或指导护理员协助老年人运动
健康教育	评估老年人认知状况,提升糖尿病管理能力	□ 认知能力正常 □ 认知能力下降	□ 每个月进行健康教育指导

参考文献

［1］《中国糖尿病防控专家共识》专家组.中国糖尿病防控专家共识［J］.中华预防医学杂志,2017,51:12.

［2］中国老年学学会老年医学会老年内分泌代谢专业委员会　老年糖尿病诊疗措施专家共识编写组.老年糖尿病诊疗措施专家共识(2013年版)［J］.中华内科杂志,2014,53(3):243－251.

［3］Xu Y,Wang L,He J,et a1. Prevalence and control of diabetes in Chinese adults［J］.JAMA,2013,310:948－959.

第二节　冠　心　病

一、引言

随着社会经济的发展,人们生活节奏加快、身心紧张、饮食成分改变等冠心病的危险因素增高,加之社会人口的老龄化,冠心病的发病率、死亡率呈上升趋势,目前已成为危害公众健康的主要因素之一。老年人作为冠心病的主要发病人群,是冠心病管理的重点对象。由于日益加剧的老龄化现象和现阶段中国社会家庭结构状况,养老机构将成为冠心病管理的重点场所。此前,原国家卫生计生委等多部门联合发布的《"十三五"健康老龄化规划》中也强调要维护老年健康权益,保障老年人能够获得适宜的、综合的、连续的健康服务。因此,通过持续有效的评估管理老年冠心病患者,制定详细的冠心病管理方案,有效控制疾病的发展、预防并发症,对此类患者的生存质量和健康水平具有重要意义。

二、疾病相关知识

冠状动脉粥样硬化性心脏病(简称冠心病),也称缺血性心脏病,是由于冠状循环改变,冠状血流和心脏需求之间供需失衡导致心肌缺血、缺氧而引起的心脏病。冠心病属中医"心痹"或"胸痹"的范畴(表2-9)。

表2-9 冠心病相关知识

老年冠心病特点			◆ 敏感性降低,无症状性心肌缺血发生率高,易漏诊、误诊 ◆ 各脏器呈现不同程度老化,故一般起病较重,并发症较多 ◆ 往往合并多种慢性病,如高血压病、糖尿病、高脂血症等,疾病相互作用、影响,增加了治疗难度	
冠心病分型			隐匿型、心绞痛型、心肌梗死型、心力衰竭型(缺血性心肌病)、猝死型	
发病因素			年龄、性别、家族史、高血压、高脂血症、糖尿病、肥胖、吸烟、久坐生活习惯、环境因素等	
临床表现			心绞痛	心肌梗死
	疼痛	性质	沉重、紧缩感	更剧烈、持久
		时间	每次数分钟	较长,数小时至1~2天
	硝酸甘油疗效		缓解疼痛较显著	较差
	心电图改变		无或ST段暂时性压低或抬高	有特征性及动态变化
	血清心肌酶		正常	增高
并发症			心力衰竭、心律失常、心源性休克	
治疗措施			◆ 非药物治疗:平衡膳食、适量有氧运动控制体重、心情乐观开朗、戒烟限酒低盐、规律起居、劳逸结合、保证充足睡眠等 ◆ 药物治疗:抗血小板治疗;服用ACEI、β受体阻滞剂 ◆ 控制心血管危险因素:降压、调脂、血糖管理 ◆ 血运重建治疗:冠状动脉旁路移植术(CABG)、经皮冠状动脉介入治疗(PCI) ◆ 中医中药:内治、外治	

三、入院评估

老年冠心病患者的入院评估,是以其疾病相关因素评估为基础,提高对老年人全身情况的了解,以制定个性化的冠心病管理方案。

（一）评估意义

养老机构入住的冠心病老年人多为慢性病程,对其正确的护理评估可以帮助护理人员了解老年人的整体情况,预知可能存在的疾病风险,制定个性化的疾病管理方案和养老服务内容,进一步落实各项护理措施。

（二）评估项目

老年冠心病入院评估内容详见表2-10。

表2-10　养老机构冠心病入院评估表

姓名:＿＿＿＿＿＿　　　性别:□ 男　　□ 女　　　年龄:＿＿＿＿＿＿岁
身高:＿＿＿＿＿＿cm　　体重:＿＿＿＿＿＿kg

评估项目		评估内容与分级			
		0	2	4	6
基本情况	年　龄	□＜60岁	□60~70岁	□71~80岁	□＞80岁
	病　程	□＜5年	□5~10年	□11~15年	□＞15年
	危险因子(家族史、高血压、高脂血症、糖尿病、肥胖、吸烟等)	□无	□1~3个	□4~5个	□≥6个
症状	胸　痛	□无	□有较典型的心绞痛发作,每次持续时间数分钟,每周疼痛发作2~3次,但疼痛不重,有时需含服硝酸甘油	□每天有数次较典型的心绞痛发作,每次持续时间数分钟,绞痛明显,一般都需要含服硝酸甘油	□每天有多次典型的心绞痛发作,因而影响日常生活活动(例如大便、穿衣等)每次发作持续时间较长,需多次含服硝酸甘油
	胸　闷	□无	□轻度胸闷	□胸闷明显,有时叹息样呼吸	□胸闷如窒,叹息不止
	心　悸	□无	□偶尔发生,不适感轻微	□时有发生,持续时间较长,不适感明显	□经常发生,惊惕而动,难以平静,甚至影响生活
	气　短	□无	□一般活动后气短	□稍活动后气短	□平素不活动亦感气短喘促
	便　秘	□无	□大便干,每日一行	□大便秘结,两日一行	□大便艰难,数日一行

（续表）

评估项目		评估内容与分级			
		0	2	4	6
症状	睡眠	□每天睡眠大于7h	□晨醒过早,眠时常醒、睡而不沉,但不影响正常生活	□每天睡眠不足4h,但尚能正常生活	□彻夜不眠,难以正常生活
0分 低危		2~18分 中危	22~36分 高危		42~54分 极高危
评分:_____分 分级_____					

并发症(此项不计分)		□心律失常 □心力衰竭 □心源性休克	□无
治疗情况(此项不计分)	药物种类	1.抗血小板 2.硝酸酯类药物 3.他汀类药物 4.β受体阻滞剂 5.ACEI 6.中药 7.其他	
	药物名称	1. 2. 3. 4. 5.	
行为方式(此项不计分)	锻炼方式及次数	□散步 □太极拳 □八段锦 □其他 □1次或2次/周 □3次或4次/周□5次或6次/周	□无锻炼
	饮食情况	□严格按照医生要求执行	□部分控制 □不控制
	服药行为	□遵医嘱服药	□不规律,时有漏服 □不服药
自我管理能力(此项不计分)	不良嗜好	□无	□吸烟 □酗酒 □高脂饮食
	症状管理	□定期监测、按时随诊	□不控制 □不监测
	情绪认知管理	□自我放松、调整	□焦虑 □抑郁 □恐惧
	急救管理	□能正确识别危急情况并自救	□知识缺乏 □无自救意识
护士签名 _____			

（三）评估方法和注意点

1. **老年冠心病基本情况评估** 通过询问住养老年人及家属和查看相关病例资料,了解老人患病经过与治疗过程。是否存在家族史、高血压、高胆固醇、糖尿病等冠心病危险因子、疾病进展等。对病程长、并发症和合并症发生率较高者要重点关注。

2. **症状与并发症评估**

（1）胸痛、胸闷评估 询问有无体力活动、情绪激动等诱发因素,心绞痛发作情况,每次胸痛持续时间,每日发作次数,疼痛性质、缓解方式,有无放射痛,胸闷的程度,有无叹息样呼吸等。

(2) 心悸、气短评估　询问发生的频率,持续时间,与活动的关系,对生活影响程度。

(3) 便秘及睡眠　询问患者排便的时间、次数、是否通畅、大便性状等,了解睡眠时间和质量,是否有助眠措施等。

(4) 并发症情况评估　通过既往病史、体征和体格检查、心电图检查、心脏超声等检查评估患者有无心律失常、心功能不全等并发症,急性心肌梗死患者尚可发生心源性休克。

3. **用药情况评估**　评估老年人的用药史,了解既往和现在所用药物的服用记录、药物不良反应以及老年人对药物的了解程度等,建立用药记录。

4. **行为方式评估**　了解老年人是否存在吸烟、喝酒等不良生活习惯,锻炼行为、服药行为、睡眠情况(必要时可运用睡眠状况自评量表进行测评,详见附表9)是否规律,为日常监护与观察、行为管理提供参考。

5. **自我管理能力评估**

(1) 不良嗜好管理　能否遵从戒烟限酒、限盐的建议,遵从限制脂肪和胆固醇摄入的建议。

(2) 症状管理　能否坚持监测心绞痛发作的情况(次数、程度、持续时间),定期监测脉率、心率、血压。

(3) 情绪认知管理　了解患者是否能够在情绪紧张、激动时采用自我放松的技巧;在情绪低落时鼓励自己振作,主动参与休闲娱乐活动。

(4) 急救管理　是否具备相关急救知识,随身携带急救药物;疾病发作时,能否识别并正确自救。

(四) 评估结果

通过护理评估,护士了解冠心病老年人的疾病危险程度、并发症、治疗用药、自我管理等情况,并进行照护分级和制定相应的照护方案。

分值 =0(低危患者)

做好冠心病一级预防:

- 消除诱因,如过度劳累、饱餐、情绪激动等
- 积极防治高血压、高血脂、糖尿病、肥胖等原发病
- 控制相关危险因素,指导患者低脂饮食,减少热量摄入,增加运动量,控制体重,戒烟限酒,忌浓茶、咖啡等,培养健康的生活方式和行为。定期体检测量血压、血糖

分值 2~18(中危患者)

在一级预防的基础上采取以下防治措施:

- 每日用药管理,提倡"双有效",即有效药物、有效剂量,服用阿司匹林和血管紧张素转换酶抑制剂(ACEI)、β受体阻滞剂和控制血压
- 降低胆固醇和戒烟,控制饮食和治疗糖尿病,健康教育和体育锻炼。高血压患者每周2~3次测量血压,糖尿病患者每天监测血糖

分值 22~36(高危患者)

落实二级预防相关措施:

- 每日用药管理,严密观察病情变化,定时测量血压、心率、心律等,了解疼痛缓解情况,必要时行心电监护
- 心绞痛发作时立即停止活动,卧床休息,减少心肌耗氧量;稳定期可适当进行体能锻炼,提高活动耐力,但应避免搬抬重物、弯腰屏气等动作

分值 42~54(极高危)

- 发病早期鼻导管给氧1~2天,氧流量3~5L/min为宜,以利于心肌氧合。心电图显示心肌缺血、不稳定心绞痛、心肌梗死等紧急情况,及时转诊
- 根据行为方式和自我管理能力的评估结果,选择合适的锻炼方式和锻炼次数;合理饮食,低脂、低盐、足量的蛋白质摄入,多吃新鲜蔬菜、水果,控制总热量
- 增加服药依从性,按时按量服药
- 避免不良嗜好及情绪变化,定期监测、按时复诊,对疾病的症状做出判断
- 随身携带急救药品,紧急情况下及时正确自救

行为方式和自我管理能力评估结果

- 选择合适的锻炼方式和锻炼频次
- 合理饮食,低脂、低盐、足量的蛋白质摄入,控制总热量
- 增加服药依从性,按时按量服药
- 避免不良嗜好及情绪变化,定期监测、按时随诊
- 对疾病的症状做出判断。随身携带急救药品,紧急情况下及时正确自救

四、日常管理

老年冠心病日常管理旨在通过全面、连续和主动的管理,以达到缓解病情,提升老年人舒适度和生活质量的目的。主要管理内容包括监控和保证老年人安全用药;观察冠心病症状、危险因素、慢性并发症进展情况;急性并发症的发现与处理以及生活照顾的指导。

(一)安全用药

(1)严格遵医嘱给药,发药到口。

(2)患者身边备麝香保心丸、速效救心丸、硝酸甘油或吲哚美辛(消心痛)等急救药品。

(3)护理人员每月集中讲解一次用药知识,每周一次给予患者个性化用药指导,每日一次询问患者有无用药后不适反应。

(4)常用药物种类、作用及用药注意点见表2-11。

表2-11 常用药物种类、作用及用药注意点

常用药物类型	常用药物名称	作 用	常见不良反应	用药注意点
硝酸酯类制剂	硝酸甘油、异乐定、消心痛片、异舒吉	扩张冠脉及周围血管	头痛头晕、体位性低血压	静脉滴注时严格控制滴速
β受体阻滞剂	美托洛尔(倍他洛克)、康忻、金络	减慢心率、减弱心肌收缩力、降压、减少心肌耗氧量	低血压、心动过缓、支气管痉挛、头痛头晕、乏力口干	支气管哮喘及心动过缓者禁用
钙通道阻滞剂	硝苯地平(心痛定)、维拉帕米	减弱心肌收缩力、降低心肌氧耗量、降血压	便秘、胫前踝部水肿、心律失常、头痛、颜面潮红、体位性低血压	停用时逐渐减药,除络活喜之外的长效制剂不可分割服用
抗凝剂	阿司匹林、波立维、华法林低分子肝素钠	抗凝、抗血小板聚集	皮下、黏膜、消化道出血	出血倾向、血友病、血小板减少性紫癜、严重肝肾疾患、活动性消化性溃疡、脑脊髓及眼科手术患者禁用,定期监测凝血功能
血管紧张素转化酶抑制剂(ACEI)	卡托普利、培哚普利、福辛普利	扩血管、降低外周阻力、减少左心室重构	刺激性干咳、血管神经性水肿、味觉异常、粒细胞减少、皮疹等	第一次给药最好在睡前,应以低剂量开始治疗
中药及中成药	中药汤剂、麝香保心丸、复方丹参	活血化瘀、理气止痛、扩血管	胃肠道不适:腹痛腹泻、恶心等	舌下含服或饭后温服

（二）自我监控

自我监控是冠心病管理中重要环节,老年人因各器官功能减退,在进行自我监控中可能存在困难,护士应协助做好监控与观察。监控项目见表 2 - 12。

表 2 - 12　冠心病患者自我监控

项　目	观察内容及频次
疼痛	每日观察询问有无心绞痛发作,评价疼痛的部位、性质、持续时间、缓解方式有无放射痛等,以区别心绞痛或心肌梗死。关注胸闷、心悸、气短、精神不振、头晕等非典型症状
脉率/心率	每日一次监测心率/脉率
血压	每周 3 次测量血压,高血压患者至少每日 1 次监测血压
血脂、血糖	每 3 个月 1 次抽取静脉血测血脂、血糖;糖尿病每周 1 次测手指血糖;高脂血症患者至少每月 1 次监测血脂情况
并发症观察:心律失常,心功能不全	严密观察有无胸闷、心悸,头晕、喘促等症状,监测心率、心律、心电图、心肌酶及血流动力学等,及时准确判断有无并发症

（三）生活照护指导

见表 2 - 13。

表 2 - 13　冠心病患者生活照护指导

照护项目	照护内容
环　境	◆ 室温在 18 ~ 20℃;相对湿度 30% ~ 50%;洗澡应注意水温在 36 ~ 37℃为宜,时间不宜超过 30min,最好有人陪伴 ◆ 避免在高温闷热的环境中逗留过久;避免在电扇或排放冷气的情况下睡觉,外出时要注意防寒保暖
饮　食	◆ 宜:清淡易消化、富有营养的饮食,以少量多餐为宜,宜多食新鲜水果、蔬菜、豆类及豆制品,保证有足够的蛋白质及维生素、纤维素摄入 ◆ 忌:辛辣、刺激、燥热食物,如浓茶、咖啡、烟酒、辣椒以及煎炸、烧烤食品。特别避免食用动物性脂肪,动物内脏、蛋黄、虾、蟹、墨鱼等高胆固醇的食物,饮食不宜过饱
休息与运动	◆ 保持日常生活规律:每天 7 ~ 8h 睡眠时间,老年人可略少些,午睡 30min 左右,不超过 1h ◆ 参与推荐的活动和锻炼:快步走、散步、气功、打太极、八段锦等,每周 3 次,以不引起不适为宜
情志调护	◆ 情绪紧张、激动时采用放松技巧:深呼吸,听轻音乐 ◆ 情绪低落时,鼓励患者表达内心感受,针对性给予心理支持如谈心释放法、转移法等 ◆ 鼓励患者培养兴趣爱好以充实生活,参加诸如音乐、书法、绘画、养花种草等活动

五、中医护理

(一) 穴位贴敷

1. 操作目的与作用 穴位敷贴是将药物制成一定剂型,敷贴到人体穴位,通过刺激穴位,激发经气,达到通经活络、活血化瘀、宽胸理气、扶正强身的作用。

2. 操作方法

(1) 取穴

膻中:在胸部正中线上,平第4肋间,两乳头连线的中点。

心俞:背部,第5胸椎棘突下,旁开1.5寸。

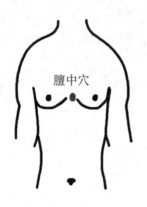

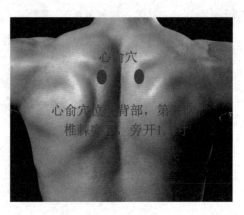

(2) 治法

1) 穴位敷贴制作 遵医嘱配置药粉,加赋形剂(白酒或醋)制成直径1.5~2cm的药饼,固定于穴位贴片上。

2) 将药物敷贴于穴位上,做好固定。必要时可加纱布覆盖,以胶布固定,松紧适宜。

3) 穴位敷贴每日更换,可根据病情、年龄、药物、季节调整时间。若出现敷料松动或脱落应及时更换。出现皮肤微红为正常现象。若出现皮肤瘙痒、丘疹、水疱等,应立即停止贴敷。

(二) 中药足部塌渍

1. 操作目的与作用 足部塌渍是将包含药液的纱布敷于足部,再将足部浸泡于药液之中,前者相对于现代医学常用的湿敷法,因两法往往同时进行,故两法合称为塌渍法。目的与作用:引邪外出、疏导腠理、通调血脉、活血利水。

2. 操作方法

(1) 取穴 常取足底涌泉穴,定位:位于足底部,蜷足时足前部凹陷处,约当足底第2、

3 跖趾缝纹头端与足跟连线的前 1/3 与后 2/3 交点上,或在足底找敏感痛点,患者有酸、麻、重、胀感,即为"得气"。

（2）治法 患者取坐位或卧位,将双足置于电子浸泡盆内,每日塌渍 1 次或 2 次,每次 20min,并配合足底按摩。

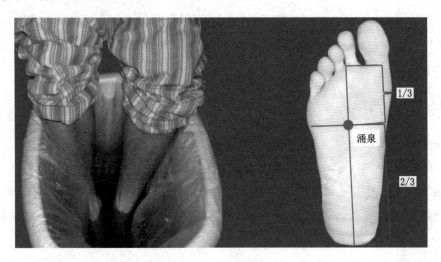

六、冠心病康复护理

（一）生活起居

1. **居室环境** 居室保持良好的通风采光,室内温度 18～20℃,相对湿度 30%～50%,保持空气清新,避免噪声。

2. **生活节奏** 避免紧张的生活状态,生活规律、劳逸结合,养成每天午睡的习惯,有利于心脏康复。

3. **气候变化** 当出现高气压控制、降温天气、气温日变化过大、恶劣大风等天气变化时及时调整起居习惯,防止冠心病发展加重。

4. **生活方式** 戒烟限酒,忌浓茶和咖啡。早晨或午睡起床时动作宜缓慢,沐浴水温 36～37℃为宜,以免影响心率、血压,保持大便通畅,避免屏气用力,诱发心绞痛。

（二）精神调摄

指导患者正确认识、对待疾病,既要树立信心也要遵守医嘱、积极治疗。心绞痛发作频繁的患者可能会出现紧张焦虑、恐惧抑郁等负性情绪,一方面有的放矢地进行疾病知识宣教,帮助患者制定详细的康复计划,使患者对疾病发生发展、调养康复有较为全面的了解;另一方面做好心理疏导,利用同伴教育等方法,解除其思想压力,正确应对疾病。

（三）饮食疗法

控制总热量,维持正常体重,限制脂肪、糖类食物的摄入,防止饱和脂肪酸、胆固醇在体内堆积加重动脉粥样硬化。全日脂肪摄入量小于总热量的 20% ,其中动物脂肪不超过 1/3,胆固醇摄入量每日小于 300mg。保证足够的蛋白质摄入,每日摄入量约为总热量的 15% ,限制钠盐,每日食盐摄入控制在 3~5g。多吃新鲜蔬菜、水果,其中的抗氧化物质可利于防治动脉粥样硬化。

（四）运动疗法

1. 运动项目 根据身体状况、运动习惯等,确定可参加的运动项目,如散步、慢跑、游泳、保健操、太极拳等。

2. 运动强度 根据心率调整运动强度,最高运动强度控制在心率 120 次/分。

3. 持续时间 每次运动时间 20~40min 为宜,病情较重、体能较差者可采取间隙运动法。

4. 运动频率 一般每周 3~5 次,可根据运动强度进行调整。

七、应急与处理

一旦出现心绞痛症状,立即停止诱发心绞痛的各种因素,如情绪激动、寒冷刺激等,给予坐位用药,服药后最好平卧休息。硝酸酯类药物是主要的治疗手段,含服硝酸甘油能缓解和防止缺血性疼痛的发作。患者出现乏力、气短、烦躁、频发心绞痛,心绞痛程度加重,持续时间持久,休息或含服硝酸甘油不能缓解,或发作时伴有恶心、呕吐、大汗、急性心功能不全、心律失常或血压波动较大等,均可能是急性心肌梗死的先兆情况,应转诊治疗。老年人有较重而持久的胸闷或胸痛,即使心电图无特征性改变,也要考虑急性心肌梗死的可能,应及时通知医生联系家属转诊。

八、养老护理服务建议

见表 2-14。

表 2-14 养老护理服务建议

服务项目	服务内容	服务类型	服务频次
安全用药	遵医嘱给药,指导老年人按时、按量服药,防止药物不良反应发生	□ 自行服药 □ 护士给药	□ 每日
胸痛管理	了解胸痛的性质、持续时间、缓解方式,以区分心绞痛和心肌梗死	□ 自行管理 □ 护士观察	□ 每日观察

（续表）

服务项目	服务内容	服务类型	服务频次
情绪管理	保持情绪平稳,防止诱发因素	□ 与患者或者护理员交谈	□ 每日交谈询问
排便管理	查看大便性状,了解次数	□ 未使用通便药 □ 使用通便药	□ 每日观察、指导通便
睡眠管理	了解睡眠时间、质量	□ 自行入睡 □ 使用助眠药	□ 每日观察
营养管理	了解老年人进食情况,有无饮食不当、营养不良等情况发生	□ 自行进食 □ 辅助进食 □ 鼻饲	□ 每日指导护理员辅助饮食或喂食
运动锻炼管理	运动安全性评估与运动方式指导	□ 主动锻炼 □ 被动锻炼	□ 每日指导老年人运动或指导护理员协助老年人运动
皮肤管理	观察皮肤有无破损、感染	□ 可自理 □ 护理员协助	□ 每天观察指导护理员清洁
健康教育	评估老年人认知状况,提升冠心病管理能力	□ 认知能力正常 □ 认知能力下降	□ 每周进行健康教育

参考文献

［1］陈灏珠.实用内科学.北京:人民卫生出版社,2005.

［2］沈卫峰,张奇,张瑞岩.2015年急性ST段抬高型心肌梗死诊断和治疗指南解析［J］.国际心血管病杂志,2015,(04):217－219.

［3］许锋.慢性稳定性冠心病患者的管理［J］.中国心血管杂志,2014,(06):410－412.

第三节 退行性骨关节病

一、引言

根据我国退行性骨关节病流行病学调查显示,65岁以上人群患病率为80%,是老年人的常见慢性疾病。《2015年国民经济和社会发展统计公报》显示,我国60周岁及以上人口为2.22亿人,占总人口16.1%,其中65岁以上为14.386亿人,占总人口10.5%。随着老龄人口增加,退行性骨关节病患病人数大幅度增加,其关节僵硬、畸形、活动障碍等并发症已严重危害老年人的身体健康和生活质量。因此,养老机构在提供日常照顾养老服务的同时,不能忽视对老年人退行性骨关节病的管理与监控。通过持续有效的全面评估,制定详细的疾病管理方案,以维护老年人骨关节的活动功能,避免或减轻并发症的发生与发展,提升其生活质量。

二、疾病相关知识

退行性骨关节病又称骨性关节炎(OA),是多见于老年人的一种局部或全身骨关节的(非炎性)退行性病变,属于中医"痹证、骨痹"的范畴。以关节软骨损伤及骨质增生为特点,好发于负重关节及活动量较多的关节,如膝关节、腰椎、髋关节、踝关节、远指间关节等,以缓慢发展的关节酸胀不适、疼痛、肿胀、僵硬、麻痹、活动受限和关节畸形等为临床特征。50%患者通过影像学检查显示有骨性关节炎的表现,其中40%~55%具有明显的临床表现,85%具有骨性关节炎症,该病的致残率可达53%。

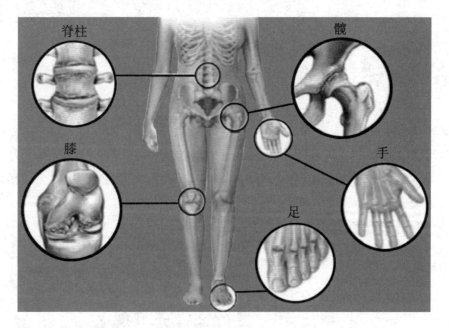

病因尚不明确,可能与年龄、肥胖、劳损、创伤及遗传等诸多因素有关。分为原发性和继发性两类:前者与遗传、体质等有一定关系,多发生于中老年人;后者继发于创伤、炎症、关节不稳定、慢性反复的累积性劳损或先天性疾病等。随着年龄增长,机体发生退行性改变,导致关节软骨退化,软骨细胞变性破坏,进而出现关节囊、韧带增厚,关节边缘和软骨下骨质反应性增生、形成骨赘,引发关节囊挛缩、韧带松弛或挛缩,出现膝关节骨性关节炎、髋关节骨性关节炎、腰椎骨性关节炎等一系列表现。中医认为,气血不足、肝肾亏虚、筋脉失养所致的素体阳虚,邪实乘虚而入,继而气血运行不畅,筋脉不通,骨失滋养。

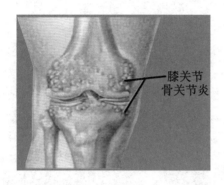
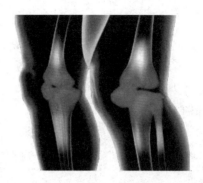

膝关节
骨关节炎

本病起病缓慢,多数无典型表现,早期仅5%有局部症状。受累关节常为多关节(也有单关节)发病,持续性隐痛(有疼痛－缓解－再疼痛的典型特点),与天气变化(气压降低时加重)、活动(增加活动时加重、休息后好转)等有关;有关节僵硬,晨起更甚(称之"晨僵"),久坐后加重(称为"休息痛");关节活动时(多见于膝关节)出现骨摩擦感或"咔嗒"声。后期关节肿胀变形、肌肉萎缩、活动度下降,可引起关节无力、畸形,行走时腿软或关节交锁,关节不能完全伸直或活动障碍,生活自理能力下降等。

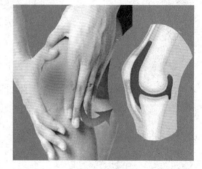

患者年龄、症状、体征、受累关节X线表现是目前诊断本病的主要依据,实验室指标可正常或有C反应蛋白、血细胞沉降率异常等。目前无有效的预防措施,但早发现、早诊断是本病防治的关键。一旦确诊,应尽早开始生活方式干预、受累关节锻炼及行动支持、个体化治疗(药物、非药物、手术),以及健康教育、运动和管理、生活护理等。

三、入院评估

入院评估是通过对老年人基本情况、退行性骨关节病相关因素评估的基础上,客观、准确地了解老年人的全身情况,以制定个性化的退行性骨关节病管理方案和养老服务内容。

(一) 评估意义

护理人员通过全面的护理评估,有助于了解老年人的健康状况和身体情况,预测可能存在的风险和意外,制定个性化的护理方案,提供有针对性的生活照护、运动辅助和养老服务等。

(二) 评估项目

老年退行性骨关节病入院评估内容,详见表2－15。

表2-15 养老机构退行性骨关节病入院评估表

姓名：_____ 性别：□男 □女 年龄：_____岁 文化程度：_____
身高：_____cm 体重：_____kg 体质指数(BMI)：_____

评估项目		评估内容与分级	
		1分	0分
基本情况	患病部位	□膝关节 □髋关节 □手部	□远指间关节
症状体征、合并症	关节疼 程度	□中度4~6分 □重度7~9分 □剧烈10分	□无痛 □轻度1~3分
	时间	□持续 □休息痛 □夜间痛	□间断
	表现型态	□隐痛 □压痛 □灼痛 □痛性步态 □摇摆步态	□刺痛 □疼痛能忍
	影响因素	□天气、季节 □劳累 □活动不当 □负重	□无
	关节肿胀	□阳性:□中度 □重度	□阴性 □轻度
	关节僵硬	□有 □晨僵	□无
	关节活动度	□减弱 □活动受限 □活动障碍	□正常
	影响日常生活	□有□爬楼 □下蹲/跪 □屈膝/弯腿 □上/下车 □行走 □穿鞋/袜 □抓/捏/提物 □写字	□无
	其他	□关节无力 □关节变形/畸形 □关节交锁 □骨摩擦感 □肌肉萎缩	□无
	并发症	□心脏病 □高血压 □脑梗死 □糖尿病 □肥胖	□无
治疗、用药 (此项不计分)	专科用药(名称)	1._____ 2._____ 3._____ 4._____ 5._____ 6._____	
	非药物治疗 (注:治疗、用药情况不计分)	物理治疗:□热疗 □针灸 □按摩 □水疗 □牵引 □超声波 行动辅助:□手杖 □拐杖 □助行器 矫形器具:□矫形鞋 □支具 □夹板 (部位:_____)	
行为方式	不良习惯	□吸烟 □饮酒	□无
	睡眠情况	□较差	□一般 □良好
	锻炼方式	□无 □偶尔	□散步 □做操 □太极拳 锻炼频次: □1次/周或2次/周 □3~4次/周

（续表）

评估项目		评估内容与分级	
		1 分	0 分
行为方式	饮食情况	☐ 不正常　☐ 不规律　☐ 进食量少 （忌食_____）	☐ 正常　☐ 规律 ☐ 食量适宜
	服药行为	☐ 拒绝服药　☐ 漏服药　☐ 不规律服药	☐ 遵医嘱　☐ 不服药
自我管理能力	心理状况	☐ 焦虑　☐ 抑郁　☐ 烦躁　☐ 恐惧	☐ 正常　☐ 无
	意识状态	☐ 嗜睡　☐ 意识模糊　☐ 昏睡　☐ 昏迷	☐ 清醒
	认知状况	（MMSE 法）☐ 重度障碍　☐ 中度障碍 ☐ 轻度障碍	☐ 正常

评估日期_____　评估总分_____　评估者签名_____

（三）评估方法和注意点

通过询问老年人、与家属交流沟通、查看相关病例资料等方式，护理人员能较全面地了解老年人患病部位、病程、症状、体征及并发症、治疗与用药情况，以及老年人的行为方式、自我管理能力等，准确地评估老年人的身体健康状况，在日常照护中重点关注疼痛管理、合理用药、营养支持、情志护理、关节功能锻炼等。

1. 症状、体征及并发症评估

（1）疼痛评估　采用"0～10 级视觉模拟评分量表（VAS）"评估老年人疼痛情况，参照附表 12。

（2）关节肿胀评估　采用"浮髌试验"来评估膝关节积液情况。具体做法是：让老年人患肢的膝关节伸直，放松股四头肌；检查者一手挤压髌上囊使关节液积聚于髌骨后方，另一手示指轻压髌骨有浮动感觉（即髌骨碰撞股骨髁的碰击声）、松开手指髌骨又浮起，则提示浮髌试验阳性。需要注意的是，膝关节内液体正常情况下约 5ml，当关节积液达到或超过 50ml 时（中等量积液），浮髌试验为阳性；而积液量太大，会出现髌骨下沉，则浮髌试验也可能为阴性。也可采用目测方式，结合老年人的症状、体征、两侧肢体关节周径比较等，来评估老年人关节肿胀程度（分为 4 级，即重、中、轻、无），可参照关节肿胀程度评定，详见附表 14。

（3）关节活动度评估　采用量角器测量关节的活动范围。

1）普通量角器　用两根直尺连接一个半圆量角器或全圆量角器制成，可用于手指关节测量。使用时将量角器的中心点准确对到关节活动轴中心，两尺的远端分别放到或指向关节两端肢体上的骨性标志或与肢体长轴相平行。随着关节远端肢体的移动，在量角器刻度盘上读出关节活动度。

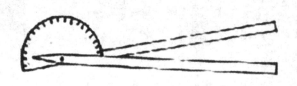 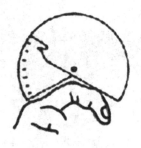

普通量角器

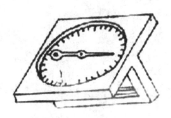

方盘量角器

2）方盘量角器　用边长为12cm的正方形装上圆形刻度盘的木舯、加上一指针及把手而成。在木盘刻度面处于垂直位时,方盘中心的指针由于重心在下而自动指向正上方。使用时,采取适当姿位使关节两端肢体处于同一个垂直面上,并使一端肢体处于水平位或垂直位,以方盘的一边紧贴另一肢体,使其刻度面与肢体处于同一垂直面上,即可读得关节所处的角度(表2-16,表2-17)。

表2-16　上肢关节活动范围的测量方法(用方盘量角器检查)

关节	运动	受检者体位	量角器放置方法			正常活动范围
			轴心	固定臂	移动臂	
肩	屈、伸	坐或立位,臂置于体侧,肘伸直	肩峰	与腋中线平行	与肱骨纵轴平行	屈:0°~180° 伸:0°~50°
	外展	坐或站位,臂置于体侧,肘伸直	肩峰	与身体中线(脊柱)平行	与肱骨纵轴平行	0°~180°
	内、外旋	仰卧,肩外展90°,肘屈90°	鹰嘴	与腋中线平行	与桡骨纵轴平行	各0°~90°
肘	屈、伸	仰卧或坐位或立位,臂取解剖位	肱骨外上髁	与肱骨纵轴平行	与桡骨纵轴平行	0°~150°
桡、尺	旋前旋后	坐位,上臂置于体侧,肘屈90°	尺骨茎突	与地面垂直	腕关节背面(测旋前)或掌面(测旋后)	各0°~90°
腕	屈、伸	坐或站位,前臂完全旋前	尺骨茎突	与前臂纵轴平行	与第二掌骨纵轴平行	屈:0°~90° 伸:0°~70°
	尺、桡侧偏移(尺、桡侧外展)	坐位,屈肘,前臂旋前,腕中立位	腕背侧中点	前臂背侧中线	第三掌骨纵轴	桡偏0°~25° 尺偏0°~55°

表 2-17 下肢关节活动范围的测量方法(用方盘量角器检查)

关节	运动	受检者体位	量角器放置方法			正常活动范围
			轴心	固定臂	移动臂	
髋	屈	仰卧或侧卧,对侧下肢伸直	股骨大转子	与身体纵轴平行	与股骨纵轴平行	0°~125°
	伸	侧卧,被测下肢在上	股骨大转子	与身体纵轴平行	与股骨纵轴平行	0°~15°
	内收	仰卧	髂前上棘	左右髂前上棘	髂前上棘至髌骨中心	各0°~45°
	内旋、外旋	仰卧,两小腿于床缘外下垂	髌骨下端	与地面垂直	与胫骨纵轴平行	各0°~45°
膝	屈、伸	俯卧或仰卧或坐在椅子边缘	股骨外髁	与股骨纵轴平行	与胫骨纵轴平行	屈:0°~150° 伸:0°~150°
踝	背屈跖屈	仰卧,膝关节屈曲,踝处于中立位	腓骨纵轴线与足外缘交叉处	与腓骨纵轴平行	与第五跖骨纵轴平行	背屈:0°~20° 跖屈:0°~45°

(4) 对日常生活影响的评估 不同的病损部位有不同的影响与表现,可通过询问老年人及家属方式来评估。如膝关节受损,可出现爬楼、蹲或跪及拾物等困难,经常有腿软或关节交锁;髋关节受损,则穿鞋穿袜、上下车等受影响;手部骨关节受累,则开罐、开锁、提锅及写字等有一定的影响。

(5) 并发症评估 通过询问了解老年人有无心脏病、高血压、脑梗死、糖尿病、肥胖等疾病,为制订和落实个性化、有针对性的照护干预计划提供参考。

2. 治疗、用药情况评估 通过了解老年人现有的药物治疗、非药物治疗情况和有无药物不良反应,以及老年人对自身治疗、用药的掌握程度等评估,建立用药记录。

3. 行为方式评估 了解老年人是否存在吸烟、喝酒等不良生活习惯,锻炼行为、服药行为、睡眠情况(必要时可运用睡眠状况自评量表进行测评,详见附表9)是否规律,为日常监护与观察、行为管理提供参考。

4. 自我管理能力评估 退行性骨关节病是慢性终身性疾病,漫长的病程及身体疼痛不适、活动受限、生活自理能力下降等容易使老年人产生不良情绪,如焦虑、抑郁等心理反应,对养老机构的照护管理不能有效地应对,依从性较差,应详细评估老年人对疾病知识的了解程度及认知情况、心理变化,为制订个性化、有针对性的照护计划提供参考。

(1) 心理状况评估 可运用焦虑抑郁量表检测心理状况,详见附表6和附表7,必要时请专业人士进行评估。

(2) 认知状态评估 通过询问老年人一些简单问题,具体参照简易智力状态检查

（MMSE），详见附表8，来评估老年人的认知能力情况。

（四）评估结果与干预

通过护理评估，护理人员了解退行性骨关节病老年人的基本情况、疾病症状、治疗用药、行为方式、自我管理能力等情况，对下一步进行照护分级、制订相应的照护方案奠定基础。

分值≤5

- 每日用药管理、疼痛管理、运动管理。
- 每日肌力/肌肉群锻炼、关节活动。
- 每6个月评估1次疾病的症状、体征及并发症、行为方式、自我管理能力等情况。
- 每年体检1次，测量血常规、血生化、血细胞沉降率，X线摄片（受累关节如膝、髋关节）等检查。

5＜分值≤10

- 每日用药管理、疼痛管理、运动管理。
- 每日肌力/肌肉群锻炼、关节活动。
- 每周2次物理疗法，如热疗、红外线、水疗等。
- 每3个月评估1次疾病的症状体征及并发症、行为方式、自我管理能力等情况。
- 每年体检1次，测量血常规、血生化、血细胞沉降率，X线摄片（受累关节如膝、髋关节）等检查。

分值＞10

- 每日用药管理、疼痛管理、运动管理。
- 每日肌力/肌肉群锻炼、关节活动。
- 每日1次物理疗法，如热疗、红外线、水疗等。
- 每3个月评估1次疾病的症状、体征及并发症、行为方式、自我管理能力等情况，尤其是肌力、关节活动度、生活自理能力评估。
- 每年体检1次，测量血常规、血生化、血细胞沉降率，X线摄片（受累关节如膝、髋关节）等检查。

四、日常管理

老年退行性骨关节病的日常管理，旨在通过全面、连续和主动的管理，达到延缓病程、提升老年人舒适度和生活质量的目的。主要内容包括疼痛管理、安全用药、情志护理、生活照护、饮食营养支持、预防血栓并发症等。

（一）疼痛管理

有效缓解老年人的疼痛体验,促使其能够开展肢体功能锻炼。

1. 用视觉模拟评分量表（visual analogue scale,VAS）　评估老年人的疼痛情况（详见附表12）,包括疼痛部位、性质、时间、程度、躯体感受、对身体的影响等,监控疼痛进展及全身情况,如皮肤汗出、体温、伴随症状等。

2. 重视老年人主诉　做好解释疼痛原因,做好健康教育,缓解老年人因疼痛而产生的焦虑不安情绪。

3. 消除诱发因素　①保证休息,注意关节保暖,进行局部热敷、热熨、热疗、水疗等。②纠正不良姿势或体位,保持关节功能位,必要时借助矫形支具、矫形鞋。③纠正不良行为方式（爬楼、长跑、跳、蹲等）,减少受累关节负重。

4. 对老年人进行（非药物性）疼痛护理方案指导　如放松训练、深呼吸训练及咳嗽训练,每天3次。

5. 疼痛管理　基于老年人的理解能力及疼痛评估结果,与医生共同制定疼痛管理计划,并告知患者及其家庭照护者,使其主动参与到疼痛管理的过程中。

6. 在医师指导下行物理疗法　如关节肌肉推拿、按摩、牵引、超声波、经皮神经电刺激、早期活动等。

（二）合理用药

常用的治疗药物见表2-18。

1. 消炎镇痛药物　能较快止痛和改善症状,可经常服用。首选对乙酰氨基酚,止痛效果好,通常1日总量不超过3g。但长期大剂量使用有引起肝或肾损伤的报告。

2. 氨基葡萄糖　可改善软骨代谢,抑制炎症发展。该类药物见效较慢,一般需治疗数周后才见效,但停药后疗效仍会持续一定时间。

3. 肾上腺皮质激素　对于关节腔积液效果好。采用关节腔内注射用药,应在严格消毒措施下进行。4周未改善可再用1次,但不宜反复多次使用,消毒不严会有感染危险,故应严格控制适应证。

4. 非甾体类抗炎药（NSAIDs）　可消除关节疼痛和僵硬、抑制炎症反应、缓解症状。是常规口服用药,有美洛昔康、布洛芬、吲哚美辛（消炎痛）等。但治疗的同时会引起胃肠道、心血管等不良反应。

5. 透明质酸　可减少关节内摩擦、缓解疼痛、改善功能。采用关节腔内注射,每周1次,每次2ml。其疗效与非甾体类消炎药物相当,虽不及激素起效快,但疼痛缓解维持的时间比激素长。

6. 补充维生素 D 和钙剂　在医生指导下适量补充维生素 D、钙剂(葡萄糖酸钙、巨能钙等)。

表2-18　退行性骨关节病常用药物

药物分类	常用药物	用药方法	备　注
消炎和镇痛药	对乙酰氨基酚	1日总量不超过3g	长期大剂量使用可能引起肝、肾损伤
非甾体类抗炎药	美洛昔康、布洛芬、吲哚美辛	7.5~15mg/d,餐后服	可能引起胃肠道、心血管等不良反应
氨基葡萄糖	维骨力(硫基氨基葡萄糖)	口服,3次/天,每次1~2粒,饭时服	持续服用4~12周;每年重复2~3次
	做骨力	口服,3次/天,每次2片	1个月一疗程
肾上腺皮质激素	康宁克通1~2ml,加利多卡因5ml	关节腔内注射或压痛点封闭,每2周1次,持续3~5次	注意无菌操作,防止感染(须到专科医院治疗)
透明质酸	玻璃酸钠	关节腔内注射,2ml/次,每周1次	5次为一疗程(须到专科医院治疗)

(三) 情志护理

降低患者焦虑、恐惧等不安情绪。

(1) 使用"焦虑自评量表(SAS)"和"抑郁自评量表(SDS)"评估老年人心理状况(详见附表6和附表7),并根据其年龄、病情分析可能引起焦虑或抑郁的危险因素,及时与患者进行有效沟通。

(2) 及时辨别、发现老年人存在的主要问题,如自理能力受损、生理疼痛,以及对家庭、子女工作产生的影响,甚至对未来生活的焦虑等,以进行有效的疏通与引导。

(3) 与老年人的家人进行沟通,鼓励家属多陪伴、多关心老年人;同时,引导家庭照护者参与到护理措施的制订和实施过程中,以增强家庭的支持力。

(4) 护理过程中要做好耐心解释,并做好老年人的隐私保护,使之有足够的信心进行独立的康复锻炼。

(四) 生活照护

提高老年人舒适度。

(1) 注意防寒保暖,尤其是关节保暖,防止因季节气候变换导致关节受寒而诱发或加重病情。

（2）注意休息，保持受累肢体功能位。恶寒发热、关节红肿疼痛、屈伸不利者，宜卧床休息，可将受累肢体放于床上，使关节囊和韧带松弛而减少对关节面的压迫。病情稳定后可适当下床活动。

（3）坚持多晒阳光，每日1次，以延缓骨质疏松进程。

（4）脊柱变形、生活不能自理、卧床老年人的生活护理。

1）脊柱变形的老年人宜睡硬板床，保持衣被清洁干燥；出汗多时及时擦干，更换衣被，切忌汗出当风。

2）生活不能自理、卧床老年人，每2h翻身更换卧位，经常帮助其活动肢体与关节，受压部位用软垫保护或使用气垫床，防止发生压疮。被褥宜常洗、常晒，保持干燥清洁。

（五）饮食调护

目的在于降低并发症的发生。

1. 测量老年人的体重、身高以测算BMI指数；基于老年人BMI（表2-19）和白蛋白水平来评估其营养状况，以便于更加合理地安排老年人的膳食营养。

BMI（body mass index）又称身体质量指数，是目前国际上常用的衡量人体胖瘦程度及健康与否的一个标准。计算公式为：

$$BMI = 体重(kg)/身高的平方(m^2)$$

表2-19　BMI指数标准

BMI指数	体型
18.5~24.9	正常体重
<18.5	偏瘦
25~29.9	超重
>30	轻度肥胖
>35	中度肥胖
>40	重度肥胖

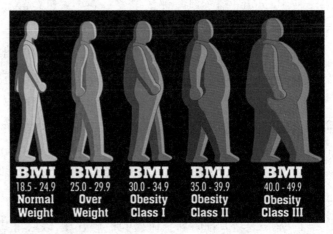

2. 依据营养师配置的饮食，指导护理员协助老年人进食。注意老年人食欲、每餐进食情况，观察有无噎食、呛咳、食欲不振等。

（1）饮食宜高营养、高维生素，清淡、可口、易消化。以食补为基础，注意钙的补充，保证老年人饮食营养的均衡。忌食生冷、辛辣、肥甘、醇酒等食物。多食奶类制品（鲜奶、酸奶、奶酪等）、豆类制品（豆浆、豆粉、豆腐、腐竹等）。多食蔬菜，如金针菜、胡萝卜、小白菜、小油菜,以及紫菜、海带、鱼、虾等海鲜类食品。

（2）超重者,以控制饮食为主,防止向肥胖演变,配合增加体育锻炼。

（3）肥胖者,先由专科医师进行鉴别(单纯性、继发性)以便尽早进行治疗。控制饮食和增加体育锻炼仍是关键。

1）轻度肥胖者,仅限制脂肪、糖食、糕点、啤酒等,使每日摄入的总热量低于消耗量,多做体力劳动和体育锻炼。

2）中度、重度肥胖者,必须严格控制总热量(限制进食量),女性为5016～6270kJ/d(1200～1500kcal/d),男性为6270～7524kJ/d(1500～1800kcal/d);限制甜食、啤酒等。蛋白质摄入量每日不少于1g/kg,且保证适量的含必需氨基酸的动物性蛋白质(占总蛋白质量的1/3较为宜)。严格限制脂肪摄入量及钠的摄入,以免体重减轻时发生水钠潴留。同时,鼓励运动疗法,增加热量消耗。

（4）对白蛋白水平低的老年人应及时纠正,鼓励多食鸡蛋、肉类等,补充钙质和维生素。

（5）预防超重、肥胖,应适当控制进食量,避免高糖类、高脂肪及高热量饮食。同时,经常进行体力劳动和锻炼。

（六）预防静脉血栓(VTE)

目的在于降低静脉血栓发生率。

使用Caprini血栓风险评估量表对老年人进行静脉血栓风险评估,高危人群即应启动VTE预防方案。

Caprini风险评估表是一种有效、简便、经济实用的静脉血栓风险预测评估工具,能有效鉴别静脉血栓高危患者,辅助预防方案的选择,从而减少静脉血栓发生率,改善老年人预后及生活质量。该评估量表于2005年发表,2009年又有了修改版。包含了约40个不同的血栓形成危险因素,每个危险因素根据危险程度的不同赋予1～5不同的分数,最后计算累积分。静脉血栓风险等级分为低危(0～1分)、中危(2分)、高危(3～4分)、极高危(≥5分)4个等级,不同的风险等级推荐不同的静脉血栓预防措施,包括预防措施的类型及持续时间等(表2-20,表2-21)。

1. 告知老年人预防静脉血栓的护理方案,以取得其理解与配合。

2. 根据老年人病情、身体健康状况等,选择合适的预防措施,如按摩患肢肌肉每次15min(由肢体远心端向近心端按摩),每天1次,促进静脉血液回流,也可采用抗血栓弹力袜、间歇性充气加压装置或足底静脉泵等物理预防措施。若患侧肢体不能或不宜采用物理预防者,可在对侧肢体实施肌肉按摩。

3. 长期使用抗凝药者,须定期随访(3个月)。

表 2-20 Caprini 血栓风险评估量表

A1 每个危险因素 1 分	B 每个危险因素 2 分
□ 年龄 40~59 岁	□ 年龄 60~74 岁
□ 计划小手术	□ 大手术(<60min)
□ 近期大手术	□ 腹腔镜手术(>60min)
□ 肥胖(BMI>30)	□ 关节镜手术(>60min)
□ 卧床的内科患者	□ 既往恶性肿瘤
□ 炎症性肠病史	□ 肥胖(BMI>40)
□ 下肢水肿	**C 每个危险因素 3 分**
□ 静脉曲张	□ 年龄≥75 岁
□ 严重的肺部疾病,含肺炎(1 个月内)	□ 大手术持续 2~3h
□ 肺功能异常(慢性阻塞性肺疾病)	□ 肥胖(BMI>50)
□ 急性心肌梗死(1 个月内)	□ 浅静脉、深静脉血栓或肺栓塞病史
□ 充血性心力衰竭(1 个月内)	□ 血栓家族史
□ 败血症(1 个月内)	□ 现患恶性肿瘤或化疗
□ 输血(1 个月内)	□ 肝素引起的血小板减少
□ 下肢石膏或肢具固定	□ 未列出的先天或后天血栓形成
□ 中心静脉置管	□ 抗心磷脂抗体阳性
□ 其他高危因素	□ 凝血酶原 20210A 阳性
	□ 因子 Vleiden 阳性
	□ 狼疮抗凝物阳性
	□ 血清同型半胱氨酸酶升高
A2 仅针对女性(每项 1 分)	**D 每个危险因素 5 分**
□ 口服避孕药或激素替代治疗	□ 脑卒中(1 个月内)
□ 妊娠期或产后(1 个月)	□ 急性脊髓损伤(瘫痪)(1 个月内)
□ 原因不明的死胎史,	□ 选择性下肢关节置换术
复发性自然流产(≥3 次)	□ 髋关节、骨盆或下肢骨折
由于毒血症或发育受限原因早产	□ 多发性创伤(1 个月内)
	□ 大手术(超过 3h)

表 2-21 评分后危险度分级及预防方案

总分	风险等级	DVT 发生率	推荐预防方案	护理措施
0~1	低危		早期活动	
2	中危	10%~20%	药物预防或物理预防	宣教(戒烟、增加活动量等) 梯度压力袜或充气压力泵
3~4	高危	20%~40%	药物预防和(或)物理预防	宣教(戒烟、增加活动量等) 梯度压力袜或充气压力泵

（续表）

总分	风险等级	DVT 发生率	推荐预防方案	护理措施
5	极高危	DVT 发生率40%～80%,病死率1%～5%	药物预防和物理预防	宣教(戒烟、增加活动量等) 高危随访监控 观察肢体循环及全身情况 梯度压力袜或充气压力泵 用药:口服抗凝剂,低剂量肝素或低分子肝素

（七）健康教育

目的在于提高老年人对疾病的认识水平及对治疗用药、护理、功能锻炼的依从性,减轻焦虑、恐惧等不良情绪,促进康复进程。

（1）评估老年人的病情、健康素养、知识水平现状,以及一般健康状况等,以此确定健康教育的内容和方式。

（2）促进患者改变不良的生活方式,如戒烟、禁酒、减肥等。对存在高血压、糖尿病等慢性疾病的老年人,应持续监测血压、血糖,优化各项器官功能。

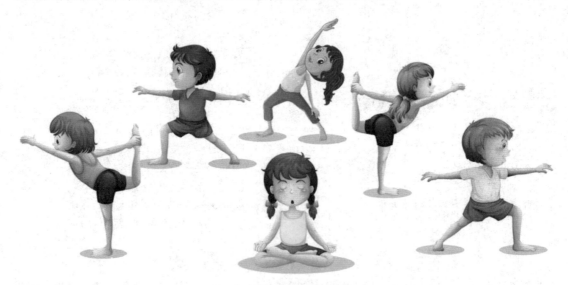

减肥——减轻骨关节的负担

（3）向老年人介绍骨关节病康复与锻炼的意义、方法及其效果,以取得老年人的同意和配合。

（4）向老年人及其家庭照护者详细介绍并演示各项护理方法,如疼痛管理、关节功能锻炼、静脉血栓预防等,使之主动参与到自身护理的行为决策过程中,参与护理目标及护理方案的制订,以提高护理效果及老年人的依从性。

五、中医护理

（一）操作目的与作用

中药泡洗治疗退行性骨关节病,是将关节患处浸泡于温热的药液中,通过热效力和药力的综合协同作用,达到温通散寒、疏通经络、活血化瘀、消肿止痛等治疗目的。

（二）操作方法

1. 治疗部位 足部、四肢关节等。

足部反射区穴位图

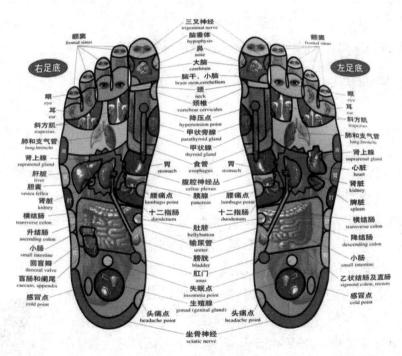

2. 方法 将中药煎煮后去渣,药液倒入事先准备好的容器(面盆、脚桶或木桶等)中,药液量以能浸没患处为宜。泡洗四肢关节时,宜将老年人安置于有靠背的椅子上(取坐位),应保持体位舒适,将充分暴露的关节肢体放入泡洗盆中,让药液浸过患处。药液温度一般以40~45℃为宜,泡洗时间20~30min为宜(不宜过长)。考虑老年人个体方面的差异性,要防止皮肤烫伤、晕厥等意外。

3. 注意事项

（1）泡洗前,评估泡洗部位的皮肤及对温度的感知觉情况,有皮损者慎用。有药物过敏者慎用。严重心肺功能障碍、出血性疾病的老年人禁用。

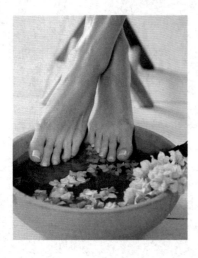

（2）泡洗前,询问老年人进食情况,如空腹及餐后1h内不宜泡洗。告知老年人泡洗的过程及注意事项,如有不适及时告知医护人员。

（3）泡洗前,室内环境宜温暖,关闭门窗,注意老年人保暖及隐私保护。

（4）足部泡洗时,可在膝关节皮肤处贴敷生姜片,外加热毛巾热敷,有很好的温经止痛效果。

（5）泡洗过程中,观察老年人局部及全身情况,如有红疹、瘙痒、心悸、汗出、头晕目眩等情况,应立即报告医师,并遵医嘱配合处理。

（6）泡洗后,轻轻拭干皮肤包括趾间皮肤,观察老年人局部皮肤及全身情况。为老年人修剪指、趾甲。并嘱老年人饮温开水200ml。

（7）记录泡洗的温度、时间、泡洗部位皮肤情况及老年人的感受等。

六、关节保护与锻炼

（一）关节保护

退行性骨关节病后期可并发肢体关节活动障碍,严重时会导致肢体内翻、屈曲挛缩畸形,最后出现关节病残。因此,应及早干预、妥善处理,积极落实预防措施。

1. 定期检查 膝关节、髋关节、腰椎、颈椎、指间关节等疼痛、压痛、关节肿胀、僵硬、活动受限等情况,以便于早期发现关节病损变化及进展。

2. 对老年人自我行为（日常起居、活动等）进行教育及干预

（1）日常生活中应注意关节保暖,避免寒凉刺激,以免诱发或加重症状;做好关节保护,避免关节扭挫、磕碰等损伤。

（2）避免长时间站立、长距离行走等,减少上下楼梯的次数,尤其是急性发病期,以免增加关节承受力、加速关节退变。如出现关节肿胀、有积液,应尽量减少关节屈伸活动,如走路、骑车等。

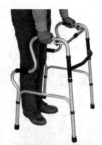

3. 病患关节的固定保护

（1）采用可拆卸的石膏夹板,以确保老年人休息和每天理疗。支架是制动较有效的形式,可限制关节过度运动,但不太提倡使用,必要时可用普通的弹力绷带予以固定。

（2）腰椎下段受累时,采用塑料或纺织品制作的围腰即可达到效果。

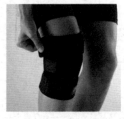

（3）对整个下肢,坐骨结节半环支架可减少持重的压力,而对膝关节可另用皮革套制动。

4. 避免受累关节负重　可借助手杖、把手、助行器等器具或由人搀扶下行走。

（1）使用手杖时,可以受累关节对侧的手扶拐杖,以减少持重关节的垂直负荷。必要时,关节应制动或石膏固定,以防畸形。

（2）处于进行期或双侧关节患病者,需使用双侧手杖、架拐或有人搀扶,同时教会老年人正确的步态。

5. 在医师指导下进行物理治疗,以促进局部血液循环、减轻炎症反应,并及时和妥善治疗关节外伤、感染、代谢异常、骨质疏松等原发病。

（二）康复锻炼与关节功能活动

退行性骨关节病老年人应在医生的指导下进行合理、适度的关节功能活动、肌肉运动锻炼。

1. 根据老年人关节病变情况,在医生指导下进行病变关节的肌肉运动锻炼

（1）以双手等小关节病变为主者,可做抓空法、持物法等动作。

（2）以脊柱关节病变为主者,可做扩胸、弯腰、飞燕等动作。

（3）以双膝关节病变为主者,可骑自行车、游泳、散步等。

（4）关节、股四头肌收缩锻炼:在膝关节伸直状态下,做大腿肌肉有节律的、主动收缩活动(俗称"绷劲儿"),以增强关节稳定性。也可在下肢伸直位时,抬高30°并维持1min,以此为1次,休息片刻后做第2次,10次为1组,每天做2~3组。若下肢力量已增强,可在小腿部各绑一个500g或1kg的沙袋进行锻炼。

2. 在医师指导下进行适量、有规律的关节功能锻炼

（1）卧床期间或活动困难者:宜进行关节主动或被动运动,提高肌肉强度和耐力。待症状缓解后,逐步或适量地进行锻炼。

（2）急性期关节肿痛较甚者:宜卧床休息以减轻关节负荷;待症状缓解后,逐步或适当进行关节非负重锻炼,增强肌力和耐力。

（3）缓解期的老年人可适当下床活动;到恢复期时,应循序渐进增加活动量,采用散步、游泳等,注意减少关节负重。

（4）老年人平时应以步行、走平路的活动为宜,每日慢走1~2次,每次20~30min,以增强肌肉、韧带的支持作用,保持和改善关节活动。尽量减少上下台阶、弯腰、跑步等,防止关

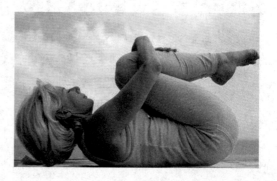

节过度运动和负重,以及关节机械性损伤。

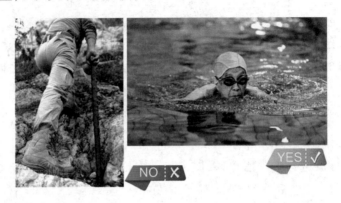

(5)注意事项

1)锻炼的方法及强度应遵医嘱进行,根据老年人病情、健康状况等选取适宜的锻炼方式,如步行、游泳是骨关节病老年人较为合适的锻炼方式,不主张爬山、登高、深蹲、站起、爬楼梯等加重关节负荷的运动。

2)活动时动作宜轻柔、缓慢,注意循序渐进,以不觉疲乏劳累、疼痛不适等为宜,避免剧烈活动。可配合使用腰围、护膝、手杖等辅助用具,以减轻关节负重。

七、应急与处理

退行性骨关节病老年人因骨关节疼痛、活动受限等原因,易导致意外跌倒、骨折等伤害,应制定老年人意外跌倒、骨折等的应急处置预案。发生意外应及时报告医师,协助医师应急处置,并通知家属及时转院治疗。

八、养老护理服务建议单

见表2-22。

表2-22 养老机构退行性骨关节患者服务建议

评估等级	□ 分值≤5		□ 5<分值≤10	□ 分值>10
服务项目	服务内容		服务类型	服务频次
疼痛管理	注意主诉;观察、评估疼痛情况;消除诱因;纠正不良行为方式		□ 自行监测	□ 每日
安全用药	遵医嘱给口服药,或协助医生注射治疗;指导老年人自行服药		□ 自行服药	□ 每日
关节保护	检查关节疼痛、肿胀、僵硬、活动受限情况;做好关节保护		□ 自理 □ 护理员	□ 每日指导关节保护 □ 每日指导护理员生活

（续表）

评估等级	□ 分值≤5	□ 5<分值≤10	□ 分值>10
服务项目	服务内容	服务类型	服务频次
运动指导	运动安全性评估与运动方式指导	□ 主动锻炼 □ 被动锻炼	□ 每日指导老年人运动 □ 每日指导护理员协助老年人运动
饮食营养管理	了解老年人进食情况；按要求给予膳食营养；观察有无食欲不振、营养不良等	□ 自行进食 □ 辅助进食	□ 每日指导 □ 每日指导护理员辅助老年人饮食或喂食
健康教育	评估老年人认知状况，提升骨关节病管理能力	□ 认知能力正常	□ 每月进行健康教育指导

参考文献

［1］中华医学会骨科学分会.骨关节炎诊治指南(2007年).
［2］国家中医药管理局.20个优势病种中医护理方案(2014年).
［3］国家中医药管理局.19个优势病种中医护理方案(2015年).

第四节 骨 质 疏 松 症

一、引言

骨质疏松症是我国一个严重的公共卫生问题，已成为危害老年人健康的重要慢性疾病之一。患病率高于30%，女性比男性患病率高，偏远地区比发达地区患病率高。由此可见，老年人是骨质疏松症管理与控制的重点人群，尤其是女性老年人。老年护理服务机构在提供日常照顾养老服务的同时，必须重视对骨质疏松症老年人的管理与监控。通过持续有效的全面评估、制定详细的健康管理方案，减缓骨质疏松症老年人骨量丢失的速度，指导、帮助其避免意外伤害的发生，以提高骨质疏松症老年人的生存周期与生活质量。

二、疾病相关知识

（一）概念

骨质疏松症(osteoporosis,OP)是老年人常见慢性疾病，是以骨量低下、骨微结构破坏、骨矿成分和骨基质等比例不断减少,导致骨脆性增加、骨折危险度升高的一种全身骨代谢障碍性疾病。

(二) 相关知识

见表 2 - 23。

表 2 - 23　骨质疏松相关知识

发病因素	1. 特发性(原发性) 幼年型、成年型、经绝期、老年性 2. 继发性 • 内分泌性:皮质醇增多症、甲状腺功能亢进症、原发性甲状旁腺功能亢进症等 • 妊娠、哺乳 • 营养性:蛋白质缺乏、维生素 C 和维生素 D 缺乏、低钙饮食、酒精中毒等 • 遗传性:成骨不全染色体异常 • 肝脏疾病 • 肾脏病:慢性肾炎血液透析 • 药物:皮质类固醇、抗癫痫药、抗肿瘤药(如甲氨蝶呤)、肝素等 • 废用性:因长期卧床、截瘫、太空飞行等;部分因骨折后、Sudecks 骨萎缩等 • 胃肠性:吸收不良胃切除 • 类风湿关节炎 • 肿瘤:单核细胞性白血病、Mast-Cell 病、多发性骨髓瘤转移癌等
临床表现	1. 疼痛:以腰、背部为甚 2. 屈伸不利:患者肢体屈伸不力,弯腰、翻身、下蹲、行走等活动困难或受限制 3. 畸形:因骨质疏松造成椎体变形而引起 4. 骨折:多见髋部、胸腰椎、桡骨远端、肱骨近端及踝部。以髋部骨折最为严重
并发症	1. 肺炎 2. 压疮 3. 下肢深静脉血栓
筛查与诊断	1. 影像学检查 2. 骨密度检测 • 定量计算机体层扫描 • 双能 X 线吸收法
治疗	1. 运动 • 有氧运动:如步行、慢速跑、游泳、舞蹈及太极拳等 • 力量运动:在医师指导下进行 2. 营养:钙的摄入量为 1000 ~ 1200mg/d,维生素 D400 ~ 800IU/d 3. 药物治疗 • 抑制骨吸收药物:降钙素类、雌激素类、雌激素受体调节剂(SERMS)等 • 增加骨量的药物:氟化物、同化类固醇激素、雄激素、甲状旁腺素(PTH)等 • 促进骨形成的药物:雄激素和蛋白同化激素、甲状旁腺素

三、入院评估

老年性骨质疏松症入院评估是通过对其骨质疏松相关因素进行评估的基础上,提高对老年人全身情况的了解,以制定个性化的骨质疏松症管理方案和养老服务内容。

(一)评估意义

入住养老院的骨质疏松症老年人多为慢性病程,对其进行护理评估有助于护理人员了解老年人的整体情况,预知老年人可能存在的跌倒、骨折等意外伤害风险,制订个性化的老年人护理方案。同时为老年人的生活照护、运动辅助和营养摄取提供参考。

(二)评估项目

老年性骨质疏松症入院评估内容详见表2-24。

表2-24　养老机构骨质疏松症入院评估表

姓名:_____　　　　性别:□ 男　　□ 女　　　　年龄:_____岁
身高:_____ cm　　　体重:_____ kg　　　体质指数(BMI):_____

评估项目		评估内容	
		1分	0分
基本情况	性别	□ 女	□ 男
	年龄	□ 60~69 岁　 □ 70~79 岁　 □≥80 岁	□ <60 岁
	病程	□ 5~10 年　 □ 10~15 年　 □≥15 年	□ <5 年
	跌倒史	□ 有	□ 无
	骨折史	□ 有	□ 无
	自理能力	□ 不能自理　 □ 部分自理	□ 完全自理
	进食	□ 喂食	□ 自行进食
症状与并发症	腰背部疼痛	□ 有	□ 无
	屈伸不利	□ 有	□ 无
	畸形	□ 有	□ 无
	骨折	□ 有	□ 无
	并发症	□ 肺炎　 □ 高危险	□ 无
		□ 压疮　 □ 高危险	□ 无
		□ 下肢深静脉血栓　 □ 高危险	□ 无
骨密度测定		□ 降低超过 2.5 个标准差	□ 未超过 2.5 个标准差

（续表）

评估项目		评估内容	
		1 分	0 分
影像学检查		□ 骨质疏松	□ 无
用药情况（此项不计分）	药物种类	□ 降钙素类　□ 双磷酸盐类（BPs）　□ 选择性雌激素受体调节剂（SERMS） □ 雌激素类　□ 氟化剂　□ 雄激素和蛋白同化激素　□ 甲状旁腺素和雷奈酸锶	
	药物名称	1.　　　2.　　　3.　　　4.	
行为习惯	不良习惯	□ 吸烟　□ 酗酒	□ 无
	睡眠情况	□ 较差　□ 差	□ 良好　□ 一般
	锻炼方式	□ 无	□ 散步　□ 太极拳 □ 八段锦　□ 其他 一周锻炼次数＿＿＿次
	饮食依从性	□ 不依从　□ 部分依从（喂食者无需填此项）	□ 完全依从
	服药依从性	□ 不依从　□ 部分依从（喂食者无需填此项）	□ 完全依从
自我管理能力	心理状况	□ 焦虑　□ 抑郁　□ 悲哀　□ 恐惧	□ 正常
	意识状态	□ 嗜睡　□ 意识模糊　□ 昏睡　□ 谵忘 □ 浅昏迷　□ 深昏迷	□ 清醒
	认知状况	□ 痴呆　□ 认知功能缺失	□ 认知功能正常
总　　分			
评估者签名			

（三）评估方法与注意点

1. 基本情况评估　通过询问老年人及家属和查看相关病例资料了解老年人患病经过与治疗经过。测量老年人身高与体重，计算其体质指数。老年女性、高龄老年人、病程较长，有跌倒史、骨折史，生活不能完全自理者，其并发症发生率较高，护理人员要重点关注。

2. 症状与并发症评估

（1）评估腰背部疼痛程度，参照疼痛评估，详见附表12。

（2）评估屈伸不利程度

1）轻度　屈伸不利伴轻度功能障碍，不影响日常生活活动能力。

2）中度　屈伸不利伴中度功能障碍，需要他人协助完成部分日常生活。

3）重度　屈伸不利伴中度功能障碍，完全依靠他人完成日常生活。

（3）评估有无畸形、骨折　①观察脊柱前倾程度，驼背曲度大小，身长缩短程度。

②影像学检查有无畸形、骨折。

（4）评估有无并发症　①肺炎：评估患者意识障碍、血尿素氮、呼吸频率、血压、年龄情况。具体参照社区获得性肺炎 CURB-65 评分表，详见附表 15。②压疮：评估患者周身皮肤情况，有无压疮发生；具体参照 Braden 压疮评分表，详见附表 2。③下肢深静脉血栓：评估患者下肢有无肿胀、疼痛等情况，有条件可检测 D-二聚体，下肢静脉彩超。评估深静脉血栓风险因素，分值≥10 分有发生深静脉血栓可能（表 2 - 25）。

表 2 - 25　深静脉血栓风险因素监控表

评估情况		分　值
一般情况	年龄≥60 岁	1
	吸烟史	1
	卧床或肢体制动＞72h	4
	有 DVT 或 PE 病史	4
特殊疾病	糖尿病	1
	溃疡性结肠炎	1
	恶性肿瘤	2
	骨折及创伤	2
	下肢静脉曲张或静脉炎	2
	心肌梗死或心力衰竭	2
	房颤	5
	1 个月内脑卒中	5
	截瘫或脊髓损伤	5
	血液高凝（D-二聚体指标增高）	5
手术或特殊治疗	下肢手术史	5
	下肢石膏固定	2
总评分		

3. 特异性检查指标评估　骨密度测定与影像学检查。

4. 用药情况评估　详细评估老年人的服药依从性、吞咽情况及对相关用药知识的认知情况，了解其既往用药史及目前使用药物的观察要点、注意事项、不良反应等内容，做好用药记录。

5. 行为方式评估　了解老年人是否存在吸烟、喝酒等不良生活习惯，锻炼行为、服药行为、睡眠情况（必要时可运用睡眠状况自评量表进行测评，详见附表 9）是否规律，为日常监护与观察、行为管理提供参考。

6. 自我管理能力评估   骨质疏松症为终身性疾病,疼痛及活动受限等容易使老年人产生焦虑、抑郁等心理反应,对养老院的照护管理不能有效地应对,依从性较差。应详细评估老年人对骨质疏松症疾病知识的了解程度及认知情况,有无焦虑、抑郁、悲哀、恐惧等心理变化,为制定针对性的服务计划提供参考。

(1) 心理状况评估   可运用焦虑抑郁量表检测心理状况,详见附表 6 和附表 7,必要时请专业人士进行评估。

(2) 意识状况评估   可根据老年人意识清晰的程度、意识障碍的范围、意识障碍内容的不同而有不同的表现,具体参照意识状况评估表,详见附表 1。

(3) 认知状态评估   通过询问老年人一些简单问题,具体参照简易智力状态检查 (MMSE),详见附表 8,来评估老年人的认知能力情况。

(四) 评估结果

通过护理评估,护士了解骨质疏松症老年人的基本情况、高危因素、病情及并发症发生情况、药物应用、行为习惯、自我管理能力等,并进行照护分级和制定相应的照护方案。

分值≤8

- 每日评估关节疼痛,做好用药、皮肤、营养与运动管理及跌倒预防
- 每周 1 次测量身高,观察关节屈伸、脊柱弯曲情况
- 每年 1 次体检,测量骨密度、血钙及影像学检查

9 < 分值 < 16

- 每日评估关节疼痛、睡眠情况,做好疼痛、用药、皮肤、营养与运动管理及跌倒、骨折预防
- 每周 1 次评估患者情志状况,做好情志护理
- 每周 2 次测量身高,观察关节屈伸、脊柱弯曲情况
- 每半年 1 次体检,测量骨密度、血钙及影像学检查

分值≥16

- 每日评估关节疼痛、睡眠、情志状况,做好用药管理,皮肤管理,跌倒、骨折预防,营养管理与运动管理
- 每日测量身高,观察关节屈伸、脊柱弯曲情况
- 每周 1 次评估并发症风险因素

- 每季度1次体检,测量骨密度、血钙及影像学检查;必要时及时检测
- 出现严重并发症时,应及时转院

四、日常管理

老年骨质疏松日常管理旨在通过全面、连续和主动的管理,以达到延缓病程,提升老年人舒适度和生活质量的目的。主要管理内容包括监控和保证老年人安全用药、观察骨质疏松并发症进展情况和急性并发症的发现与处理以及生活照顾的指导。

(一) 安全用药

1. 骨质疏松的治疗药物　目前骨质疏松根本上治愈尚无有效手段,而干预骨重建是药物治疗骨质疏松症的关键。根据骨质疏松的治疗方式将药物分为以下三类:

(1) 抑制骨吸收药物　有降钙素类、雌激素类、选择性雌激素受体调节剂(SERMS)、双磷酸盐类(BPs)。

(2) 增加骨量的药物　有氟化物、同化类固醇激素、雄激素、PTH(甲状旁腺素)、骨生长因子、生长激素。

(3) 促进骨形成的药物　有雄激素和蛋白同化激素、甲状旁腺素。

2. 骨质疏松常用药物种类

见表2-26。

表2-26　骨质疏松常用药物

常见药物种类	常见药物名称	常见不良反应
降钙素类	鲑鱼降钙素,鳗鱼降钙素	过敏症,水肿、瘙痒感、发热、寒战、全身乏力、哮喘,出现皮疹、荨麻疹时应停药,偶可引起休克 消化系统:恶心、呕吐、腹泻、胃灼热,少有 GOT、GPT 上升 循环系统:颜面潮红、胸部压迫感、心悸 神经系统:头痛、眩晕,步态不稳,手足抽搐、耳鸣 其他:低钠血症,注射部位疼痛
双磷酸盐类(BPs)	唑来磷酸钠针剂又称密骨达,氯屈磷酸钠,阿仑磷酸钠	胃肠道反应:如恶心、呕吐、腹泻等 抑制骨质矿化:第一代双磷酸盐通常采用间歇性、周期性用药 第二代、第三代 BPs 则很少见骨软化,仅有肌肉和骨骼疼痛、头痛 BPs 的禁忌:严重肾功能不全者、心血管疾病者慎用

（续表）

常见药物种类	常见药物名称	常见不良反应
选择性雌激素受体调节剂（SERMS）	莫昔芬,雷洛昔芬	轻度增加静脉血栓危险;少数发生血管舒缩症状
雌激素类	戊酸雌二醇,炔雌醇,尼尔雌醇,利维安	患雌激素依赖性肿瘤(如乳腺癌、子宫内膜癌)、活动性肝脏疾病和结缔组织病、半年内患血管性血栓者禁用 偏头痛、血栓形成病史、家族性高三酰甘油血症、子宫肌瘤、子宫内膜异位症、乳腺癌家族史、胆囊疾病和垂体泌乳素瘤者慎用 定期随访和安全性监测,复查妇科如超声检查子宫内膜厚度和乳房的检查等,有禁忌情况应中止治疗 少数老年人服药期间会出现潮热、下肢痉挛及静脉栓塞的危险
氟化剂	氟化钠肠衣片,氟钙定,特乐定	长期服用可见关节痛
雄激素和蛋白同化激素	甲睾酮,丙睾酮,苯丙酸诺龙	长期大量应用可导致不良反应包括肝脏毒性、女性男性化和血清脂蛋白异常等
甲状旁腺素和雷奈酸锶		大剂量或持续输注造成骨丢失

3. 用药管理注意点

（1）随时评估老年人疼痛分值,按照分值大小适时、适量给予止痛剂。

（2）用药前,应完成老年人用药史、老化程度的评估,评估胃肠功能、吞咽能力、吸收功能、心脏功能等可能影响用药的相关项目。通过对身体老化程度的评估决定用药管理方式。

（3）遵医嘱按时按量进行肌内注射或静脉输液,观察老年人用药后的反应。

（4）护士进行用药管理时,口服用药严格执行三查七对制度,保证老年人服药到口,防止出现错服、漏服。

（5）药物治疗要在医生的指导下服用,切不可擅自服用。老年人应该定期去医院检查骨骼,以了解自身健康。

（二）监控与观察

自我监控是骨质疏松管理中非常重要的环节,老年人因骨质疏松导致疼痛,行动障碍,在进行自我监控中可能存在困难,护士应做好监控与观察。监控指标见表 2 - 27。

表 2-27　自我监测项目及频率

项　目	内　容	监测频率
身　高	身高缩短,驼背情况	每周 1 次,驼背严重者每天测量身高
四肢关节活动度	疼痛,关节屈伸情况	每天评估关节疼痛,落实预防跌倒措施,每周 1 次观察关节屈伸情况
脊柱活动度	腰背部疼痛,脊柱生理弯曲情况	每天评估腰背部疼痛,每周 1 次观察脊柱弯曲情况

(三) 骨折的预防

1. 适量运动　运动能改善身体平衡,增强体力特别是下肢力量。运动需量力而行,循序渐进。

2. 选择合适的鞋子　可以低跟、柔韧的布鞋或运动鞋,舒适,行走轻松,站立稳健。

3. 注意行走安全。

4. 保持家居环境明亮、置物安全。

5. 及时治疗其他慢性病。骨质疏松症老年人并发的其他慢性病也会影响体力和器官功能。

6. 保持正确姿势,不要经常采取跪坐的姿势。防止各种意外伤害,尤其是跌倒容易造成手腕、股骨等处的骨折。

(四) 生活照护指导

1. 活动照护

(1) 评估老年人的生活自理能力　根据自理能力情况协助老年人日常生活活动,如:刷牙、洗脸、如厕、穿脱衣服等。

(2) 指导帮助老年人注意姿势和步态训练及进行经常性扩背运动,教会老年人参加合理的体育锻炼,有助于骨量的保持。

(3) 劳逸适度　养成良好的习惯,做到起居有常。避免久视久卧、做到不吸烟、少喝酒、不喝咖啡。不要剧烈运动以免造成骨折。

(4) 落实防止跌倒的各种措施　活动环境照明好、地防滑、地面无杂物以减少跌倒的危险。浴室地面要有防滑措施,室内要有足够的照明,指导老年人跨越台阶应小心,下蹲时腰背要挺直,避免举重物,必要时使用腰围、手杖,防止意外发生。

(5) 叮嘱护理员为老年人进行清洁照护时应动作轻柔,避免增加老年人的疼痛,预防并发症的发生。

2. 饮食照护

（1）依据营养师配置的饮食，指导护理员协助老年人进食。

（2）观察有无噎食，呛咳等情况。

五、中医护理

（一）操作目的与作用

中药湿热敷是将中药煎汤或其他溶媒浸泡，根据治疗需要选择常温或加热，将中药浸泡的敷料敷于患处，通过疏通气机、调节气血、平衡阴阳，达到疏通腠理、清热解毒、消肿止痛。

（二）操作方法

（1）备齐用物，携至床旁。取合理体位，暴露湿热敷部位（一般为腰背部、四肢各关节处）。

（2）测试温度，将敷料浸于38~43℃药液中，将敷料拧至不滴水即可，敷于患处。

（3）及时更换敷料或频淋药液于敷料上，保持湿度及温度，观察老年人皮肤反应，询问老年人的主观感受。

（4）操作完毕，清洁皮肤，协助取舒适体位。

六、专科护理

（一）疼痛管理

1. 落实骨质疏松疾病相关知识的宣教，告知老年人疾病的相关知识，合理饮食、适量运动对减缓骨质疏松、减轻疼痛的作用。

2. 运用疼痛评估工具随时评估老年人疼痛情况，对于轻度疼痛（1~3分），指导老年人看书、听音乐，通过转移注意力减轻疼痛。对于中度及重度疼痛，遵医嘱合理使用药物止痛。

3. 适当使用中医护理技术（如：中药湿热敷等）减轻老年人的疼痛。

（二）营养管理

1. **老年人骨质疏松营养要求**　注意饮食合理搭配，低盐、适量蛋白质，可用含丰富的钙、磷和维生素 D 的食物，如牛奶、豆制品、瘦肉、鱼虾、海带、紫菜、花生、核桃等。尽量不喝可口可乐、浓茶、浓咖啡及碳酸饮料，忌高盐、高脂肪饮食，戒烟限酒。

老年人每日钙的摄入量为 1000~1200mg，适量的维生素 D 摄入对钙的吸收很重要，不能充分得到日照的老年人,每日应补充维生素 D400 ~ 800IU。

2. 营养管理事项

(1) 营养师根据骨质疏松情况为老年人制定膳食,护士结合老年人的饮食习惯给予指导。

预防骨质疏松

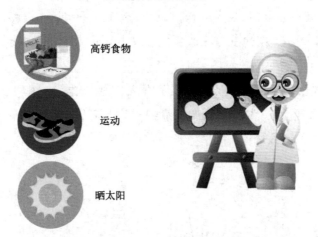

(2) 评估老年人的吞咽功能,如牙齿缺失、口腔黏膜角化增加、唾液减少、吞咽困难等,消化功能减退(胃肠功能老化),可选择易消化、清淡的流质、半流质食物,食物柔软,避免坚硬、寒凉食品。

(3) 护士应提醒老年人饮食清淡,注意多饮水,保持大便通畅,可增进食欲、促进钙的吸收,合理搭配膳食。

(4) 护理员协助老年人进食时,应叮嘱护理员注意喂食安全。

(三) 运动锻炼

1. 适合老年人活动内容　坚持适当的体育锻炼以降低骨质疏松症骨折的发生率。提倡晨练,增加锻炼的娱乐性。如太极拳,广播体操等,也可进行简便易行及积极有效的措施,如:散步、慢跑、快走等户外活动。

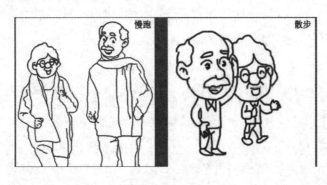

2. 老年人运动锻炼注意事项

（1）评估老年人体能与智能　正常体能者、老龄体弱者、肢体残障者、智能障碍者分别选择能进行、容易坚持的全身或肢体运动方式。

（2）运动前需进行运动安全性评估，如跌倒风险评估。运动前选择合适的运动鞋，检查鞋内有无异物和破损。

（3）步行速度宜中等偏快，全身放松，每次持续 15～30min。慢跑的运动强度比步行大，需要有全身大部分肌肉协调参与完成。跑步要与呼吸相配合，如跑 2～3 步一呼、2～3 步一吸。跑步的速度应循序渐进。

（4）中医传统功法锻炼：五行健骨操是以中医易筋经、八段锦、练功十八法、少林内功、太极拳等为基础，并结合现代康复医学骨质疏松症的相关理论及研究而创编。其在改善骨代谢、骨密度及改善骨量减少、增强老年人的平衡能力方面均有一定效果。每天 2 次，饭后进行。

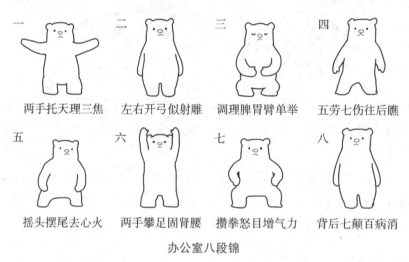

　一　　　　　　　二　　　　　　　三　　　　　　　四
两手托天理三焦　左右开弓似射雕　调理脾胃臂单举　五劳七伤往后瞧

　五　　　　　　　六　　　　　　　七　　　　　　　八
摇头摆尾去心火　两手攀足固肾腰　攒拳怒目增气力　背后七颠百病消

办公室八段锦

七、应急与处理

骨质疏松老年人常出现骨折，轻微的体位改变或喷嚏即有可能造成骨折，骨折后常表现为腰背部或四肢关节剧烈疼痛，不能自行活动，关节屈伸不利，应根据老年人的可能骨折部位进行搬运，如脊柱骨折应使用木板搬运、四肢关节骨折应在固定骨折部位的同时进行搬运，并报告医师或联系家属及时转院治疗（表2-28）。

表2-28　骨折应急处理

异常情况	处 理 措 施
四肢骨折	疑似出现四肢骨折，就地测量生命体征，固定患肢，及时转诊
脊柱骨折	疑似出现脊柱骨折，就地测量生命体征，不可随意搬动，可就近使用木板等硬质物体放于脊柱下方搬运或等待专业人员进行搬运并及时转诊

八、养老护理服务建议

见表 2-29。

表 2-29　养老机构骨质疏松老年人服务建议

评估等级	□ 分值≤5	□ 5<分值≤10	□ 分值≥10
服务项目	服务内容	服务类型	服务频次
合理用药	遵医嘱口服给药或肌内注射;指导老年人自行服药,防止药物不良反应发生	□ 自行服药 □ 护士给药	□ 每日
身高监测	监测身高有无缩短,驼背情况	□ 自行监测 □ 护士监测	□ 每周1次 □ 每日1次
脊柱,四肢关节活动度监测	疼痛、关节、脊柱屈伸情况	□ 疼痛自我评估 □ 医护评估 □ 医护监测	□ 疼痛每天评估 □ 关节脊柱屈伸每周1次 □ 关节脊柱屈伸每日1次
骨折预防与管理	落实跌倒预防措施	□ 自理 □ 护理员协助	□ 每日指导预防措施 □ 每天指导护理员落实预防措施
营养管理	了解老年人进食情况,有无营养不良或暴饮暴食等情况发生	□ 自行进食 □ 辅助进食 □ 鼻饲	□ 每天指导 □ 每天指导护理员辅助饮食或喂食
运动锻炼管理	运动安全性评估与运动方式指导	□ 主动锻炼 □ 被动锻炼	□ 每天指导老年人运动或指导护理员协助老年人运动
健康教育	评估老年人认知状况,提升骨质疏松管理能力	□ 认知能力正常 □ 认知能力下降	□ 每个月进行健康教育指导

参考文献

[1] Ensrud K E, Ewing S K, Taylor B C, et al. For the Study of Osteoporotic Fractures Research Group. Frailty and risk of falls, fracture, and mortality in older women: the study of osteoporotic fractures[J]. J Gerontol, A Biol Sci Med Sci, 2007,62(7):744-51.

[2] 李敏,郁泉珍,李德禄,等.上海社区女性骨质疏松防治能力研究[J].中国初级卫生保健,2005,19(8):17-19.

[3] 王建华,张智海,钟平.北京女性骨质疏松患病率调查分析[J].航空航天医药,2008,19(2):85-86.

[4] 朱志鑫,张金海,顾宜歆,等.浙北地区6330例跟骨骨密度测定及骨质疏松患病率分

析[J].中国骨质疏松杂志,2004,10(2):191-192.

[5] 冼霖,杨艳萍,安锐,等.武汉地区1359例骨密度测定及骨质疏松患病率分析[J].中国骨质疏松杂志,2001,7(3):232—234.

[6] 颜晓东,王凤,朱敏蠹,等.广西南宁市健康人群骨密度及骨质疏松患病率研究[J].广西医学,2002,24(12):1923-1925.

[7] 李敏琴,李兰芳.老年人跌倒的危险因素分析及护理对策.医学信息(中旬刊),2010,(04):888-889.

[8] 仓梅.老年骨质疏松并发症护理措施.中国现代药物,2014,8(17):183-184.

[9] 孙晓,田梅梅,施雁.社区护士社区护理相关技能实践现状及培训需求调查.中华现代护理杂志,2012,18(33):3974-3979.

[10] 李筱芹,肖新华,廖瑛,等.社区健康教育和临床路径护理干预对社区骨质疏松老年人康复的影响[J].山东医药,2011,51(52):60-61.

第五节　颈　椎　病

一、引言

颈椎病是中、老年人常见病、多发病之一。据统计,其发病率随年龄增长而升高。目前,全国有7%~10%的人患颈椎病。50~60岁年龄段颈椎病的发病率为20%~30%;60~70岁年龄段达50%。颈椎病除了可以引起头、颈、肩、背、手臂酸痛、颈脖子僵硬、活动受限、头晕等症状,少数人还会出现大小便失控、性功能障碍甚至四肢瘫痪。也有患者有吞咽困难、发音困难等症状。如果久治不愈,会引起心理伤害,产生失眠、烦躁、易怒、焦虑、抑郁等,将严重影响老年人的生活质量与身体健康。因此,老年人是颈椎病管理与控制的重点人群。养老机构可为住院颈椎病老年人提供疾病管理与照顾服务,通过健康教育、功能锻炼指导等活动提升老年人的生活质量。

二、疾病相关知识

颈椎病以颈椎间盘退行性变为病理基础,继发颈椎稳定性失调,进一步发展可引起椎体、椎间关节及周围韧带发生变性、增生、钙化,最后导致相邻脊髓神经、血管受到刺激压迫,出现一系列临床体征。颈椎病多因长期低头工作、慢性劳损、年老体虚等所致。

随着年龄增长,椎间盘开始老化,关节突也可能发生骨刺,所以老年人比较容易患颈椎病(表2-30)。

表2-30　颈椎病相关知识

颈椎病类型	• 颈型、神经根型、脊髓型、椎动脉型、交感神经型、混合型、其他型
临床表现	• 颈部单侧局限性疼痛,呈酸痛、灼痛或电击样痛,上肢麻木 • 头晕、耳鸣、耳痛 • 恶心、呕吐、视物模糊,眼窝胀痛 • 双下肢麻木,走路无力,大小便失禁或尿潴留
并发症	• 吞咽困难:吞咽时有梗阻感,食管内有异物感 • 视力障碍:表现为视力下降、眼胀痛、怕光、流泪,甚至出现视野缩小和视力减退 • 颈心综合征:表现为心前区疼痛、胸闷、心律失常,可见心电图ST段改变,这是颈背神经根受颈椎骨刺的刺激和压迫所致。 • 高血压颈椎病:可引起血压升高或降低,其中以血压升高居多,称为"颈性高血压"
筛查与诊断	• X线检查、CT、MRI、肌电图、物理检查
治　疗	• 药物治疗、牵引治疗、理筋手法、练功活动、手术治疗

三、入院评估

颈椎病入院评估是在对其颈椎病相关因素进行评估的基础上,提高对老年人全身情况的了解,以制定个性化的颈椎病管理方案和养老服务内容。

(一) 评估意义

入住养老院的颈椎病老年人多为慢性病程,对其进行护理评估有助于护理人员了解老年人的整体情况,预知老年人可能存在的颈椎病风险,制定个性化的老年人护理方案,同时为老年人的生活照护、运动辅助提供参考。

(二) 评估项目

老年颈椎病入院评估内容详见表2-31~表2-33。

表2-31　养老机构颈椎病入院评估表

姓名:_____　　　性别:□男　　□女　　年龄:_____岁　　诊断:_____

病程:□<5年　□5~10年　□10~15年　□>15年

类型:□颈型　□神经根型　□脊髓型　□椎动脉型　□交感神经型　□混合型　□其他型

既往史:

颈椎病症状评估量表

分级 症状	无 (0分)	轻 (2分)	中 (4分)	重 (6分)
颈肩疼痛	无疼痛(0分)	轻度(1~3分)	中度(4~6分)	重度(7~10分)
眩晕	无	头晕眼花,时作时止	视物旋转,不能行走	眩晕欲仆,不能行走
肢体麻木	无	轻微麻木,时作时止	麻木可忍,时常发作	麻木难忍,持续不止
颈肩活动受限	颈侧屈、前驱、后仰≥40°,侧转≥75°	颈侧屈、前驱、后仰30°~39°,侧转60°~74°	颈侧屈、前驱、后仰20°~29°,侧转45°~59°	颈侧屈、前驱、后仰<20°,侧转<45°
上肢活动受限	无减弱(肌力Ⅴ级)	轻度减弱(肌力Ⅳ级)	明显减弱(肌Ⅰ~Ⅲ级)	明显无力(肌力0级)
不寐	无	睡眠时常觉醒或睡而不稳,晨醒过早,但不影响生活	睡眠不足4h,尚能忍受	彻夜不眠,难以忍受

表2-32 其他项目评估表

评估项目		评估内容与等级	
		0分	1分
用药	药物名称:		
	药物不良反应	□无	□曾有
行为与心理	锻炼方式	□无	□有,内容:　　频次:
	服药行为	□遵医嘱	□不规律　□不服药
	心理状况	□正常	□焦虑　□抑郁　□烦躁　□恐惧
	意识状态	□清醒	□嗜睡　□意识模糊　□昏睡　□昏迷
	自理能力	□正常或偶有需要	□大部分或全部需协助

表2-33 分值合计

项目	分值
症状评估量表	
其他项目评估表	
总分	
评估者	

(三) 评估方法与注意点

1. 老年颈椎病基本情况评估　通过询问老年人及家属和查看相关病例资料了解老年

人患病经过与治疗经过。如果老年颈椎病发病程较长者,伴有其他内科疾病,其并发症发生率较高,护理人员要重点关注。

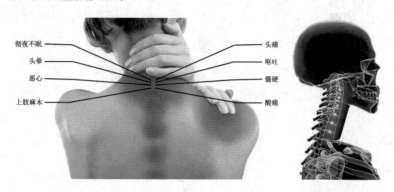

2. 症状评估

(1) 疼痛评估　颈椎病老年人多数存在颈肩背的疼痛。询问患者是否感觉疼痛,如果有疼痛,请老年人指出具体疼痛部位。具体可参照疼痛评估,详见附表12。

(2) 眩晕　询问患者是否感觉眩晕,如有头晕眼花,阵发性发作,可忍受,能正常行走,评2分;如老年人视物旋转,不能行走,需扶持或坐下,评4分;眩晕欲仆,几乎无法忍受,不能行走,需卧床者,评6分。

(3) 肢体麻木　询问患者有无肢体麻木症状,如没有,评0分;如果有轻微麻木,时作时止,评2分;麻木可忍,时常发作,评4分;麻木难忍,持续不止,评6分。

(4) 颈肩活动受限　采用量角器对颈椎屈曲、伸展、侧屈和旋转的角度进行具体测量。

1) 0分　颈侧屈、前驱、后仰≥40°,侧转≥75°。

2) 2分　颈侧屈、前驱、后仰30°～39°,侧转60°～74°。

3) 4分　颈侧屈、前驱、后仰20°～29°,侧转45°～59°。

4) 6分　颈侧屈、前驱、后仰<20°,侧转<45°。

(5) 上肢活动受限　患者因为神经根或脊髓存在不同程度的损伤,因此,三角肌、肱二头肌、肱三头肌及手部小肌肉等肌肉力量可能会减弱、或萎缩、或无力。如果长期颈部肌肉痉挛,活动受限,胸锁乳突肌、斜方肌等颈部肌肉也会受到影响。可以进行肌力等级的评估,详见附表13。

(6) 睡眠情况　可参照睡眠状况自评量表(self-rating scale of sleep,SRSS),详见附表9。

(7) 用药情况评估　详细评估老年人的用药史,通过对既往和现在所用药物的服用记录、药物不良反应以及老年人对药物的了解程度等内容的评估建立用药记录。

(8) 锻炼方式　询问老年人是否了解颈椎病功能锻炼操或其他锻炼方式,记录锻炼方式及锻炼频次。

(9) 服药行为　了解老年人服药的遵医情况,是否能按医嘱按时服药。

（10）心理状况评估　颈椎病为慢性疾病,病程长,且会反复发作,漫长的病程及疼痛、眩晕等不适症状容易使老年人产生焦虑、抑郁等心理反应,同时这些心理反应又反过来影响临床疗效。护理人员应详细评估老年人对颈椎病知识的了解程度及认知情况,有无焦虑、恐惧等心理变化,为制订针对性的随访计划提供参考。心理状况评估:可运用焦虑抑郁量表检测心理状况,详见附表6和附表7,必要时请专业人士进行评估。

（11）意识状况评估　可根据老年人意识清晰的程度、意识障碍的范围、意识障碍内容的不同而有不同的表现,具体参照意识状况评估表,详见附表1。

（12）自理能力　发病期间日常生活可以自理,不需要帮助或偶尔需要帮助,评0分,大部分或者全部需要帮助,评1分。

（四）评估结果

通过护理评估,护士了解患颈椎病老年人的病情、药物应用与并发症情况,并进行照护分级和制定相应的照护方案。

分值 <12

- 每月安全用药指导、饮食指导、生活照护指导、中医保健指导、功能锻炼指导。

分值:12～30

- 每2周进行安全用药指导、饮食指导、生活照护指导、中医保健指导、功能锻炼指导。做好皮肤护理和心理护理。

分值 >30

- 每周进行病情评估,安全用药指导、饮食指导、生活照护指导、中医保健指导、功能锻炼指导。做好皮肤护理和心理护理。密切观察患者并发症情况,如有异常及时转院。

四、日常管理

老年日常颈椎病管理旨在通过全面、连续和主动的管理,以达到延缓病程、提升老年人舒适度和生活质量为目的。主要管理内容包括监控和保证老年人安全用药、功能锻炼和生活照顾的指导。

（一）安全用药

1. 颈椎病治疗方法

（1）药物治疗　采用辨证论治,中西医结合治疗。

（2）运动疗法　症状急性发作期宜局部休息,不宜增加运动刺激。各型颈椎病症状基本缓解或呈慢性状态时,可开始医疗体操以促进症状的进一步消除及巩固疗效。有较明显或进行性脊髓受压症状时禁忌运动,特别是应禁忌颈椎后仰运动。椎动脉型颈椎病颈部旋转动作宜轻柔缓慢,幅度要适当控制。

（3）牵引治疗　颈部牵引应遵医嘱使用,每日 1 次,每次 20min,牵引力度适中,不可自行随意调节。随时观察患者使用情况,如有不适,立即通知医生。

（4）手法按摩推拿疗法　是颈椎病较为有效的治疗措施。它的治疗作用是能缓解颈肩肌群的紧张及痉挛、恢复颈椎活动、松解神经根及软组织粘连来缓解症状。

（5）理疗　在颈椎病的治疗中,理疗可起到多种作用。一般认为,急性期可行离子透入、超声波、紫外线或间动电流等;疼痛减轻后用超声波、碘离子透入、感应电或其他热疗。

（6）温热敷　可改善血液循环、缓解肌肉痉挛、消除肿胀以减轻症状,有助于手法治疗后使患椎稳定。本法可用热毛巾和热水袋局部外敷,急性期患者疼痛症状较重时不宜作温热敷治疗。

（7）严重有神经根或脊髓压迫者,必要时可手术治疗。

2. 常用药物种类　见表 2 - 34。

表 2 - 34　颈椎病常用药物

种　类	作　用	常用药
消炎镇痛类	针对神经根受到刺激而引起的损伤性炎症,发挥消炎镇痛作用	阿司匹林、布洛芬、扑热息痛
减缓骨质增生类药物	能延缓骨质增生,甚至将其消除	硫酸软骨素 A,复方软骨素片
肌肉松弛类药物	缓解肌肉痉挛,减轻痉挛对脊髓、神经、血管的刺激	妙纳
神经营养药	对任何一种类型的颈椎病都有积极治疗作用	弥可保、维生素 B_1
扩张血管药	扩张血管,改善血液供应	烟酸、血管舒缓素
外用药	消炎止痛,活血通络	扶他林、治伤软膏、骨通贴膏、复方紫荆消伤膏
中　药	活血化瘀,补肝肾,强筋骨	遵医嘱

3. 用药管理注意点

（1）熟悉老年人所用药物的类型、剂量、用药方式、不良反应。

（2）用药前,应完成老年人用药史、老化程度的评估,评估胃肠道功能、吞咽能力、吸收功能、心脏功能、中枢神经系统功能等可能影响用药的相关项目。通过对身体老化程度的评估决定用药管理方式。

（3）评估老年人阅读能力、记忆能力、理解能力、获取药物知识的能力等。判断老年人是否可以有能力为自己准备药物,包括药物的计量、获取、辨认等,以确定是否需要他人辅助给药。

(4) 老年人自行服药者,因老年人记忆力减退,应及时提醒和督促老年人正确服药,防止药物意外事件发生。

(5) 护士进行用药管理时,对口服用药严格执行三查七对制度,保证老年人服药到口,防止出现错服、漏服。若老年人吞咽功能较差,可将药物研磨至粉末,协助老年人服下,防止出现窒息。

(6) 如使用外用膏药,应先将患处皮肤清洗干净,然后再撕下一片膏药贴在疼痛处,到膏药的有效成分吸收完毕,一般 8~12h 就可以撕除。如果在使用膏药后,皮肤出现瘙痒、刺痛等不适,应立即去除膏药,清洗贴膏药处的皮肤,以免引起红肿,甚至是起疱。如有使用产热类膏药,因老年人温度感觉差,需避免发生烫伤。

(二) 颈托使用注意事项

颈托可起到制动作用,减少神经的磨损,减轻椎间关节创伤性反应,并有利于组织水肿的消退和巩固疗效、防止复发的作用。现有软颈托、硬颈托和充气式颈托三类。

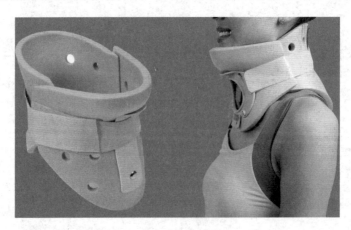

颈托可应用于各型颈椎病患者,对急性发作期患者,特别对颈椎间盘突出症、交感神经型及椎动脉型颈椎病的患者更为合适。颈托一般白天活动时戴上,夜晚休息时解除。颈托的使用时间一般为 1~3 个月,长期应用颈托可以引起颈背部肌肉萎缩,关节僵硬,非但无益,反而有害。所以应用颈托时间不可过久,且在应用期间要经常进行体育锻炼。在症状逐渐减轻后,要及时除去围领及颈托,加强肌肉锻炼。

(三) 生活照护指导

1. **环境与休息**　为老年人提供良好的环境,保持房间清洁及床单位的干燥、整洁,调节室温于 22~26℃,地板干燥无水。卧硬板床,睡低枕,不宜长时间低头,减少颈椎前弯,减少脊柱负重,避免长期弯腰活动。协助料理日常生活,穿防滑拖鞋,防止由于行走不稳、眩晕而致的摔倒。

2. 饮食护理 饮食宜营养丰富,适当多食温性类食物,忌厚味、生冷、寒凉之品、戒烟、酒。饮食有节,不宜过饱或过饥。

3. 心理护理 让老年人了解颈椎病的有关知识,提高防病意识,增强治疗信心,掌握康复的方法。良好的心境是早日解除病痛的良药,要观察老年人治疗过程中心理情绪的变化,调节心理情绪,保持愉快的心情,避免急躁情绪,积极配合治疗。

4. 皮肤护理 长期卧床的老年人,应注意有关卧床并发症的预防与观察。经常用50%红花乙醇(酒精)按摩老年人的骨突部位,如骶骨、尾骨、足跟处、内外踝等。保持皮肤清洁干燥,按时翻身。

5. 预防各种诱因的发生 症状发作间歇期,下地活动时有人照应。注意颈部保暖,特别是在秋冬季节,应戴围巾防止颈部受凉。夏季应避免直接吹空调和风扇。

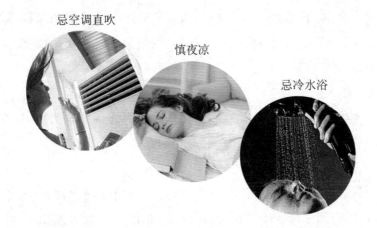

五、中医护理

(一) 操作目的与作用

经穴推拿取阿是穴或其他指定穴位,通过手法按摩起到松解肌肉、疏通经络、平衡阴阳、消肿止痛的功效。

(二) 操作方法

1. 常用穴位 大椎穴、肩井穴、风池穴、阿是穴。

2. 治法 根据所选定穴位采用正确的推拿手法,包括点、按、揉、摩、推等各种手法,操作时压力、频率摆动幅度均匀,动作灵活,推拿时间合理。随时询问患者对手法治疗的反应,及时调整手法。

六、专科护理

（一）功能锻炼指导

1. "米"字操 "米"字操是以头顶或下颌作为"笔头"，用颈作"笔杆"，反复书写"米"字，这样能有效活动颈椎，放松肌肉，锻炼颈部肌群的伸缩功能，增强颈部肌肉的力量，维系颈部软组织的自然弹性，纠正颈椎小关节的微小错位，恢复或改善颈椎生理曲度和力学平衡。

第一步：运肩

自然站立，双腿微分，腰背挺直，下颌略收，双肩沿上提—后拉—前运—下落从前到后旋转。

第二步：前屈后伸

缓缓向前弯下颈部，下颌尽量贴到胸骨，直到感到颈间肌肉感到绷紧，保持5s，然后缓慢放松回复到原位。再缓缓向后仰头，尽量使鼻尖、前额在同一水平线上，保持5s，然后缓慢放松回复到原位。

第三步：左右侧屈

头部缓缓向左偏，左耳贴近左肩，直到右侧颈肩肌肉感到绷紧为止，脊椎保持挺直，然后缓慢放松回复到原位。头再缓缓向右偏，与左侧方式相反，动作一致。

第四步：左右旋转

头部向左侧轻轻扭动，目光向身体的后方看去，但身体应保持正直，不要转动，保持5s，然后缓慢放松回复到原位。头部再向右侧轻轻扭动，与左转方向相反，动作一致。

注意事项：①做操时动作尽量和缓，避免因位置转动不当而导致头部、颈部缺血甚至晕倒。②严格掌握循序渐进的原则，动作应逐渐增加，次数由少到多，动作幅度由小到大，锻炼时间由短到长。③"米"字操禁忌者：患脊髓型颈椎病的老年人、病情严重的椎动脉型

运 肩 护 颈 功

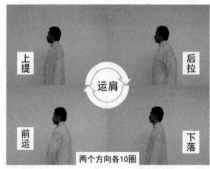

两个方向各10圈

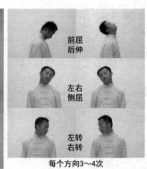

每个方向3~4次

颈椎病老年人、颈部转动时疼痛比较厉害的老年人、患高血压病老年人。

2. 自我过伸仰枕法 老年人仰卧在床上,将长圆柱形软枕置于枕后,使头向后过伸呈仰枕位,坚持30min,每日2次。枕头应呈长圆柱形,长度约40cm,断面直径15cm,内装荞麦皮为宜。此法可保证颈椎的生理前屈位,且简单易行。

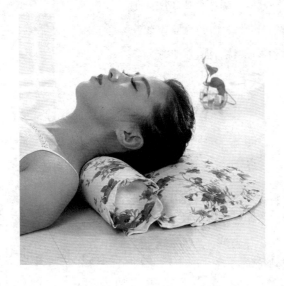

(二) 牵引护理

保持正确有效牵引,解除机械性压迫。注意牵引时的姿势、位置及牵引的重量,并及时发现牵引过程中的反应,如是否头晕、恶心、心悸等,防止下颌和耳周围疼痛。牵引重量应遵医嘱由小到大,取仰卧位者,重量可由5kg逐渐增加至10kg。

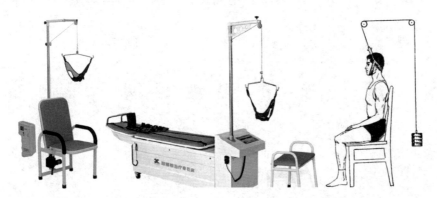

七、应急与处理

养老院颈椎病老年人多合并其他内科病症,全身情况较差,且年龄偏大,可能会出现跌倒或其他内科合并症,这时需要护理人员及时处理,严重时可根据病情需要立即联系家属转诊到上级专科医院(表2-35)。

表2-35　颈椎病应急与处理

异常情况	处理措施	随　访
跌　倒	测量生命体征 有外伤出血立即止血、包扎 如需搬动,保证平卧,勿扭转脊柱	紧急处理后转诊,并2周后随访
血压升高	疑有颈性高血压,立即转诊	
心前区疼痛	疑有颈心综合征,立即转诊	

八、养老护理服务建议

见表2-36。

表2-36　养老机构颈椎病老年人服务建议

评估等级	入院评估分值:□ <12　　□ 12~30　　□ >30		
服务项目	服务内容	服务类型	服务频次
合理用药	指导老年人自行用药;防止药物不良反应发生	□ 自行用药 □ 护士协助给药	□ 每日
皮肤管理	观察皮肤有无破损、感染	□ 可自理 □ 护理员协助	□ 每日指导皮肤管理 □ 每日指导护理员观察与清洁
功能锻炼管理	功能锻炼安全性评估与运动方式指导	□ 主动锻炼 □ 被动锻炼	□ 每日指导老年人运动或指导护理员协助老年人运动
健康教育	评估老年人认知状况,提升颈椎病管理能力	□ 口头讲解 □ 书面材料	□ 每月进行健康教育指导

第六节　慢性肾病

一、引言

伴随人口老龄化发展,慢性肾病发病呈现流行趋势,中国2010年统计资料显示慢性肾病患病率约10.8%,老年人患者约1.2亿名,某地区65岁以上人群慢性肾病的患病率达26.3%。慢性肾病具有患病率高、医疗费用巨大、易合并心血管疾病而导致病死率、致残率高等特点,对老年人的生活质量影响很大,因此,老年人是慢性肾病管理与控制的重点人群。慢性肾病是一种与生活方式密切相关的疾病,据世界卫生组织的调查,导致慢性肾病的因素中,个人生活方式的因素所占比例高达60%,不正确的生活方式既是慢性肾病重要的启动因素,又是慢性肾病进展的重要原因。因此,养老院护理服务机构在提供日常照顾的同时,需要通过加强老年人疾病管理,改变患者不良的生活方式,从而达到预防并发症的发生、延缓慢性肾病进展、提高老年人的生活质量。

二、疾病相关知识

慢性肾病定义:(1)肾脏损害(肾脏的结构与功能异常)伴有或不伴有肾小球滤过率(GFR,glomerular filtration rate)下降≥3个月。肾脏损害是指下列两种情况之一:①异常的病理改变,如系膜增生性肾炎、系膜毛细血管性肾炎、膜性肾病、局灶节段性肾小球硬化等;②出现肾脏损害的标志,包括血或尿成分的异常,以及影像学检查的异常。(2)GFR <60ml/(min · 1.73m^2)≥3个月,伴有或不伴有肾脏的损害(表2-37)。

表2-37　慢性肾病相关知识

项　目	内　容
分　期	CKD1期　肾脏损害伴有正常或者升高的GFR,GFR≥90ml/(min · 1.73m^2) CKD2期　肾脏损害伴有轻度的GFR下降,GFR 60 ~ 89ml/(min · 1.73m^2) CKD3期　中度的GFR下降,GFR30 ~ 59ml(min · 1.73m^2) CKD4期　严重的GFR下降,GFR15 ~ 29ml(min · 1.73m^2) CKD5期　肾脏衰竭,GFR <15(或透析)ml/(min · 1.73m^2)
发病或诱发因素	感染,如咽炎、扁桃体炎等 不良的生活方式,如过度劳累、压力大、长期憋尿、饮食不当等 用药不当,如肾毒性药物 某些疾病的并发,如高血压、糖尿病、高血脂、痛风等 遗传因素
典型临床表现	CKD1-CKD3期,患者可以无任何症状,或仅有乏力、腰酸、夜尿增多等轻度不适;少数患者可有食欲减退、代谢性酸中毒及轻度贫血 CKD4-CKD5期,上述症状更趋明显,进入肾衰竭期以后则进一步加重,有时可出现高血压、心力衰竭、严重高钾血症、酸碱平衡紊乱、消化道症状、贫血、矿物质骨代谢异常、甲状旁腺功能亢进和中枢神经系统障碍等,甚至会有生命危险
并发症	肾性贫血 肾性骨病 营养不良 电解质紊乱 脑血管意外 心力衰竭 高血压 感染

（续表）

项　目	内　容
筛查与诊断	尿常规、24h 尿 肝、肾功能 B 超 肾穿刺
治　疗	治疗基础疾病,延缓病情的进展 及早开始治疗性生活方式干预 减少心血管病的危险 评估和治疗慢性肾脏病的并发症

三、入院评估

老年慢性肾病评估主要是明确慢性肾病的诊断和诱因,筛查其原发病和并发症,根据慢性肾病分期和出现的并发症,制订个性化的慢性肾病管理方案和养老服务内容。

（一）评估意义

对入住养老院的慢性肾病老年人进行护理评估,有助于护理人员了解老年人的整体情况,预知老年人现存的和潜在的疾病风险等,为老年人在住院期间制订个性化的护理方案,同时为老年人的生活照护提供参考。

（二）评估项目

老年慢性肾病入院评估内容详见表2-38。

表2-38　养老机构慢性肾病入院护理评估表

姓名:＿＿＿＿＿　　性别:□男　　□女　　年龄:＿＿＿＿岁　　日期:＿＿年＿＿月＿＿日
身高:＿＿＿＿cm　　体重:＿＿＿＿kg　　体重指数(BMI):＿＿＿＿

评估项目		评估内容与分级	
		1 分	0 分
基本情况	1. 发病时间	□60 岁前发病	□60 岁及以后发病
	2. 病程	□5～10 年　□10～15 年　□>15 年	□<5 年
症状与并发症	3. 临床表现	□水肿　□贫血　□尿量异常　□腰酸、腰痛　□营养不良　□乏力　□食欲不振、恶心、呕吐　□皮肤瘙痒　□其他	□无

（续表）

评估项目		评估内容与分级	
		1分	0分
症状与并发症	4. 并发症	曾并发急性并发症:□ 肾衰 □ 心衰 □ 肺水肿 □ 心脑血管意外 □ 低蛋白血症 □ 高钾血症 □ 低钾血症 □ 高钙高磷 □ 低钙高磷 □ 甲状旁腺功能异常 □ 便秘 □ 睡眠障碍 □ 其他	□ 无
	5. 合并症	□ 高血压 □ 高血脂 □ 高尿酸血症 □ 糖尿病 □ 冠心病 □ 脑梗 □ 免疫系统疾病 □ 其他	□ 无
主要实验室指标（此项不计分）		□ 血肌酐_____ μmol/L □ 尿酸_____ μmol/L □ 二氧化碳结合力_____ mmol/L □ 白蛋白_____ g/L □ 血红蛋白_____ g/L □ 空腹血糖_____ mmol/L □ 血钾_____ mmol/L □ 血钙_____ mmol/L □ 血磷_____ mmol/L □ 甲状旁腺激素_____ pg/ml □ 24h 尿量_____ ml/24h □ 24h 尿蛋白_____ g/24h	
用药情况（此项不计分）	种类	□ 降血压 □ 降血糖 □ 钙磷调节 □ 降血钾 □ 升血红蛋白 □ 降血脂 □ 抗凝 □ 活血 □ 免疫抑制剂 □ 其他	□ 无
	名称	1. 2. 3. 4. 5.	
行为方式	6. 不良嗜好	□ 吸烟 根/天 □ 酗酒 ml/d	□ 无
	7. 锻炼	□ 无	□ 太极拳 □ 八段锦 □ 散步 □ 其他_____ 锻炼频率: □ 1 次或 2 次/周 □ 3 次或 4 次/周 □ 5 次或 6 次/周
	8. 饮食	□ 不控制 □ 不规律	□ 严格遵医嘱
	9. 服药	□ 不服药 □ 不规律,时有漏服	□ 严格遵医嘱
自我管理能力	10. 心理状况	□ 抑郁 □ 焦虑 □ 烦躁 □ 恐惧	□ 正常
	11. 意识状态	□ 嗜睡 □ 意识模糊 □ 昏睡 □ 昏迷 □ 谵妄	□ 清醒
	12. 认知状态	□ 重度障碍 □ 中度障碍 □ 轻度障碍	□ 正常
	13. 活动能力	□ 不能移动 □ 非常受限 □ 轻度受限	□ 活动自如
总 分			
评估者签名			

注:1~13 各评估项目分类选项中,异常情况不管选几项,总计 1 分,评估表总分合计 13 分。

（三）评估方法与注意点

1. 老年慢性肾病基本情况评估 通过询问老年人及家属和查看相关病例资料，了解患者患病经过与治疗经过。测量老年人身高与体重，测算其体质指数。慢性肾病发病若在 60 岁之前，病程较长者，其并发症发生率较高，入院评估得分 ≥ 10 分的患者，护理人员要重点关注。

2. 症状与并发症评估

（1）水肿评估 旨在了解患者水肿分度情况。

1）方法为用手指按压局部（如内外踝、胫前区、髌骨下）皮肤。

2）水肿严重程度分级：①轻度水肿 仅发生于眼睑、眶下软组织、胫骨前、踝部皮下组织，指压后可出现组织轻度凹陷，平复较快。有时早期水肿，仅有体重迅速增加而无水肿征象出现。②中度水肿 全身疏松组织均有可见性水肿，指压后可出现明显的或较深的组织凹陷，平复缓慢。③重度水肿 全身组织严重水肿，身体低垂部皮肤张紧发亮，甚至可有液体渗出，有时可伴有胸腔、腹腔、鞘膜腔积液。

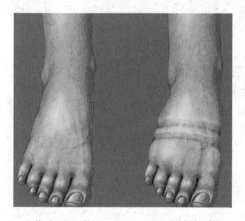

足背水肿评估　　　　凹陷性水肿

（2）贫血的评估 各类肾脏疾病造成促红细胞生成素（EPO）的产生相对或者绝对不足，以及在尿毒症患者血浆中的一些毒性物质干扰红细胞生成代谢而导致的贫血。按照 WHO 推荐的诊断标准：年龄 ≥ 15 岁，男性血红蛋白 < 130g/L，成年非妊娠女性血红蛋白 < 120g/L，成年妊娠女性血红蛋白 < 110g/L。具体参照贫血分度评估，详见附表 10。

（3）尿量异常的评估

1）正常尿量 1000 ~ 1500ml/d。

2）异常尿量 多尿 > 2500ml/d，少尿 < 400ml/d，无尿 < 100ml/d，夜尿增多 > 750ml。

（4）营养不良的评估 肾病老年人由于营养物质摄入不足，丢失过多，并且机体呈高分解状态，营养不良的发生率很高。具体参照老年人微型营养评估（MNA），详见附表 11。

（5）皮肤情况的评估 终末期肾脏病患者 50% ~ 80% 存在瘙痒症状，又称尿毒症瘙痒。中医认为皮肤瘙痒可以归属于"痒症""风瘙痒"的范畴，评估了解老年人是否存在皮肤瘙痒、感染、皮肤血管异常、皮肤神经异常、有无不易愈合的伤口等并发症。

（6）电解质紊乱的评估 旨在了解老年人的血电解质情况，如有无高钾、低钾、高磷、低钙、高钙、水钠潴留等情况。

（7）甲状旁腺功能异常的评估　旨在了解老年人是否存在钙磷代谢紊乱、骨痛、甲状旁腺增生、软组织钙化等症状。

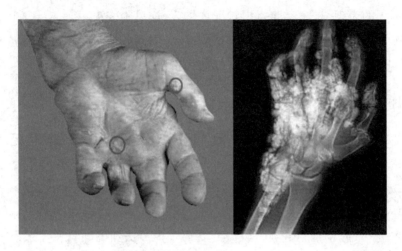

软组织钙化

（8）便秘的评估　旨在了解老年人有无便意少、便次少；排便艰难、费力；排便不畅；大便干结、硬便、排便不净感；便秘伴有腹痛或腹部不适等情况。

（9）睡眠障碍的评估　运用睡眠状况自评量表（self-rating scale of sleep，SRSS）监测睡眠质量，详见附表9。

（10）并发症的评估　旨在通过既往病史、体征和相关检查了解老年人是否存在心血管疾病、高血脂、高尿酸、免疫性疾病等，以评估相关病变风险。

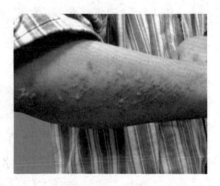

钙磷代谢紊乱皮肤表现

3. 化验指标的评估　各种化验指标的记录旨在了解老年人疾病的发展变化，通过血清肌酐、尿酸等指标的变化来判断疾病的进展。

4. 用药情况评估　详细评估老年人的用药史，通过对既往和现在所用药物的服用记录、药物不良反应以及患者对药物的了解程度等内容的评估建立用药记录。

5. 行为方式评估　了解老年人是否存在吸烟、喝酒等不良生活习惯，锻炼行为、服药行为、睡眠情况（必要时可运用睡眠状况自评量表进行测评，详见附表9）是否规律，为日常监护与观察、行为管理提供参考。

6. 自我管理能力评估　慢性肾病为终身性疾病，漫长的病程及严格的饮食控制等容易使患者产生焦虑、抑郁等心理反应。应详细评估老年人对慢性肾病知识的了解程度及认知情况，有无焦虑、恐惧等心理变化，为制订针对性的随访计划提供参考。

（1）心理状况评估　可运用焦虑抑郁量表检测心理状况，详见附表6和附表7，必要时请专业人士进行评估。

（2）意识状况评估　可根据老年人意识清晰的程度、意识障碍的范围、意识障碍内容的不同而有不同的表现,具体参照意识状况评估表,详见附表1。

（3）认知状态评估　通过询问老年人一些简单问题,具体参照简易精神状态检查（MMSE）,详见附表8,来评估老年人的认知能力情况。

（四）评估结果

通过评估,护士了解慢性肾病老年人的不适症状、药物应用、并发症情况,并进行照护分级和制定相应的照护方案。

分值≤5

- 每日用药管理、皮肤护理、预防皮肤破损、营养管理与运动管理
- 每周1次测体重、腿围、腹围
- 每年4次肾脏疾病症状、体征、血肌酐、尿常规、24h尿蛋白测定、肾脏病治疗情况及血压评估
- 每年1次体检、测量尿酸、尿素、血红蛋白、白蛋白、血糖、电解质、心电图、肾脏B超

5＜分值≤10

- 每日用药管理、皮肤护理、预防皮肤破损、营养管理与运动管理
- 每周1次测体重、腿围、腹围,水肿患者每天1次
- 每年4次肾脏疾病症状、体征、血肌酐、尿常规、24h尿蛋白测定、肾脏病治疗情况及血压评估
- 每年1次体检,测量尿酸、尿素、血红蛋白、白蛋白、血糖、电解质、心电图、肾脏B超

分值＞10

- 每日用药管理、皮肤护理、预防皮肤破损、营养管理与运动管理
- 水肿患者,每日1次测体重、腿围、腹围
- 出现难以控制的高血钾、心力衰竭、急性肾衰竭等并发症情况,及时转院

四、日常管理

老年慢性肾病日常管理旨在通过全面、连续和主动的管理,达到延缓疾病进展,提高老年人舒适度和生存质量的目的。主要管理内容包括各种临床不适表现、并发症、用药、心理、生活照护的指导。

（一）水肿的护理

1. 适当卧床休息　眼睑及头面部水肿者,宜抬高头部;胸腹腔积水者,宜取半坐卧位;下肢肿甚者,应抬高下肢;阴囊水肿者应用托带将阴囊托起。

2. 注意个人卫生　保持皮肤清洁,衣裤应柔软、宽松,勤剪指(趾)甲,防止皮肤损伤及感染。长期卧床者,每2h变换体位,防止发生压疮。

3. 对水肿严重者应严格控制入量　准确记录出入量,每日测体重、腹围。摄水量＝前一日尿量＋500ml。注意食物中的水分也要包括在内。可适当选食冬瓜、西瓜等利水食物。

控水技巧:①限盐;②少量多次摄入;③生津止渴水,如柠檬水、薄荷水等;④口含冰块、水果等代替。

4. 使用利尿药时,注意观察尿量变化及药物的不良反应和水、电解质的情况。

5. 饮食清淡,控制钠盐摄入量,每日食盐的摄入以2～3g为宜,心力衰竭、高血压和水肿严重患者应控制在每日2g。同时控制味精、咸菜、酱油等含钠高的食物、调料,忌低钠盐、健康盐、平衡盐。

控盐技巧:①计量汤匙法;②餐时加盐法;③少用含钠高的调味品,用香料代替盐,如香菜、葱、姜、蒜、醋、辣椒、柠檬汁等;④尽量不要吃咸鱼、腌肉、酱菜、腐乳等。

6. 芒硝外敷双下肢或腹部,改善下肢水肿或腹水症状。

7. 艾灸足三里、肾俞、脾俞、三焦、膀胱俞等穴,纠正低蛋白血症,从而减轻水肿。

（二）贫血的护理

1. 评估老年人是否有头晕、头痛、疲乏无力等情况,评估面色、皮肤、黏膜以及活动能力情况。

2. 指导老年人劳逸结合,不从事重体力的工作;多卧床休息,可增加肾血流量,起到保护肾脏的作用。

3. 重度以上贫血时,行动宜缓,必要时予以吸氧。有头晕、头痛症状时,加强陪护,做好意外跌倒安全防范的健康教育指导。

（三）恶心、呕吐的护理

1. 评估恶心、呕吐情况,分析恶心、呕吐发生的原因,持续的时间,药物、食物、疾病本身的原因等,观察呕吐物的色、质、量。

2. 若为食物、药物或电解质紊乱引起的恶心、呕吐,及时调整,将不利因素降至最低。若为疾病本身引起的恶心、呕吐,需要根据病情做好透析前的教育工作。

3. 可用姜汁滴于舌面,以缓解呕吐;口中氨味者,予以冷开水或柠檬水漱口,口含薄荷糖等。

(四) 皮肤瘙痒的护理

1. 评估皮肤情况   皮肤干燥、肤色灰暗、瘙痒难忍,评估皮肤瘙痒发生的时间、瘙痒的部位,分析瘙痒发生的原因。

2. 全身性瘙痒患者应注意减少洗澡次数,指导老年人尽量减少使用碱性洗护用品,注意保持皮肤的湿润,可涂尿素霜,以缓解瘙痒,剪短、磨平指甲,切勿搔抓或用温度较高的水沐浴或泡脚。

3. 积极寻找病因,去除诱发因素。若瘙痒与老年人高血磷相关,则根据血磷情况服用磷结合剂。

4. 参加集体活动,如唱歌等,分散注意力。

(五) 电解质紊乱的护理

1. 严格遵医嘱用药,严密观察各种药物使用后的疗效及不良反应。

2. 食用含钾食物应根据体内钾水平调节,高钾血症患者应避免进食含钾高的食物,如香蕉、橘子等,低钾血症患者应补充含钾量高的食物,如红枣、鲜蘑菇、柑橘、柠檬、香蕉等。监测心电图表现,高钾时可有 T 波高耸,PR 间期延长,QRS 波增宽,甚至心搏骤停,低钾时可出现无力、尿潴留、肢体瘫痪、心律紊乱。

3. 根据血钙情况补充含钙食物,避免摄入含磷高的食品,如奶制品、坚果类、饮料等,每日磷摄入量应 <800mg。常见含磷较高的食物:①乳制品如酸牛乳、新鲜牛乳、奶酪、布丁、冰淇淋等;②坚果如蚕豆、豌豆、扁豆、花生、瓜子等;③饮料如可乐、啤酒、茶叶等;④菌菇如口蘑、菇类;⑤肉类如动物内脏、鱼虾等。

4. 低钠血症患者可出现淡漠、迟钝、乏力、肌痉挛、抽搐,甚至昏迷等表现,适当补充钠盐。

5. 及时送检各项标本,定期检查血钾、钠、钙、磷,以便及时发现异常情况。

(六) 甲状旁腺功能异常的护理

1. 定期检测血磷、钙的变化,及时发现异常,及早纠正。

2. 定期 B 超监测甲状旁腺有无结节,必要时手术治疗。

(七) 便秘的护理

1. 评估便秘的情况、大便未解的天数、大便性状、是否伴有腹胀。

2. 指导老年人养成良好的排便习惯,腹胀者遵医嘱使用缓泄剂解除便秘症状。

3. 多食粗纤维食物,如芹菜等。

(八) 睡眠障碍的护理

1. 鼓励老年人保持积极乐观的情绪,去除烦恼。

2. 白天可适当参加活动,如散步、慢跑、太极拳、八段锦等,量力而行。

3. 作息规律,养成定时睡眠的好习惯。

4. 睡前泡脚,按摩涌泉穴辅助睡眠。

(九) 用药护理

1. 了解药物的作用、常见不良反应及注意事项,对疾病的监测和调整起到重要作用(表2-39)。

表2-39　用药护理注意事项

药物种类	护理注意事项
降压药	1. 动态监测血压,了解血压的变化,每天测量血药3次 2. 督促患者服药,不可擅自停药,随意加减剂量 3. 观察药物的不良反应,如是否有干咳、水肿等,预防体位性低血压 4. 控制盐和脂肪的摄入,适当运动锻炼
铁　剂	1. 服用期间忌茶,以免被鞣酸沉淀而无效,宜补充含维生素C丰富的水果和叶酸,促进铁剂吸收 2. 服后会引起便秘、黑便、胃十二指肠溃疡、溃疡性结肠炎患者慎用,可能掩盖隐血症状
免疫抑制剂	1. 饭后服用,减少对胃肠道的刺激,加用保护胃黏膜药物 2. 补充钙剂和维生素D,预防骨质疏松 3. 经常监测血糖、血压、电解质的变化 4. 少去人多的地方,避免感染 5. 督促患者服药,严格按医嘱给药,不能擅自停药或漏服
抗凝药	1. 定期监测凝血功能 2. 同时使用其他活血化瘀的药物应调整剂量,警惕抗凝过量,如尿血、皮下出血、牙龈出血、鼻出血等,应及时减少抗凝药用量,通知医生
磷结合剂	1. 碳酸钙和醋酸钙,服用此药物时,避免便秘,否则影响药效 2. 碳酸钙必须和食物一起嚼碎服用。易引起胀气、嗳气及便秘,导致心血管钙化等心血管疾病,当血中血钙水平高于止常范围时,应暂停钙片,防止钙磷沉积造成软组织钙化 3. 醋酸钙味道苦,但效果比碳酸钙好,血钙过高时慎用,随餐吞服 4. 碳酸镧随餐完全嚼碎后再吞咽 5. 盐酸司维拉姆药餐同服,服用此药会引起胃肠道蠕动困难、便秘

2.用药管理注意点

（1）熟悉老年人所用药物类型、剂量、用药方式、不良反应。

（2）评估老年人的吞咽功能、胃肠道功能,选择合适的给药途径。

（3）评估老年人获取药物的准确性,以确定是否需要辅助给药。

（4）严格执行三查七对,按时发药,及时督促老年人服药,避免漏服、多服。

（十）心理护理

对轻度焦虑、抑郁者做好心理护理。通过开导法、以情胜情、移情法等解除老年人不良的情绪,使其心境坦然、精神愉快。对中度焦虑、抑郁患者应引导其做他自己感兴趣的事,早期预防发展为重度的可能。对重度焦虑患者,应及时寻找并协助解除其焦虑的原因,对重度抑郁患者需采取的措施包括:①改变错误认知;②必要时协同精神科会诊;③防止自伤等意外事件的发生。

（十一）生活照护指导

1.清洁照护

（1）保持病室整洁、安静、冷暖适宜。

（2）注意个人卫生,保持皮肤清洁,勤洗澡,勤换衣,勤剪指（趾）甲,穿宽松柔软透气的棉织品衣服,预防压疮。注意口腔卫生,饭后清水漱口。

（3）皮肤瘙痒者,应勤剪指甲,勿搔抓皮肤,以免表皮破损感染。

（4）季节变化需及时加衣添被,避免与上呼吸道感染者接触,预防感染。

2.饮食照护

（1）依据营养师配置的慢性肾病饮食指导护理员协助老年人进食。

（2）观察有无噎食、呛咳等情况。

五、中医护理

（一）耳穴贴压

1.操作目的与作用　耳穴贴压法是采用王不留行籽、莱菔籽等丸状物贴压于耳郭上的穴位或反应点,通过其疏通经络,调整脏腑气血功能,促进机体的阴阳平衡,达到防治疾病、改善症状的一种操作方法,属于耳针技术范畴。适用于改善肾性失眠(心、肾、内分泌)和肾性高血压(心、神门、交感、降压沟)等症状。

2.常用穴位　见表2-40。

表2-40　常用穴位

穴位	耳部定位
肾	对耳轮下脚下方的后部
心	耳甲腔正中凹陷处
神门	对耳轮上脚与下脚的交界处
交感	对耳轮下脚与耳轮内侧的交界处
内分泌	耳甲腔底部屏间切迹内
降压沟	耳郭背面,由耳郭的内上方斜向外下方的一条凹沟

(二) 悬灸

1. 操作目的与作用　悬灸是采用点燃的艾条悬于足三里、肾俞、脾俞、三焦俞、三阴交等穴位之上,通过艾的温热和药力作用刺激穴位,达到温散寒邪、温通经络、温补脾肾、助阳化气的一种操作方法,属于艾灸技术范畴。适用于慢性肾病蛋白尿(足三里、肾俞、脾俞、三焦俞、三阴交)、腰酸腰痛(肾俞、脾俞)等症状。

2. 常用穴位　见表2-41。

表2-41　常用穴位

穴位	定位	取穴
肾俞	第2腰椎棘突下,旁开1.5寸;归经:足太阳膀胱经	
脾俞	第11胸椎棘突下,旁开1.5寸;归经:足太阳膀胱经	
三焦俞	第1腰椎棘突下,旁开1.5寸;归经:足太阳膀胱经	

（续表）

穴　位	定　位	取　穴
三阴交	内踝尖上 3 寸,胫骨后缘;归经:足太阴脾经	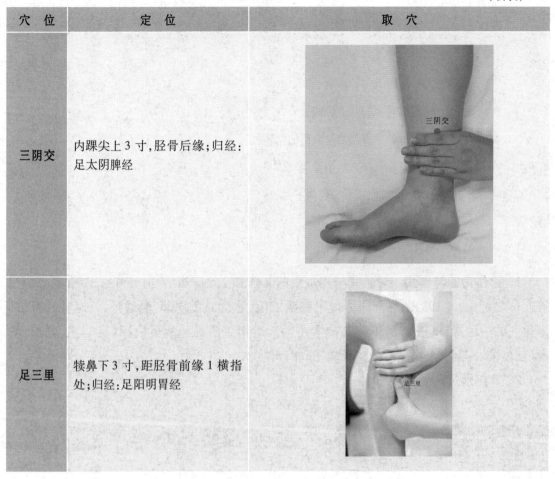
足三里	犊鼻下 3 寸,距胫骨前缘 1 横指处;归经:足阳明胃经	

六、运动保健与饮食

（一）运动保健

1. **慢性肾病老年人可以参加的运动**　可以参加散步、慢跑、太极拳、八段锦、五禽戏等中医养身功锻炼,但要根据体质、病情选择适合自己的运动,在运动时,也要量力而行、循序渐进、持之以恒。在运动量适当的情况下,所选项目不一定局限于某一种,可综合应用或交替穿插进行。同时注意运动与休息的关系,以免过度劳累而加重病情。

2. **八段锦**
两手托天理三焦,左右开弓似射雕。
调理脾胃单臂举,五劳七伤往后瞧。
摇头摆尾去心火,两手盘膝固肾腰。
攒拳怒目增力气,背后七颠诸病消。

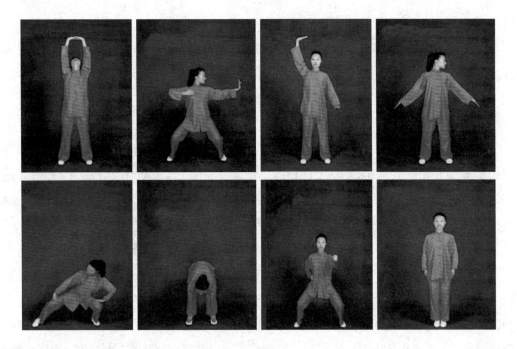

3. 老年人运动注意事项

（1）评估老年人体能与智能,正常体能者、老龄体弱者、肢体残障者、智能障碍者分别选择能进行、容易坚持的全身或肢体运动方式。

（2）运动前需进行运动安全性评估,如跌倒风险评估。运动前选择合适的运动鞋,穿着应宽松、舒适。

（3）以有氧运动为主,侧重于柔韧性和力量性训练,缓慢开始,循序渐进,逐步适应,量力而行,谨防过度。

（二）饮食管理

1. 饮食原则　低盐、低脂、优质低蛋白质、低磷、低嘌呤、适量热量、足够能量、适量维生素的食物。

（1）优质低蛋白质饮食　饮食中优质蛋白质要占 50% 以上,如蛋、奶、瘦肉、鱼、禽类及大豆蛋白质。

（2）摄入足够的热量　因患者食欲下降和蛋白质摄入的限制,会造成热量摄入不足的情况,导致蛋白质消耗,因此应用淀粉类食物补足总热量。

（3）不喝浓茶或咖啡　浓茶或咖啡影响铁的吸收,导致贫血的加重。

（4）禁烟酒　高尿酸血症或高血压患者严禁饮酒,包括烹饪时的少量料酒。

2. 营养管理注意点

（1）营养师根据慢性肾病情况为老年人进行膳食制订,护士结合老年人常规饮食习惯、饮食口味给予建议。

（2）评估老年人的吞咽功能,牙齿缺失情况、选择易消化、清淡的流质食物,少量多餐确保热量的摄入。

（3）护理员协助老年人进食时,应注意喂食安全。

七、应急与处理

血钾异常是慢性肾病临床常见的严重急危重症之一,常引起致死性心律失常。血钾的正常参考值范围为3.5~5.5mmol/L。当血钾水平>5.5mmol/L时,即诊断为高钾血症。而当血钾水平<3.5mmol/L时,诊断为低钾血症。表现为:①神经肌肉系统:高血钾时兴奋性减低,早期常有四肢及口周感觉麻木,血钾进一步增高,可有四肢麻木软瘫,先为躯干,后为四肢,最后影响到呼吸肌,发生窒息。低血钾时肌无力为最早表现,严重者有腱反射减弱、消失或软瘫。②消化系统:高血钾可引起恶心呕吐和腹痛。低血钾可引起肠蠕动减弱,肠鸣音减弱,腹胀,严重低血钾可引起麻痹性肠梗阻。③心血管系统:高血钾时心肌兴奋性减弱,可出现血压下降,严重者心搏骤停等。心电图表现为T波高尖,QRS波增宽,P波降低甚至消失,P—R间期延长,Ⅰ~Ⅱ度房室传导阻滞,心动过缓和室颤。低钾早期即有心电图改变,表现为先有T波低而宽,Q—T延长,出现U波。血钾进一步降低,则T波倒置,ST段降低,心律紊乱甚至室颤。当老年人出现高血钾或低血钾的临床表现,血报告进一步证明血钾值时,应及时报告给医生,及时处理或转院治疗(表2-42)。

表2-42 血钾异常处理

异常情况	处理措施	随访
血钾异常:>5.5mmol/L 或 <3.5mmol/L	监控血钾值,并遵医嘱进行降钾处理或给予含钾食物的摄入	紧急处理后转诊,并在2周后随访
胸闷、憋气、四肢麻木、乏力、心音弱和心律失常等,心电图表现为T波高尖	疑似高钾血症,遵医嘱给予降钾树脂等降钾药物的使用,限制含钾高的食物的摄入	
四肢肌肉软弱无力、食欲不振、恶心、便秘、腹胀、肠蠕动减弱、心悸、心律失常、心动过速,心电图表现为T波低而宽、Q—T延长、出现U波	疑似低钾血症,遵医嘱给予静脉或口服补钾,进食含钾高的食物	

八、养老护理服务建议

1. 慢性肾病发病隐匿,养老院护理人员必须要做好老年人慢性肾病的早期预防和筛查工作,做到早期治疗,减缓疾病进展,延迟进入透析,给个人和国家节约经济成本。

2. 慢性肾病和生活方式密切相关,应知道患者采取健康的生活方式来预防疾病的发生和进展,发挥患者的主观能动性,提高患者疾病的自我管理能力。因此,养老院护理人员必须根据老年慢性肾病患者的分期和症状做好患者的健康教育管理工作(表2-43)。

表2-43　养老机构慢性肾病老年人服务建议

评估等级	□ 分值≤5	□ 5＜分值≤10	□ 分值＞10
服务项目	服务内容	服务类型	服务频次
皮肤管理	观察皮肤水肿程度,有无破损、感染	□ 可自理 □ 护理员协助	□ 每日指导皮肤管理　□ 每天指导护理员观察与清洁
安全用药	遵医嘱给口服药物;指导老年人自行服药;防止药物不良反应发生	□ 自行服药 □ 护士给药	□ 每日
营养管理	了解老年人进食情况,进食习惯,有无营养不良等情况发生	□ 自行进食 □ 辅助进食 □ 鼻饲	□ 每日指导 □ 每日指导护理员辅助饮食或喂食
运动锻炼管理	运动安全性评估与运动方式指导	□ 主动锻炼 □ 被动锻炼	□ 每日指导老年人运动或指导护理员协助老年人运动
心理健康管理	评估老年人心理变化,及时给予心理指导	□ 个别指导 □ 集体活动	□ 每周进行心理指导
健康教育	评估老年人认知状况,提升慢性肾病管理能力	□ 认知能力正常 □ 认知能力下降	□ 每个月进行健康教育指导

参考文献

[1] 赖玮婧,刘芳,付平.慢性肾脏病评估及管理临床实践指南解读——从K/DOQI到KDIGO[J].中华实用内科杂志,2013,33(6):448-451.

[2] 吴华.早期发现慢性肾脏病,提高早期防治率.北京医学,2009,319(3):169-170.

[3] 李丽珠,郝伟平,袁国萍."医养融合"老年护理改革的实践与发展[J].中国护理管理,2014,14(6):656-628.

第七节　慢性支气管炎

一、引言

在我国,慢性支气管炎(简称慢支)的患病率约为3.82%,50岁以上患病率高达15%,

在一些地区甚至高达20%～30%。据第五次全国人口普查数据表明,中国60岁以上人口已达1.32亿人,其中65岁以上老年人口近9000万人,占总人口的6.96%。随着中国进入老龄化社会,以及众所周知的慢支危险因素(吸烟、环境污染等)的增加,慢性支气管炎的实际患病人数将会越来越多。伴随疾病的进展可并发阻塞性肺气肿,甚至肺动脉高压、肺源性心脏病,严重影响着患者的劳动能力和健康,导致患者的生活质量大大下降。因此,老年人是慢性支气管炎管理与控制的重点人群。在养老院为慢性支气管炎老年人提供疾病管理与照顾服务,通过健康教育、护理咨询、定期随访等活动提升慢性支气管炎老年人的生活质量。

二、疾病相关知识

慢性支气管炎是内外多种因素长期反复相互作用,引起支气管黏膜及其周围组织的慢性非特异性炎症,以咳嗽咳痰或伴有喘息反复发作为特征的呼吸系统常见病。临床分单纯性和喘息性。因多见于老年人,所以旧称为"老年性慢性支气管炎",简称为"老慢支"。相当于中医"咳嗽""痰饮"等范畴。

疾病相关知识见表2-44。

表2-44 疾病相关知识

老年慢性支气管炎类型 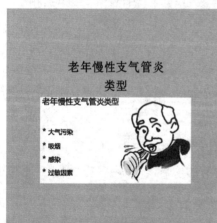	◆ 分型 　● 单纯型:以咳嗽、咳痰为主要表现 　● 喘息性:有咳嗽、咳痰和喘息症状,常伴有哮鸣音,睡眠时喘息明显,阵咳时加剧 ◆ 临床分期 　● 急性发作期:指患者1周内出现脓性或黏液脓性痰,痰量明显增多或伴有发热等炎症表现 　● 慢性迁延期:患者有不同程度的"咳""痰""喘"症状,迁延达1个月以上 　● 临床缓解期:患者症状自然缓解,或经治疗后症状基本消失,或偶有轻微咳嗽,少量痰液,维持2个月以上者
临床表现 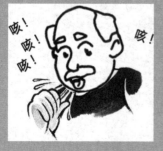	◆ 症状:起病缓慢,病程较长。咳嗽、咳痰、喘息为主要症状。早期症状轻微,晚期症状可持续存在 ◆ 体征:早期无异常体征。急性发作期,多在背部和两肺下部闻及散在干、湿性啰音。喘息型慢支者可闻及哮鸣音和呼气延长

（续表）

并发症 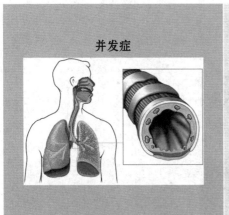	◆ 肺部感染:咳嗽而高热不退,伴有胸痛,咳痰黄稠,血常规检查白细胞计数增高,X线摄片一侧或两侧肺叶有炎性阴影 ◆ 支气管扩张:老年慢性支气管炎反复发作,以致管腔变形狭窄,狭窄远端形成扩张。临床见咳嗽伴有咯血,大量浓痰或痰中带血,肺部闻及固定而持久的局限性湿啰音 ◆ 阻塞性肺气肿:终末细支气管远端的气腔持久性扩大 ◆ 肺源性心脏病:肺、胸廓或肺血管病变所致的肺循环阻力加大、肺动脉高压,进而使右心增大及右心衰竭的心脏病 ◆ 呼吸衰竭:由各种急、慢性疾病引起的肺通气和换气功能障碍,产生缺氧伴有(或不伴有)二氧化碳潴留,并引起一系列病理、生理变化和代谢紊乱的临床综合征
筛查与诊断 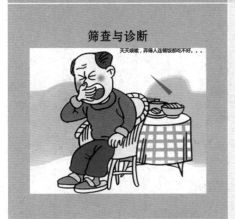	◆ 筛查 　• 血常规:白细胞增高,核左移 　• 痰液培养 　• 肺部X线检查:早期无变化;中晚期肺部纹理增多、粗、乱,两下肺较明显 　• 呼吸功能等 ◆ 诊断 　• 临床上凡有慢性或反复咳嗽、咳痰或伴喘息,每年发病至少持续3个月,并连续2年或以上者 　• 每年发病持续不足3个月,而有明确的客观依据(X线、呼吸功能等)
治疗 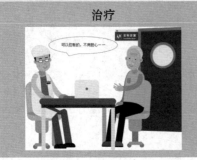	◆ 急性发作期:以控制感染为主,给予祛痰、镇咳和解痉、平喘药物 ◆ 缓解期:加强锻炼,增强体质,加强环境卫生,避免诱发因素 ◆ 生活方式干预 ◆ 健康指导与功能锻炼

三、入院评估

老年慢性支气管炎入院评估是通过对其慢性支气管炎相关因素进行评估的基础上,提高对老年人全身情况的了解,以制订个性化的慢性支气管炎管理方案和养老服务内容。

(一) 评估意义

入住养老院的慢性支气管炎老年人多为慢性病程,对其进行护理评估有助于护理人员了解老年人的整体情况,预知老年人可能存在的慢性支气管炎风险,制订个性化的老年人护理方案,同时为老年人的生活照护、运动辅助和营养摄取提供参考。

(二) 评估项目

老年慢性支气管炎入院评估内容详见表2-45。

表2-45 养老机构慢性支气管炎患者入院评估

姓名:_____　　性别:□ 男　□ 女　　年龄:_____岁
身高:_____ cm　体重:_____ kg　体质指数(BMI):_____

评估项目		评估内容与分级	
		1分	0分
基本情况	诱发因素	□ 环境污染　□ 吸烟　□ 感染　□ 过敏 □ 遗传　□ 其他	
	慢性支气管炎类型	□ 单纯型	□ 喘息性
	病程	□ 5~10年　□ 10~15年　□ ≥15年	□ <5年
症状并发症	临床表现	□ 咳嗽　□ 咳痰　□ 喘息　□ 其他	□ 无
	并发症	□ 阻塞性肺气肿　□ 支气管肺炎　□ 肺源性心脏病　□ 支气管扩张症	□ 无
	合并症	□ 其他呼吸系统疾病　□ 心血管疾病 □ 消化系统疾病　□ 泌尿系统疾病 □ 内分泌系统疾病　□ 代谢性疾病　□ 其他	□ 无
血氧饱和度	数值	□ ≤94%	□ >94%
用药情况	药物种类	□ 控制感染类　□ 祛痰镇咳药　□ 解痉平喘药　□ 其他	
	药物名称	□　　　□　　　□	
	药物不良反应	曾有 □ □	□ 无
行为方式	不良习惯	□ 吸烟　□ 饮酒	□ 无
	睡眠情况	□ 较差	□ 一般　□ 良好
	锻炼方式	□ 无	□散步　□太极拳　□八段锦 □呼吸功能锻炼　□其他 周锻炼次数□1次或2次 □3次或4次　□5次或6次
	吸氧情况	□ 不规律,经常吸氧　□ 不吸氧	□ 严格按照医生要求执行
	服药情况	□ 不规律,时有漏服　□ 不服药	□ 遵医嘱

（续表）

评估项目		评估内容与分级	
		1分	0分
自我管理能力	心理状况	☐焦虑　☐抑郁　☐烦躁　☐恐惧	☐正常
	意识状态	☐嗜睡　☐意识模糊　☐昏睡　☐昏迷	☐清醒
	认知状况	☐简易精神状态检查　☐重度障碍　☐中度障碍　☐轻度障碍	☐正常
总　　分			
评估者			

（三）评估方法与注意点

1. 老年慢性支气管炎患者基本情况评估　通过询问老年人及家属和查看相关病例资料了解老年人患病经过与治疗经过。评估老年人病情严重程度及疾病的主要症状。老年慢支发病若在60岁之前，病程较长者，其并发症和合并症发生率较高。

2. 症状与并发症的评估　见表2-46。

表2-46　症状与并发症的评估

症状记分	0分(正常)	2分(轻)	4分(中)	6分(重)
咳嗽	无或消失	白天间断咳,不影响工作生活	白天咳嗽或见夜里偶咳,尚能坚持活动	昼夜频咳或阵发,影响工作和休息
咳痰	无或消失	昼夜咳痰10~50ml	昼夜咳痰50~100ml	昼夜咳痰100ml以上
喘息	无或消失	偶发,不影响睡眠或活动	喘息日夜可见,尚能坚持活动	喘息不能平卧,影响睡眠及活动
哮鸣	无或消失	偶闻及或见于咳嗽、深呼吸时	散在	满布
发热	无或消失	37.5~38℃	38~39℃	39℃以上
鼻塞	无或消失	偶鼻塞,不影响用鼻呼吸	日间常有鼻塞不通感	鼻塞明显,用口呼吸
流涕	无或消失	偶流清涕	早晚均流涕,量不多	流清浊涕,持续量多
纳呆	无或消失	食欲减退,食量未少	不欲食,尚能进食,食欲稍减	无食欲,食量减少1/3以上
腹胀	无或消失	偶腹胀	时有腹胀	持续腹胀
口干咽燥	无或消失	偶有口干咽燥	时有口干咽燥	持续口干咽燥
痰中血丝	无或消失	偶有痰带血丝	时有痰带血丝	持续痰中血丝

（续表）

症状记分	0分(正常)	2分(轻)	4分(中)	6分(重)
胸痛	无或消失	胸痛轻微	胸痛明显可忍受	胸痛显著,影响呼吸、咳嗽
口渴	无或消失	口渴不需饮水	口渴需饮水	口渴频饮水
自汗	无或消失	偶有自汗,见于进食时	自汗振作,身感有汗	常有自汗,湿衣,动则明显
感冒	无或消失	偶有	常有感冒,但能自愈	易感冒而迁延不愈
气短	无或消失	感气短	气短活动加剧	明显气短,影响工作生活
总积分				

评分表症状分级量化表共有 16 个项目,每项按 4 级评分,0 分为最好,6 分为最差。

3. 慢性阻塞性肺疾病的严重程度分级　见表 2 - 47。

表 2 - 47　慢性阻塞性肺疾病分级

分　级	分级标准
0 级:高危	有罹患 COPD 的危险因素
	肺功能在正常范围
	有慢性咳嗽、咳痰症状
Ⅰ 级:轻度	$FEV_1/FVC < 70\%$
	$FEV_1 \geqslant 80\%$ 预计值
	有或无慢性咳嗽、咳痰症状
Ⅱ 级:中度	$FEV_1/FVC < 70\%$
	$50\% \leqslant FEV_1 < 80\%$ 预计值
	有或无慢性咳嗽、咳痰症状
Ⅲ 级:重度	$FEV_1/FVC < 70\%$
	$30\% \leqslant FEV_1 < 50\%$ 预计值
	有或无慢性咳嗽、咳痰症状
Ⅳ 级:极重度	$FEV_1/FVC < 70\%$
	$FEV_1 < 30\%$ 预计值
	或 $FEV_1 < 50\%$ 预计值,伴慢性呼吸衰竭

4. 日常生活能力评估　参照老年人的日常生活活动能力评估表(Barthel)进行评估,详见附表 5。

5. **用药情况的评估** 评估老年人的用药史,通过对既往和现在所用药物的服用记录、药物不良反应以及老年人对药物的了解程度等内容的评估建立用药记录。

6. **行为方式评估** 了解老年人是否存在吸烟、喝酒等不良生活习惯,锻炼行为、服药行为、睡眠情况(必要时可运用睡眠状况自评量表进行测评,详见附表9)是否规律,为日常监护与观察、行为管理提供参考。

7. **自我管理能力评估** 详细评估老年人对慢支的了解程度及认知情况,有无焦虑、恐惧等心理变化,为制订针对性的随访计划提供参考。

(1)**心理状况评估** 可运用焦虑抑郁量表检测心理状况,详见附表6和附表7,必要时请专业人士进行评估。

(2)**意识状况评估** 可根据老年人意识清晰的程度、意识障碍的范围、意识障碍内容的不同而有不同的表现,具体参照意识状况评估表,详见附表1。

(3)**认知状态评估** 通过询问老年人一些简单问题,具体参照简易智力状态检查(MMSE),详见附表8,来评估老年人的认知能力情况。

(四)评估结果

通过护理评估,了解老慢支的症状控制、药物应用与并发症情况,并进行照护分级和制定相应的照护方案。

分值≤5

- 每日用药管理、症状管理、并发症预防、运动管理
- 每周1次监测症状体征、血常规及痰液标本
- 每年4次肺功能监测及血压等心血管监测
- 每年1次体检,测量心电图、胸片、全面体格检查

5<分值≤10

- 每日用药管理、症状管理、并发症预防、运动管理
- 每周1次监测症状体征、血常规或每周2次痰液标本监测
- 每年4次肺功能监测及血压等心血管监测
- 每年1次体检,测量心电图、胸片、全面体格检查

分值>10

- 每日用药管理、症状管理、并发症预防、运动管理
- 每天至少1次痰液标本监测

● 出现难以控制的呼吸困难、心悸等急性并发症情况,及时抢救或转院

四、日常管理

老慢支日常管理旨在通过全面、连续和主动的管理,以达到延缓病程,提升老年人舒适度和生活质量的目的。主要管理内容包括监控和保证老年人安全用药、观察老慢支患者并发症进展情况和急性并发症的发现与处理以及生活照顾的指导。

(一)安全用药

1. **慢支治疗方案** 见表2-48。

表2-48

生活方式管理	体育锻炼、耐寒锻炼、戒烟等			
↓	单药或联合治疗			
控制感染药	青霉素 G 或链霉素	大环内酯类	头孢菌素类	喹诺酮类
↓	单药或联合治疗			
祛痰镇咳药	溴己新	复方甘草合剂	联邦止咳露	祛痰灵口服液
↓	单药或联合治疗			
解痉平喘药	支气管舒张剂	氨茶碱	异丙肾上腺素	喘息定	丙卡特罗

（左侧纵向文字：生活方式管理）

2. **常用药物** 见表4-49。

表4-49 常用药物

药物种类	常用药物名称	用药途径	常见不良反应
青霉素类	青霉素钠	静脉	皮肤过敏,血清病样反应,局部刺激症状
大环内酯类	红霉素、阿奇霉素、万古霉素等	静脉、口服	胃肠道反应、过敏反应、肝损害等
头孢菌素类	头孢他啶、头孢曲松等	静脉、口服	过敏反应、肾毒性损害、双硫仑样反应等
喹诺酮类	左氧氟沙星	静脉	过敏反应、肾毒性损害、胃肠道反应等
支气管舒张剂	特布他林、可必特等	雾化吸入	恶心、呕吐、腹泻、头痛、兴奋、震颤、心悸等
异丙肾上腺素	盐酸异丙肾上腺素	雾化吸入	口咽发干、心悸不安;少见的不良反应有:头晕、目眩、面潮红、恶心、心率增速、震颤、多汗、乏力等。有心律失常、心肌损害、心悸、诱发心绞痛等

3.用药管理注意点

（1）通过对老年人阅读能力、记忆能力、理解能力、获取药物知识的能力评估，判断老年人是否可以有能力为自己准备药物，包括药物的计量、获取、辨认等，以确定是否需要他人辅助给药。

（2）老年人多自行服药，因老年人记忆力减退，应告知老年人正确服药，防治药物意外事件发生。尤其是不要忘记服药或者发生错误用药，导致出现症状控制不好情况。

（3）护士进行用药管理时，口服用药严格执行三查七对制度，保证老年人服药到口，防止出现错服、漏服。若老年人吞咽功能较差，可将药物研磨至粉末，协助老年人服下，防止出现窒息。

（4）指导雾化注意事项　如遇慢支急性发作，使用口含器较好，因为进入气道的药物更多。雾化时注意无菌操作，自行购买药物时，药物用完尽量抛弃，不推荐超过12h。禁止饱食后雾化，有可能食物反流导致窒息。

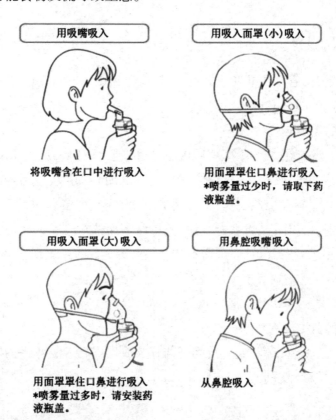

用吸嘴吸入

将吸嘴含在口中进行吸入

用吸入面罩（小）吸入

用面罩罩住口鼻进行吸入
*喷雾量过少时，请取下药液瓶盖。

用吸入面罩（大）吸入

用面罩罩住口鼻进行吸入
*喷雾量过多时，请安装药液瓶盖。

用鼻腔吸嘴吸入

从鼻腔吸入

（5）指导拍背咳痰注意事项　引流应在饭前进行，一般在早晚进行，因饭后易致呕吐。指引患者配合引流治疗，引流时鼓励患者适当咳嗽。引流过程中注意观察有无咯血、发绀、头晕、出汗、疲劳等情况，如有上述症状应随时终止体位引流。引流体位不宜刻板执行，必须采用患者既能接受，又易于排痰的体位。下图为体位引流。

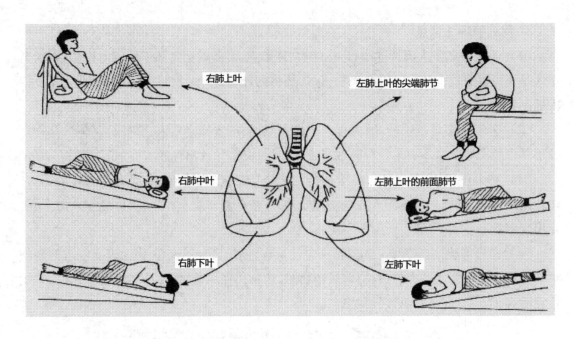

（二）监控与观察

自我监控是老慢支管理中非常重要的环节,老年人因各器官功能减退,在进行自我监控中可能存在困难,要做好其监控与观察。

1. 临床各期的监控与观察

（1）急性发作期　主要表现为:1 周内有脓性或黏液性痰,痰量明显增加,或伴有发热等表现;或 1 周内咳嗽、咳痰、喘息中症状任何一项明显加剧。急性发作期患者按其病情严重程度又分为:①轻度急性发作:指患者有气短、痰量增多和脓性痰等 3 项表现中的任意 1 项;②中度急性发作:指患者有气短、痰量增多和脓性痰等 3 项表现中的任意 2 项;③重度急性发作:指患者有气短、痰量增多和脓性痰等全部 3 项表现。

（2）慢性迁延期　主要表现为患者有不同程度的咳、痰、喘症状,迁延 1 个月以上者。

（3）临床缓解期　症状基本消失或仅有轻微咳嗽、少量痰液,保持 2 个月以上者。

2. 临床症状的监控与观察

（1）慢性咳嗽　晨起咳嗽为主、夜间睡前阵咳或排痰。①轻度:偶尔咳嗽;②中度:阵发性咳嗽;③重度:持续性咳嗽。

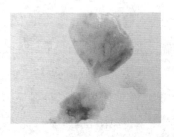
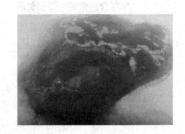

（2）咳痰

1）痰色　白色黏液痰或浆液泡沫痰,偶可带血;黏脓痰;粉红色泡沫样痰。

2）痰量　小量:24h 20～50ml;中量:24h 50～100ml;大量:24h >100ml。

（3）呼吸的监控与观察

1）呼吸频率　正常成人静息状态下,呼吸为12～20次/分,呼吸与脉搏之比为1:4。呼吸频率异常包括:①呼吸过速(tachypnea):呼吸频率超过24次/分称为呼吸过速。②呼吸过缓(bradypnea):呼吸频率低于12次/分称为呼吸过缓。

2）呼吸节律和幅度　正常人静息状态下呼吸节律整齐,幅度均匀。病理状态下,可出现呼吸节律和幅度的变化。呼吸节律和幅度异常包括①潮式呼吸:既有呼吸节律变化,又有呼吸幅度变化。②间停呼吸:表现为有规律的均匀呼吸几次后,停止一段时间,又开始均匀呼吸,即周而复始的间停呼吸。③叹息样呼吸:表现在一段正常呼吸中插入一次深大呼吸,并常伴有叹息声。

（4）异常化验的监控与观察　老年人入院时随即抽取血常规、留取痰标本。行X线拍片等,以判断老年人呼吸功能情况。

1）血常规　急性发作期白细胞计数增高,中性粒细胞比例增加,部分出现核左移;喘息型患者嗜酸性粒细胞计数增高;缓解期多无明显变化。

2）痰液培养　可以找到致病菌,常见:肺炎球菌、链球菌、克雷伯杆菌、流感嗜血杆菌等。

3）X线　肺纹理增多、增粗、紊乱,急性发作期时,两下肺沿支气管周围有斑点或斑片状阴影。后期出现肺气肿征:两肺野增大、透亮度增加,横膈下降,肋间隙增宽,心界缩小。

（三）预防及措施

1. 注意防寒保暖　老慢支患者耐寒能力差,体弱怕冷,当遇到寒冷刺激时,易引起感冒和上呼吸道感染。故老慢支患者在冬季更应注意保暖,以预防感冒,要根据天气变化来增减衣服。注意室内外的温差,出门要戴帽子、系围巾、穿上大衣。常言道:"寒从脚底起",故患者还应注意足的保暖。

2. 保持室内清洁和温度适宜　老慢支患者应尽量待在温度相对稳定的室内,并要特别注意避免有害因素(烟雾、粉尘、煤气)污染。采取湿式扫地以避免尘土飞扬;注意室内通风换气,有取暖设备的,尤其是烧煤取暖的,应适当增加换气次数。

3. 合理安排生活和适当运动　探亲访友最好不要安排在冬季,尤其在寒潮袭来之时。尽量避免到人多的地方,如商场、影剧院等场所,在流感流行期间,更应格外注意。平时可根据自己的健康状况和爱好,选择适当的体育锻炼。运动可提高皮肤血管的舒张和收缩功能,增强身体对外界气温变化的适应能力,这对预防感冒和防止本病发作很有益处。

（四）生活照护

1. 日常照护

（1）戒烟　戒烟可使临床症状减轻,痰量减少,咳嗽更容易控制。向慢支患者讲明吸烟对机体的影响,并与之共同制定戒烟计划。如果戒烟有困难,应指导进食后或活动后不要马上吸烟,并尽量减少每天吸烟量。

（2）指导有效咳痰　取舒适卧位,做 5～6 次深呼吸,吸气末保持张口状,连续咳嗽数次使痰到咽部附近,再用力咳嗽使痰排出。同时,每天少量多次饮水,稀释痰液,利于痰的排出。

（3）心理调摄　有的"老慢支"患者,因一旦气温变化或寒冷空气刺激便会使病情复发,从而心生恐惧。还有的则存在消极心理,对生活失去信心。所以重新树立信心,一方面靠自己及亲属,另一方面照护者的关心和耐心细致的照料也很关键。

2. 环境照护

（1）环境要安静、整洁、空气清新、阳光充足,要经常开窗通风,在室内不养宠物,以免刺激呼吸道加剧咳嗽。

（2）改善环境卫生,避免烟雾、气体及粉尘的吸入。

（3）注意随气候变化及时增减衣服,防止感冒。

3. 饮食照护

慢性支气管炎是消耗性疾病,所以要保证充足的营养。补充热量,增加蛋白质的摄入,如鸡蛋、瘦肉、鱼类及豆制品等,老年患者体质较差,在寒冷季节需进食热性食物来增加热量,抵御风寒。多食新鲜的瓜果和蔬菜,如萝卜、橙、梨等,补充维生素 C,还有止咳化痰的功效。选择清淡易消化的饮食,少食多餐,禁食辛辣和油腻及一些易过敏的食物,保证营养既丰富又均衡。注意多饮水,每天饮水量在 1500ml 以上,以稀释呼吸道黏液及促进分泌物排出。

（1）营养师根据糖尿病情况为老年人进行膳食制定,护士结合老年人常规饮食习惯给予建议。

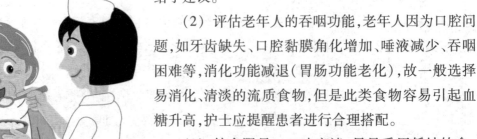

（2）评估老年人的吞咽功能,老年人因为口腔问题,如牙齿缺失、口腔黏膜角化增加、唾液减少、吞咽困难等,消化功能减退（胃肠功能老化）,故一般选择易消化、清淡的流质食物,但是此类食物容易引起血糖升高,护士应提醒患者进行合理搭配。

（3）饮食限量。口味宜淡,尽量采用低钠饮食,防止高血压的发生。一般每日限制食盐在 6g 以内为好。

（4）护理员协助老年人进食时，应注意喂食安全。观察有无噎食、呛咳等情况。

（5）进餐模式最好为少吃多餐、慢吃、细嚼。

五、中医护理

（一）耳穴埋针

1. 操作目的与作用　耳穴埋针疗法治疗慢性支气管炎是采用揿针或王不留行籽刺激耳郭上的穴位或反应点，通过经络传导而达到临床治疗疾病的目的。

2. 操作方法如下：

（1）取穴：取肺、气管、神门。兼气喘加交感、肾上腺。

（2）治法：毫针予中等刺激，留针 30～60min，每天或隔天 1 次。亦可用揿针留针 2 天，或用王不留行籽（或菜籽）压贴一侧耳穴，并嘱患者不时用手按压所贴穴位处以加强刺激，3 天后除去，改贴另一侧耳穴，两耳交替应用。

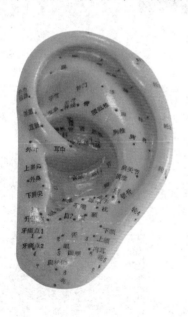
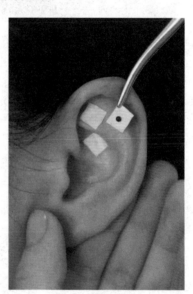

（二）脐疗

运用多种剂型（丸、散、膏、丹、糊等）的药物，对脐部施以敷、贴、填、撒、纳、蒸、涂、罨、熏、熨、灸等，以治疗疾病的一种常用中医外治法。

1. 取麻黄、公丁香、肉桂、苍耳子各适量，将其混匀碾为细末，过筛，装瓶密封备用。用时取药末 6g，用温开水调和成膏状，敷于患者脐孔内，外以纱布覆盖，胶布固定。每天换药 1 次，10 天为一疗程。

2. 取苍耳子、苍术、白芥子、细辛各 5 份,公丁香、肉桂、半夏各 3 份,麻黄 10 份,麝香 1份。除麝香外,其他药烘干碾为细末,再加入麝香混匀,贮藏密封备用。用时取混合药末适量,用脱脂棉球包裹如小球,放入患者脐窝内,外用胶布封贴。每 2 天换药 1 次,10 天为一疗程。

3. 取白术 6g,党参、干姜、炙甘草各 3g,将其烘干混匀碾成细末,直接敷于患者的肚脐上,外盖纱布,再用胶布固定,每天换药 1 次,3 天为一疗程。

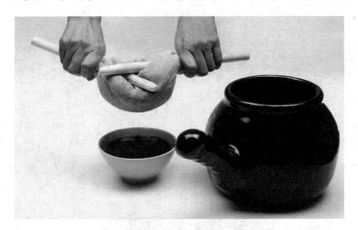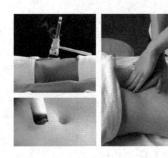

(三) 冬病夏治——三伏贴

1. **功效**　冬病夏治是祖国传统医学中的一种颇具特色的自然疗法。利用人体在三伏天阳气易达于表,毛孔开放,血流加速的特点,运用中药饼剂敷贴于穴位,既除体内伏痰,又能温阳补肺,从而达到调节肺、脾、肾功能,增加免疫力的独特功效。

2. **方法**　采用贴敷疗法,将温散药物如白芥子、细辛、延胡索等捣烂,捏成小饼,贴在大椎穴、天突穴、肺俞穴、膻中穴、定喘穴等穴位上 2～3h。10 天 1 疗程,连续 3 次,能促使皮肤潮红到发生水泡,结合穴位刺激作用,温肺化痰,达到防治目的。贴敷处要妥加保护。

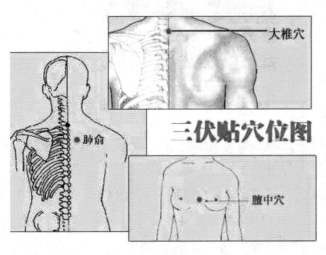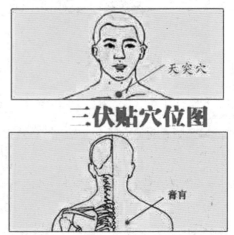

3．皮肤护理　①敷药处起水泡,不要挑破,最好任其自行吸收;如果挑破放水,先用消毒针刺破放水,再涂龙胆紫以防感染。同时根据皮肤破溃的面积大小及感染程度外涂碘伏或用利凡诺尔纱条外敷;②患者穿着宜宽松、棉质衣物,对皮肤起泡处勿抓挠;③保持皮肤干燥,皮肤未愈合期间减少洗浴次数。

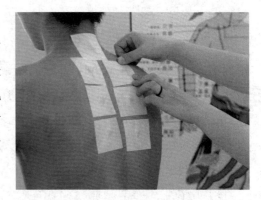

六、戒烟与氧疗、运动疗法

（一）戒烟与氧疗

1．戒烟　戒烟对患有慢性阻塞性肺病或者家族患者慢性阻塞性肺病的朋友来说显然是非常重要的,研究发现,家庭成员吸烟对哮喘及其他呼吸系统疾病患者都极为不利。"一手、二手、三手烟"的危害同样巨大,应引起我们的高度重视。

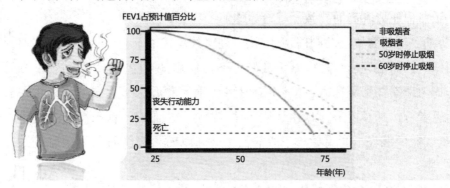

2．氧疗　氧疗是患者在日常生活中需要长期/终身低流量吸氧,常用于慢性阻塞性肺病,睡眠性低氧血症和运动性低氧血症的患者,慢性阻塞性肺病患者每天连续使用氧气不得少于15h。目的是纠正低氧血症,且有利于提高患者生存率,改善生活质量和神经精神状态,减少红细胞增多症,预防夜间低氧血症,改善睡眠质量,预防肺心病和右心衰竭的发生以及减少医疗费用,包括住院次数和住院天数。

（1）氧疗的操作　氧疗一般采用氧气瓶和制氧机,对改善患者的健康状况,提高他们的生活质量和运动耐力有显著疗效。

1）合理选择吸氧时间　对严重慢性支气管炎的患者,每日应给予15h以上的氧疗;对部分患者平时无或仅有轻度低氧血症,在活动、紧张或劳累时,短时间给氧可减轻"气促"的不适感。

2）注意控制氧气流量　一般为1～2L/min,且应调好流量再使用。因为高流量吸氧可加重二氧化碳蓄积,引发肺性脑病。

3）注意氧气的湿化　从压缩瓶内放出的氧气湿度大多低于4%,低流量给氧一般应用气泡式湿化瓶,湿化瓶内应加1/2的冷开水。

4）观察用氧效果　即呼吸是否平稳,呼吸频率、呼吸深度是否正常;脉搏是否较前缓慢;精神状态是否有好转;发绀是否有减轻或消失。必要时可与医院联系,请医务人员为患者作血气分析。

（2）安全用氧注意事项

1）防震　搬运氧气瓶时应轻拿轻放,避免拖、拉、滑动及摔倒,氧气瓶最好安置在氧气架上,无氧气架时可用皮带把氧气筒紧系在床头上。

2）防火　室内严禁使用明火,避免静电产生。氧疗期间患者宜穿纯棉制的衣服,化纤、丝、毛织物尽量避免穿着,以防静电产生,患者在吸氧期间,绝对禁止抽烟。家属应将患者床头的烟和打火机拿掉,并在吸氧室内贴上"禁止吸烟"字样,以引起患者和探视者的重视,长期吸氧患者家中最好备一个灭火器。

3）防热　氧气筒应置于阴凉处,氧气瓶与热源如暖气设备的距离不得少于1m。以防瓶受热致瓶内压力升高而导致氧气瓶爆炸。

4）防油　输氧装置上的阀门、开关接口处严禁涂擦油剂,也不可用带油的手拧螺旋。氧疗期间,患者鼻腔黏膜干燥、口唇干裂时也不得使用油剂予涂抹,鼻黏膜干燥时可用红霉素眼膏均匀地涂抹于鼻孔内,口唇干裂时可用棉签蘸温水予以湿润。禁止在氧疗期间用酒精为患者行按摩及擦浴,因为酒精和油都是易燃物,绝对不能与高浓度氧接触。

5）氧气瓶内氧气不能用尽　一般需留1mPa,以防再充气时灰尘杂质进入瓶内引起爆炸。

6）鼻导管、鼻塞、湿化瓶等应定期消毒。

7）购买制氧机的患者应仔细阅读说明书后再使用。

（二）运动疗法

1. 适合老年人活动内容　根据每个患者病情、喜好及原来基础,选择个体化运动方案,每天运动时间不少于半小时,以不疲劳为度,并嘱患者行呼吸锻炼。

（1）呼吸排痰法　方法为呼吸时用手指轻叩胸背部以促其咳出痰液来;压迫上腹部,特别是咳嗽时用力压迫,有助痰咳出;还可先做4~5次深呼吸,然后上身稍向前弯,张口伸舌咳嗽至少两次。第一次咳嗽时松动黏痰,第二次咳嗽使痰液向上呼吸道动行,咯出痰液。略行休息,反复进行,排痰可比平时增加1倍以上。患者还可采用低头位,包括侧卧、仰卧、俯卧位等,进行引流,以借助重力排除支气管内的痰液。引流时间每次5~10min,早晚各一次。痰多时可2h一次,但不宜在饭后进行。

（2）呼吸肌功能锻炼　即呼吸体操,指运用腹肌帮助膈肌运动,通过增加膈肌运动幅度来增加通气量而达到改善肺功能的目的。主要方法如下:

1）深慢呼吸　患者在不感觉费力的情况下,可逐渐增加呼吸运动幅度,减慢呼吸频率。作用是呼吸效率得以提高,胸闷和气促症状可得到改善。

2）缩唇呼吸　患者用鼻深吸气,用口呼气,呼气时口唇闭拢,慢慢呼气,像吹口哨一样。吸气与呼气时间比为1:2。缩唇呼吸的作用是能够充分将肺内残气呼出,从而改善肺的通气功能。锻炼时要思想集中,全身放松;先呼后吸,吸鼓呼瘪;呼时经嘴,吸时经鼻;细呼深吸,不可用力,见下图。

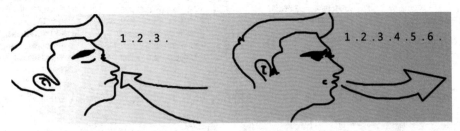

第1步:从鼻孔吸入空气,嘴唇紧闭　　　　第2步:噘起嘴唇,慢慢呼气,如同吹口哨

3）腹式呼吸　将手置于上腹部,呼气时用手轻轻加压,使上腹部慢慢下陷,帮助横膈肌上移,以利肺内残气的排出。吸气时,置于上腹部的手要随之抬起,腹部要充分鼓起,以利横膈肌下移,以增加空气的吸入。同时,呼气时气要经口呼出,口型缩成吹笛状,将废气通过缩小的口慢慢吹出。吸气时气经鼻吸入。要有意识地细呼、深吸,呼气时不可用力。本法可协调膈肌和腹肌活动,改善呼吸道阻塞,增加肺通气量,改善肺功能。

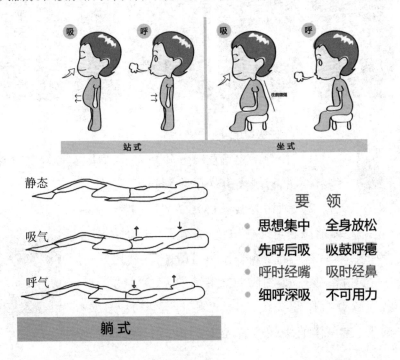

吸　　呼　　　　吸　　呼

站式　　　　　　坐式

静态

吸气

呼气

躺式

要　领

· 思想集中　全身放松
· 先呼后吸　吸鼓呼瘪
· 呼时经嘴　吸时经鼻
· 细呼深吸　不可用力

4）松弛姿势。

（3）适宜的康复运动　如下所示：

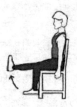 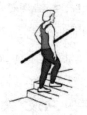 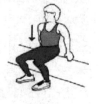 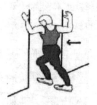

运动1：坐着进行膝部伸直

*坐在椅子上
*伸直膝部
*保持腿伸直5秒，然后放松
*重复另一边
*调整难度：在小腿上负重

运动2：踏台阶或上楼梯

*调整难度：增加台阶数目；
提高台阶高度（或每次步行
2级）；背着重物

运动3：半蹲

*背部靠墙
*往下蹲直到大腿与地面平衡
*靠墙往上滑行直到回复站立姿势
*刚开始时只须靠墙往下滑
行一段短距离
*调整难度：增加下滑深度

运动4：胸大肌牵拉（伸展）

*站在转角处或门道，双手
放在双肩高度，双脚远离转
角处或门道
*身体前倾直到感到胸前有
一种舒服的牵拉（伸展）感
*如果患者伴肩膀痛，则需
要额外注意

2. 保健体操　可根据自身体质选择保健操,如六字气诀、太极拳、气功、呼吸功能操等项目,坚持锻炼能提高机体抗病能力。

（1）六字气诀　是一种吐纳法。它是通过呬、呵、呼、嘘、吹、嘻六个字的不同发音口型,唇齿喉舌的用力不同,以牵动不动的脏腑经络气血的运行。预备式:两足开立,与肩同宽,头正颈直,含胸拔背,松腰松胯,双膝微屈,全身放松,呼吸自然。呼吸法:顺腹式呼吸,先呼后吸,呼时读字,同时提肛缩肾,体重移至足跟。调息:每个字读六遍后,调息一次,以稍事休息,恢复自然。

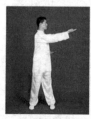 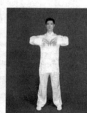 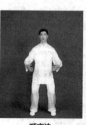 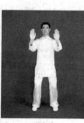 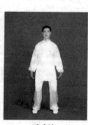 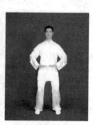

嘘字诀　　　呵字诀　　　呼字诀　　　呬字诀　　　吹字诀　　　嘻字诀

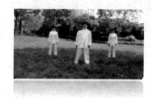

（2）呼吸功能操的锻炼

1）松静站立　双脚分开站立,与肩同宽。双臂自然下垂,膝关节微屈,行顺式腹式呼吸5min。

2）两田呼吸　屏足站立,左脚向左前45°迈出一步,双手自体前拉起至上丹田,缓缓分开。同时用鼻子吸气,合拢时用口呼气,然后双手向下自下单员丹田处,缓缓拉开,鼻吸气,合拢时口呼气,如此三遍。换右脚向前继续三遍。

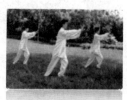

3）调理肺肾　双臂自体侧缓缓拉起,掌心向下,自两臂升平时翻掌,使掌心向上,并在体前缓缓合拢至上丹田。下按,自下丹

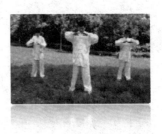

田时俯身,并继续向下,双膝微微前屈,双手至膝盖时停止,重心前移,起身,双手在此做一个开合动作。与此同时,双掌外翻,使掌心向上,水平外摆。然后,双手合拢,重复上述动作三遍。

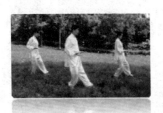

4)转身侧指 左脚向左开出一大步,上升缓缓左转90°,双手并剑指提至腰间,重心移至右腿,双手向后舒展如大鹏展翅状,同时鼻吸气,至双手提至与肩平齐时,自耳后朝前下方指出,同时呼气,此动作重复三遍。然后右转如左式,再做三遍。

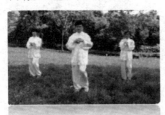

5)摩运肾堂 双手由体侧向上收拢,让腰自肾俞穴出,用大鱼际在此上下磨动36次,后经体侧回到小腹处。

6)养气收功 双手叠放于小腹,舌抵上腭静心调息,心息相依,然后舌体放平,摩擦面部,活动手脚,练功结束。

3. 老年人运动锻炼注意事项

(1)运动能力评估 评估老年人体能与智能,正常体能者、老龄体弱者、肢体残障者、智能障碍者分别选择能进行、容易坚持的全身或肢体运动方式。

(2)运动前安全性评估 如跌倒风险评估。运动前选择合适的运动鞋,检查鞋内有无异物和破损。

(3)运动时间 时间一般在餐后60~90min,每日1~2次,每次20~30min。运动要定时定量,而且要持之以恒。结合轻度、中度运动消耗量安排时间,提倡餐后的适量室内活动与每周3~4次的体能锻炼相结合,有利于缓解餐后高血糖,并保持或增强体质。

(4)运动时心率监测 运动中保持脉率为最大心率的50%~70%,每次运动中间可以休息后再继续。

(5)运动停止条件 患者自感氧气不足、胸闷、气急;处于急性发作期;出现心律失常、心绞痛;血气分析检测指标,如氧分压、酸碱度、二氧化碳分压等。出现严重的其他并发症如呼吸衰竭,急性心力衰竭等时,需要停止运动。

七、应急与处理

慢性支气管炎是慢阻肺稳定期,患者若在诱因存在的情况下,容易发生急性加重期,即AECOPD,是指患者出现超越日常状况的持续恶化,并需改变慢性阻塞性肺病基础的常规用药,通常指在疾病过程中,患者短期内咳嗽、咳痰、气短和(或)喘息加重,痰量增多,呈脓性式黏脓性,可伴发热等炎症明显加重的表现。50% AECOPD 患者发作时没有就医, Ⅰ、Ⅱ级患者院外药物治疗可以缓解症状,Ⅳ级患者急性加重通常伴随着急性呼吸衰竭,需要住院治疗。AECOPD 的住院死亡率近 10%,1 年内的病死率可达到 40%。而在年龄大于 65 岁的老年人,1 年内的病死率可高达 59%。若发生以上情况,应及时报告给医生或联系家属及时转院治疗(表 2 - 50)。

表 2 -50　老年人慢性支气管炎异常情况及处理

异常情况	处理措施	随访
咳嗽、咳痰、喘息等症状突然加重	使用支气管舒张药,严重喘息者给予较大剂量雾化吸入治疗,发生低氧血症用鼻导管持续低流量吸氧;抗生素积极治疗;气道阻塞者,使用糖皮质激素	紧急处理后转诊,并且 2 周后随访
呼吸困难症状明显加重,同时具有缺氧和二氧化碳潴留的临床表现	保持呼吸道通畅;清除呼吸道分泌物及异物;氧疗;抗感染;纠正酸碱平衡失调;必要时建立人工气道,机械通气	
突然加重的呼吸困难,并伴有明显的发绀,患侧肺部叩诊为鼓音	可能发生自发性气胸,紧急排气,予以胸腔闭式引流	
肺动脉高压、右心室肥厚扩大	提示慢性肺源性心脏病,坐位;氧疗;建立两条静脉通路,遵医嘱正确使用药物	

八、养老护理服务建议

见表 2 -51。

表 2 -51　养老机构老慢支老年人服务建议

评估等级	□ 分值≤5	□ 5 < 分值≤10	□ 分值 >10
服务项目	服务内容	服务类型	服务频次
居住环境	室内清洁:定时打扫,定时开窗通风 夏季室温:28 ~30℃ 冬季室温:18 ~22℃ 相对湿度:50% ~60% 为宜	□ 自理 □ 护理员协助	□ 每日 3 次,每次 30min
合理用药	遵医嘱给口服药物;指导老年人自行服药;防止药物不良反应发生	□ 自行服药 □ 护士给药	□ 每日协助
并发症预防与管理	注意保暖、防止受凉、戒烟;观察老年人呼吸状况与咳嗽、咳痰的情况,注意痰液颜色、量;卧床者要经常翻身、拍背促进痰排出	□ 自理 □ 护士协助	□ 每日协助 □ 每天护士观察与护理

（续表）

评估等级	□ 分值≤5	□ 5 < 分值≤10	□ 分值 > 10
服务项目	服务内容	服务类型	服务频次
饮食管理	了解老年人进食情况,有无低血糖、营养不良等情况发生	□ 自行进食 □ 辅助进食 □ 鼻饲	□ 每日指导 □ 每日指导护理员辅助饮食或喂食
肺功能监测	监测严重程度评价、疾病进展、预后及治疗	□ 自行监测 □ 护士监测	□ 每季一次
皮肤管理	观察皮肤有无破损、感染	□ 可自理 □ 护理员协助	□ 每日指导皮肤管理 □ 每日指导护理员观察与清洁
运动锻炼管理	运动安全性评估与运动方式指导	□ 主动锻炼 □ 被动锻炼	□ 每天指导老年人运动□ 每天指导护理员协助老年人运动
健康教育	评估老年人认知状况,提升自我管理能力	□ 认知能力正常 □ 认知能力下降	□ 每个月进行健康教育指导

参考文献

[1] 中华医学会呼吸病学分会慢性阻塞性肺疾病学组.慢性阻塞性肺疾病诊治指南[J].中华结核和呼吸杂志,2002,25(8):453－460.

[2] 雾化吸入疗法在呼吸疾病中的应用专家共识[J].中华医学杂志,2016,(34).

[3] 陈亚红.2017 年 GOLD 慢性阻塞性肺疾病诊断、治疗及预防的全球策略解读[J].中国医学前沿杂志(电子版),2017,(01):37－47.

[4] 张辉.慢性支气管炎急性发作期中医证候分布规律及慢支方防治慢性支气管炎机制的实验研究[D].安徽中医药大学,2015.

[5] 尤黎明.内科护理学.第 4 版.北京:人民卫生出版社,2008.

[6] 刘国华,张明岛.上海市中医病症诊疗常规.第 2 版.上海:上海中医药大学出版社,2003.

[7] 张雅丽.实用中医护理.上海:上海科学技术出版社,2014.

第八节　慢性阻塞性肺疾病

一、引言

慢性阻塞性肺疾病(COPD,简称慢阻肺)是一种以气流受限为主要特征且伴随有肺功能降低的呼吸道疾病。有起病缓慢、病程长、反复多次加重等特点。属于中医学的"肺胀""喘证""痰饮"等疾病范畴。

我国慢阻肺流行病学调查显示,40 岁以上人群的总患病率为 8.2% ,估计全国目前有 4000 多万人罹患此病。每年死于慢阻肺的人数超过 100 万,致残人数达 500 万～1000 万,居我国疾病负担的首位。根据 WHO 预计,到 2025 年,慢阻肺在全球的死亡率将达第 3 位,提高慢阻肺患者的生存质量成为近年来医学界关注的问题。慢性阻塞性肺疾病是一种重要的呼吸系统疾病,患病人数多、病死率高。老年患者是慢阻肺的主流人群,是慢阻肺管理的重点人群,面对日益加剧的老龄化现象和不断改变的家庭结构,养老机构成为慢阻肺管理的重点场所。而指导养老机构正确地评估、管理慢阻肺老年人,避免或减轻并发症的发生与发展,做到"因需施护、因人施护、因病施护",对提高慢阻肺老年人生存质量和健康水平具有意义。

二、疾病相关知识

慢性阻塞性肺疾病是一种以持续气流受限为特征的可以预防和治疗的疾病,其气流受限多呈进行性发展,与气道和肺组织对烟草烟雾等有害气体或有害颗粒的慢性气道炎症反应增强有关(表 2 - 52)。

表 2 - 52　疾病相关知识

慢性阻塞性肺疾病分期	◆ 稳定期 ◆ 急性加重期
病　因	◆ 外因 　■ 吸烟 　■ 感染因素:病毒和细菌为主要病原体 　■ 理化因素:主要包括刺激性烟雾、粉尘、大气污染的慢性刺激 　■ 气候:寒冷,尤其在气候突然变化时 　■ 过敏因素:主要过敏原有尘螨、尘埃、细菌、花粉及化学气体等 　■ 蛋白酶 - 抗蛋白酶失衡 ◆ 内因 　■ 呼吸道局部防御及免疫功能减低 　■ 自主神经功能失调 　■ 其他:营养、气温的突变等
临床表现	◆ 典型症状:呼吸困难、慢性咳嗽、咳痰、喘息和胸闷;其他症状:体重下降、食欲减退等 ◆ 体征:桶状胸、语颤减弱或消失、叩诊呈过清音、听诊呼吸音减弱,部分患者可闻及干、湿啰音
合并症	◆ 心血管疾病、骨质疏松、肺癌、感染、代谢综合征、糖尿病

（续表）

筛查与诊断	◆ 慢性咳嗽、咳痰 ◆ 危险因素:吸烟史、职业性或环境有害物质接触史 ◆ 既往史:包括哮喘史、过敏史及其他呼吸系统疾病 ◆ 家族史:慢阻肺有家族聚集现象
治 疗	■ 氧疗 ■ 药物治疗 ■ 通气支持:无创辅助通气和机械通气 ■ 康复治疗:有效咳嗽、呼吸肌功能锻炼

三、入院评估

老年慢性阻塞性肺疾病入院评估是通过对其慢性阻塞性肺疾病相关因素进行评估的基础上,提高对老年人全身情况的了解,以制定个性化的慢性阻塞性肺疾病管理方案和养老服务内容。

（一）评估意义

养老院入住慢性阻塞性肺疾病老年人均为慢性病程,对其进行护理评估可以帮助护理人员了解老年人的整体情况,预知老年人可能存在的疾病风险,为老年人在院期间的护理工作做好前期准备,从而为老年人的康复打下基础。

（二）评估项目

慢性阻塞性肺疾病入院评估内容详见表2-53。

表2-53 慢性阻塞性肺疾病入院评估

姓名:_____ 性别:□男 □女 年龄:_____岁

评估项目		评估内容与分级	
		1分	0分
基本情况	老年慢性阻塞性肺疾病分期	□ 急性加重期	□ 稳定期
	病程	□ 5~10年 □ 10~15年 □ ≥15年	□ <5年
症状与并发症	临床症状	□ 呼吸困难 □ 慢性咳嗽 □ 咳痰 □ 喘息胸闷 □ 其他:	□ 无
	慢阻肺患者自我评估测试(CAT)问卷评估	□ 评分≥10分	□ <10分
	合并症	□ 心血管疾病 □ 骨质疏松 □ 肺癌 □ 感染 □ 代谢综合征 □ 糖尿病	□ 无

（续表）

评估项目		评估内容与分级	
		1 分	0 分
用药情况（此项不计分）	药物种类	1. 支气管舒张剂　□β₂ 受体激动剂　□沙丁胺醇气雾剂　□福莫特罗　□抗胆碱药　□异丙托溴胺气雾剂　□噻托溴胺气雾剂 2. 激素　□糖皮质激素　□布地奈德福莫特罗（信必可）　□氟地卡松沙美特罗（舒利迭） 3. 其他药物　□祛痰药　□盐酸氨溴索　□福多司坦	
	药物名称	1.　　　　2.　　　　3.　　　　4.　　　　5.	
	药物不良反应	□曾有	□无
行为方式	不良习惯	□吸烟　有＿＿＿＿年,平均每天＿＿＿＿支 □饮酒　有＿＿＿＿年,平均每天＿＿＿＿两	□无 □已戒烟＿＿＿＿年
	睡眠情况	□较差	□一般　□良好
	锻炼方式	□无	□散步　□太极拳 □八段锦　□其他
	饮食情况	□较差	□一般　□良好
	服药行为	□不规律	□遵医嘱
自我管理能力	心理状况	□焦虑　□抑郁　□烦躁　□恐惧	□正常
	意识状态	□嗜睡　□意识模糊　□昏睡　□昏迷	□清醒
	认知情况	简易精神状态检查　□重度障碍　□中度障碍　□轻度障碍	□正常
总　　分			
评估者签名			

注: 存在异常情况的每一模块,计 1 分,合计 16 分。

（三）评估方法与注意点

1. 老年慢性阻塞性肺疾病基本情况评估

（1）慢性阻塞性疾病病程　可分为:①急性加重期:患者在其自然病程中咳嗽、咳痰、气短急性加重超过平常日与日间变化,并需改变经常性药物治疗方案,在疾病过程中,患者常短期内咳嗽、咳痰、气短和(或)喘息加重,痰量增多,脓性或黏液脓性痰,可伴有发热等炎症明显加重的表现;②稳定期:患者的咳嗽、咳痰和气短等症状稳定或症状轻微,病情基本恢复到急性加重前的状态。

（2）了解病史　通过询问老年人及家属和查看相关病例资料,了解老年人患病经过与治疗经过。老年慢性阻塞性肺疾病急性加重次数增加,护理人员要重点关注。

2. 症状与合并症评估

（1）临床症状评估　询问老年人有无相关临床症状。

1）呼吸困难　表现为气短、气喘和呼吸费力等。早起仅在劳力时出现，之后逐渐加重，以致日常生活甚至休息时也感到气短。询问老年人爬坡或爬一层楼时，是否感觉喘不过气来。

2）慢性咳嗽　初起咳嗽呈间歇性，早晨较重，以后早晚或整日均有咳嗽，但夜间咳嗽并不显著。询问老年人是否有咳嗽、偶尔咳嗽还是一直咳嗽。

3）咳痰　咳嗽后通常咳少量黏液性痰，可清晨较多，合并感染时痰量较多，常有脓性痰。询问老年人是否有咳痰、痰液的颜色、是否有很多很多痰。

4）喘息和胸闷　胸部紧闷感常于劳力后发生。询问老年人在家里是否能够做任何事情。

5）其他症状　询问患者有无全身性症状，如体重下降、食欲减退、睡眠差、精力差等。

（2）慢阻肺患者自我评估测试（CAT）问卷评估　可以帮助老年人和主治医生评估慢性阻塞性肺疾病对老年人的健康和每日生活质量的影响。

请老年人独立完成问卷，完成过程中不要询问其他人。对于以下每一项，请选出最适合自己目前状况的描述（表2-54）。

表2-54　慢阻肺患者自我评估测试（CAT）问卷评估

从不咳嗽	1	2	3	4	5	一直咳嗽
一点痰也没有	1	2	3	4	5	有很多痰
没有胸闷的感觉	1	2	3	4	5	有很严重的胸闷感觉
爬坡或爬一层楼时，没有气喘的感觉	1	2	3	4	5	当爬坡或爬一层楼时，感觉严重喘不过气来
在家里能够做任何事情	1	2	3	4	5	在家里做任何事情都很受影响
尽管有肺部疾病，但对外出很有信心	1	2	3	4	5	因为有肺部疾病，对离开家一点信心都没有
睡眠非常好	1	2	3	4	5	由于有肺部疾病，睡眠非常不好
精力旺盛	1	2	3	4	5	一点精力都没有

注：数字1~5表示严重程度，请标记最能反映你当前情况的选项，在框中打"√"，每个问题只能标记1个选项。

得分：

（3）并发症情况评估　旨在通过既往病史、体征和有关检查了解老年人是否存在心血管疾病、骨质疏松、肺癌、感染、代谢综合征和糖尿病等。

3. 用药情况评估　详细评估老年人的用药史，通过对既往和现在所用药物的服用记录、药物不良反应以及老年人对药物的了解程度等内容的评估建立用药记录。

4. 行为方式评估　了解老年人是否存在吸烟、喝酒等不良生活习惯，锻炼行为、服药行为、睡眠情况(必要时可运用睡眠状况自评量表进行测评,详见附表9)是否规律,为日常监护与观察、行为管理提供参考。

5. 自我管理能力评估 慢性阻塞性肺疾病为终身疾病,漫长的病程容易使老年人产生焦虑、抑郁等心理反应。应详细评估老年人对慢性阻塞性肺疾病知识的了解程度及认知情况,有无焦虑、恐惧等心理变化,为制订针对性随访计划提供参考。

(1) 心理状况评估 可运用焦虑抑郁量表检测心理状况,详见附表6和附表7,必要时请专业人士进行评估。

(2) 意识状况评估 可根据老年人意识清晰的程度、意识障碍的范围、意识障碍内容的不同而有不同的表现,具体参照意识状况评估表,详见附表1。

(3) 认知状态评估 通过询问老年人一些简单问题,具体参照简易智力状态检查(MMSE),详见附表8,来评估老年人的认知能力情况。

(四) 评估结果

通过护理评估,护士了解慢性阻塞性肺疾病患者症状、药物应用与并发症情况,并进行照护分级和制定相应的照护方案(表2-55)。

表2-55 慢阻肺照护分级和照护方案

分值≤5

- 每日用药管理,指导有效咳嗽咳痰,营养管理,戒烟指导,呼吸功能锻炼指导
- 每年2次慢性阻塞性肺疾病症状、体征、肺功能测定评估
- 每年1次体检,测量心电图、肺功能、血常规检查

5<分值<10

- 每日用药管理,指导有效咳嗽咳痰,营养管理,戒烟指导,呼吸功能锻炼指导
- 每年6次慢性阻塞性肺疾病症状、体征
- 每3个月1次肺功能测定评估
- 每年1次体检,测量心电图、肺功能、血常规、血气分析检查

分值≥10

- 每日用药管理,指导有效咳嗽咳痰,营养管理,戒烟指导,呼吸功能锻炼指导
- 每2周慢性阻塞性肺疾病症状、体征
- 每2个月1次肺功能测定评估
- 出现难以控制的并发症情况,及时转院

四、日常管理

老年慢性阻塞性肺疾病日常管理旨在通过全面、连续和主动的管理,以达到延缓病程、提升老年人舒适度和生活质量的目的。主要管理内容包括监控和保证老年人安全用药以及生活照护。

（一）安全用药

1. 慢性阻塞性肺疾病治疗方案　药物治疗可以缓解慢阻肺症状,急性加重的频率和严重程度,改善健康状况和运动耐力。常用的药物包括口服药物和吸入药物。每一种治疗方法都需要个体化,因为不同患者之间症状严重程度、气流受限的情况以及急性加重的程度各不相同。

2. 口服药物种类及服药时间　见表 2-56。

表 2-56　口服药物种类及服药时间

药物种类	常用药物名称	服药时间	常见副作用
祛痰药	盐酸氨溴索	餐后服用	轻微的胃肠道反应如胃部不适、胃痛、腹泻等,偶见皮疹等过敏反应
抗氧化剂	羧甲斯坦	餐后服用	可见恶心、胃部不适、腹泻、轻度头痛以及皮疹等

3. 吸入药物种类及使用注意事项　见表 2-57。

表 2-57　吸入药物种类及使用注意事项

药物种类	常用药物名称	使用频次	常见副作用	注意事项
支气管扩张药:β₂受体激动剂	沙丁胺醇气雾剂	按需使用	肌肉震颤、外周血管舒张、代偿性心率加速、头痛、不安、过敏反应	高血压、冠心病、糖尿病、甲亢等患者慎用
	福莫特罗	每日 2 次,每次 1 吸	头痛、震颤、嗳气、腹痛、面部潮红、偶见皮疹	心功能紊乱、糖尿病、肝肾功能不全慎用
抗胆碱药	异丙托溴胺气雾剂	每日 2 次,每次 1 吸	口干、头痛、鼻黏膜干燥、咳嗽、震颤	青光眼、前列腺增生慎用
	噻托溴胺气雾剂	每日 1 次,每次 1 吸	口干、便秘、假丝酵母菌(念珠菌)感染、鼻窦炎、咽炎	青光眼、前列腺增生慎用
联合制剂(激素)	布地奈德福莫特罗(信必可)	每日 2 次每次 1~2 吸	头痛、心悸、骨骼肌肉震颤、口咽部假丝酵母菌感染、咽部轻度刺激、咳嗽和声嘶	使用后需漱口
	氟地卡松沙美特罗(舒利迭)	每日 2 次每次 2 吸	头痛、心悸、震颤、心律失常、关节痛、皮疹、声嘶、口咽部假丝酵母菌感染	使用后需漱口

4. 常用吸入药物的种类及使用具体方法

常用吸入药物的种类包括压力定量气雾吸入器（MDI）、干粉吸入装置（包括蝶式吸入器、都保装置及准纳器）。

正确示范并指导老年人使用吸入药物，常用吸入药物的具体使用方法如下：

（1）压力定量气雾吸入器（MDI）　使用此种吸入装置的气雾剂有异丙托溴铵气雾剂、沙丁胺醇气雾剂等。指导老年人正确的使用方法：

1）移去套口的盖，使用前轻摇贮药罐使之混匀。

2）头略后仰并缓慢地呼气，尽可能呼出肺内空气。

3）将吸入器吸口紧紧含在口中，并屏住呼吸，以示指和拇指紧按吸入器，使药物释出，并同时做与喷药同步的缓慢深吸气，最好大于5s（有的装置带笛声，没有听到笛声则表示未将药物吸入）。

4）尽量屏住呼吸 5 ~ 10s。

5）将盖子套回喷口上。

6）用清水漱口，去除上咽部残留的药物。

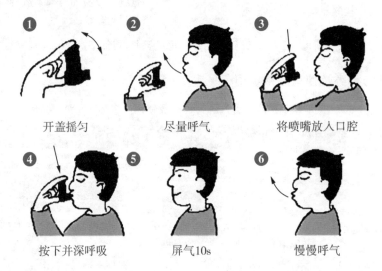

① 开盖摇匀　② 尽量呼气　③ 将喷嘴放入口腔
④ 按下并深呼吸　⑤ 屏气10s　⑥ 慢慢呼气

（2）干粉吸入器

第一种：都保装置，如普米克都保、布地奈德福莫特罗（信必可）装置的使用方法：

1）旋松保护瓶盖并拔出，充分振摇，使其混匀。

2）握住瓶身，使旋柄在下方，垂直竖立。

3）将底座旋柄朝某一方向尽量拧到底，然后再转回到原来位置。当听到"咔哒"声时，表明1次剂量的药粉已经装好。

4）先深呼（勿对喷嘴）。

5）后深吸（将喷嘴放在齿间，用双唇包住吸嘴）。

6）移开喷嘴,屏气5s,然后缓缓呼气;用清水漱口。

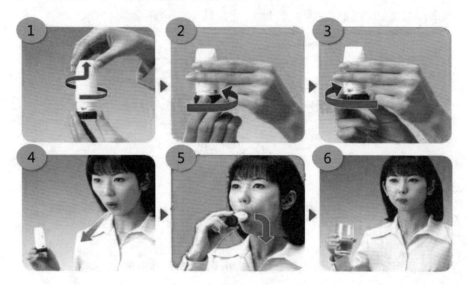

第二种:准纳器,如氟地卡松沙美特罗(舒利迭)的使用方法:

1）一手握住准纳器外壳,另一手拇指向外推动准纳器的滑动杆直至发出"咔哒"声,表明准纳器已做好吸药的准备。

2）握住准纳器并使远离嘴,尽量呼气。

3）将吸嘴放入口中,深深地平稳地吸气,将药物吸入口中,屏气约10s。

4）拿出准纳器,缓慢恢复呼气,关闭准纳器(听到咔哒声表示关闭)。

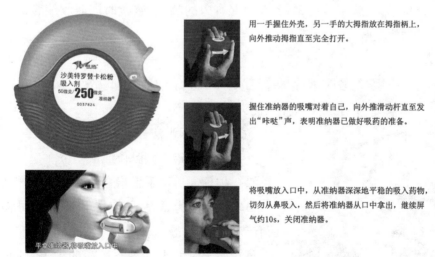

第三种:蝶式吸入器,如噻托溴胺气雾剂的使用方法:

1）将药物转盘装入吸入器中,打开上盖至垂直部位(刺破胶囊)。

2）用口唇含住吸嘴用力深吸气。

3）屏气数秒。

4）重复上述动作 3~5 次,直至药粉吸尽为止。

5）完全拉开滑盘,再退回原位,此时选准盘转至一个新囊泡备用。

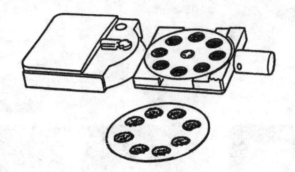

（二）生活照护

1. 护理人员示范有效咳嗽、咳痰的方法,指导老年人有效咳嗽、咳痰

（1）深呼吸法

1）老年人尽可能采用坐位。

2）先进行深而慢的腹式呼吸 5~6 次。

3）然后深吸气,屏气 3~5s。

4）继而缩唇,缓慢地经口将肺内气体呼出。

5）再深吸一口气屏气 3~5s。

6）身体前倾,从胸腔进行 2~3 次短促有力的咳嗽,咳嗽时同时收缩腹部,或用手按压上腹部,帮助痰液咳出。

注意事项:

1）不宜在空腹、饱餐时进行,在饭后 1~2h 进行为宜,每日 2 次。

2）有效咳嗽时,可让老年人怀抱枕头。

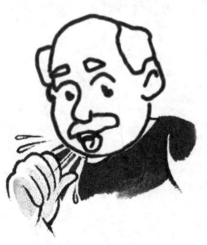

（2）胸部叩击法

1）协助老年人侧卧位或取坐位。

2）护理人员两手手指弯曲并拢,使掌侧呈杯状。

3）以手腕力量,从肺底自下而上、由外向内、迅速而有节律地叩击胸壁。

4）叩击时发出一种空而深的拍击音则表明叩击手法正确。

注意事项:

1）叩击时避开乳房、心脏、骨突部位及衣服拉链、纽扣等处。

2）叩击力量应适中,宜在餐后2h至餐前30min完成。

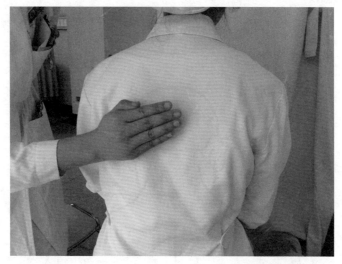

2. 饮食照护

（1）依据营养师配置的饮食指导协助老年人进食。

（2）观察有无呛咳等情况。

3. 起居照护

（1）居室阳光宜充足,避免刺激性气体的吸入。

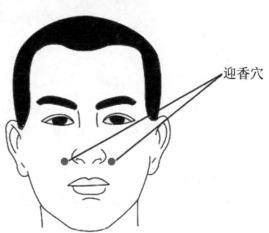

迎香穴

（2）在严寒、大风等天气不可展开户外活动,尽量不去人口密度大的公共场所。

（3）指导患者按摩迎香穴:用示指指尖点压按摩迎香穴,每日1次,1次约1min,按摩的力度是有一定的酸胀感,如果出现刺痛或疼痛到令人难以忍受,甚至大叫出来的情况,都是不正常的,按摩后喝1杯热开水,以预防感冒。

（4）适当进行耐寒锻炼,如冷水洗脸等,但要注意循序渐进。

五、中医护理

（一）操作目的与作用

悬灸是采用点燃的艾条悬于选定的穴位或病痛部位之上,通过艾的温热和药力作用刺激穴位或病痛部位,解除或缓解患者喘息气短的症状的一种操作方法。

穴位敷贴是通过药物敷贴到人体穴位,通过经络效应达到止咳平喘的作用。

（二）操作方法

1. 悬灸

取穴:大椎穴(第7颈椎棘突下)。

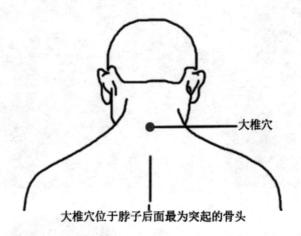

大椎穴位于脖子后面最为突起的骨头

治法:

充分暴露施灸部位,点燃艾条,进行施灸。施灸方法采用温和灸:将点燃的艾条对准施灸部位,距离皮肤2~3cm,使患者局部有温热感为宜,灸10~15min,至皮肤出现红晕为度。及时将艾灰弹入弯盘,防止灼伤皮肤。施灸过程中询问患者有无不适,观察患者皮肤情况,如有艾灰,用纱布清洁。每天1次,10次为1个疗程。

2. 穴位敷贴

取穴:定喘穴(第7颈椎棘突下旁开0.5寸)、天突穴(胸骨靠近胸正中的部位)。

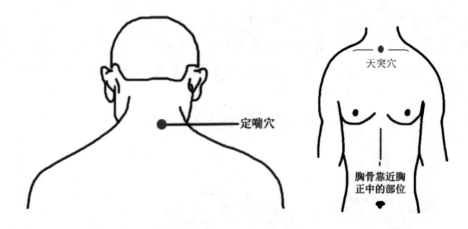

治法:采用"咳喘服帖方",主要成分为细辛5g,防风15g,黄芪15g,苍耳子15g,补骨脂15g,吴茱萸15g,敷贴方用姜汁调成稠糊状做成直径为2~3cm的锥形药饼,然后用7~10cm医用胶布固定。敷贴时间:4~6h,以患者耐受为宜。皮肤过敏及敷贴部位有创伤、溃疡者禁用。每周敷贴 2 次,10 次为一疗程。疗程间隔 5 ~ 7 日。

六、专科护理

(一) 戒烟

可采用简短戒烟干预流程指导老年人戒烟。

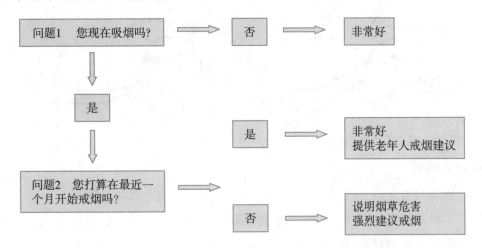

戒烟建议包括:开始戒烟之前,患者最好能为可能遇到的困难提前做好准备,这样才能提高成功戒烟的机会。可选择以下内容进行指导:

(1) 告诉家人、朋友或同事你正在准备戒烟。

(2) 告诉他们你要从哪天开始戒烟。

(3) 推迟吸第一支烟的时间,哪怕是 5 ~ 10min。

(4) 扔掉所有烟草产品和吸烟工具。

(5) 打扫你的生活场所,清除所有和吸烟有关的产品。

(6) 减少在吸烟场所停留的时间。

(7) 多结交已经成功戒烟的朋友。

(8) 多吃新鲜水果。

(9) 连续深呼吸。

(10) 尽量保持双手有事可做。

对没有意愿戒烟的患者,说明烟草的危害。

(1) 烟草烟雾至少含有 69 种致癌物。

(2) 吸烟可导致多种疾病,如癌症、慢性病。

(3) 二手烟可导致疾病。

(4) 戒烟是降低吸烟危害的唯一办法,戒烟越早越好。

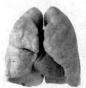

吸烟前　　　吸烟后

（二）呼吸功能锻炼

1. 缩唇呼吸

（1）患者闭嘴经鼻吸气。

（2）然后通过缩唇（吹口哨样）缓慢呼气,同时收缩腹部。

（3）吸气与呼气时间比为 1:2 或 1:3。每天 3 次,每次 5min。

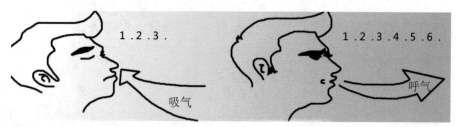

第1步：从鼻孔吸入空气，嘴唇紧闭　　第2步：噘起嘴唇，慢慢呼气，如同吹口哨

2. 腹式呼吸

（1）患者可取立位、平卧位或半卧位,两手分别放于前胸部和上腹部。

（2）用鼻缓慢吸气,腹部凸出,手感到腹部向上抬起。

（3）呼气时经口呼出,手感到腹部下降。

（4）每天 2 次,每次 10~15min。

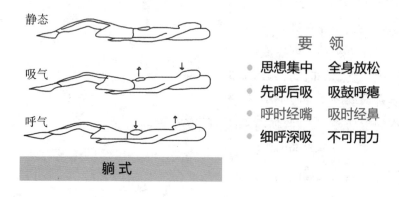

要　领

- 思想集中　全身放松
- 先呼后吸　吸鼓呼瘪
- 呼时经嘴　吸时经鼻
- 细呼深吸　不可用力

躺式

（三）氧疗

1. 照护人员应告知老年人用氧的目的:纠正缺氧,维持重要器官的功能,以提高吸氧的依从性。

2. 指导老年人采用鼻导管持续低流量吸氧,氧流 1~2L/min,照护人员嘱咐老年人勿随意调节氧流量,保持吸氧管道通畅,加强用氧过程中的观察,应避免吸入氧浓度过高而引起二氧化碳潴留。每天吸氧时间最好大于 15h,特别是夜间睡眠时要持续吸氧。

3. 条件允许的话,应常规准备脉搏氧饱和度测量仪,可随时监测血氧情况。

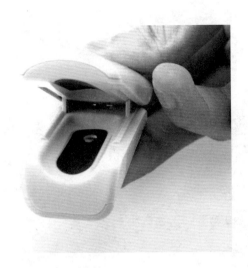

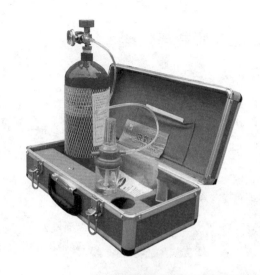

4. 氧疗应注意的事项

（1）卫生用氧，预防感染 对吸氧的鼻导管应经常定时更换和清洗消毒，随时检查有无分泌物堵塞，并及时更换。吸氧所使用的鼻导管一般每天清洗一次。通常先用家庭用的清洁剂洗涤，再用清水洗干净后晾干。

氧气湿化瓶每日用清水清洗，湿化瓶冷开水一般每天更换一次。鼻导管和湿化瓶每周更换一次。

（2）安全用氧 远离火源、高温，搬运时要轻拿轻放，防止爆炸；简而言之，就是要做到"四防"，即防震、防火、防热、防油。应熟悉氧疗装置的正确、安全使用。

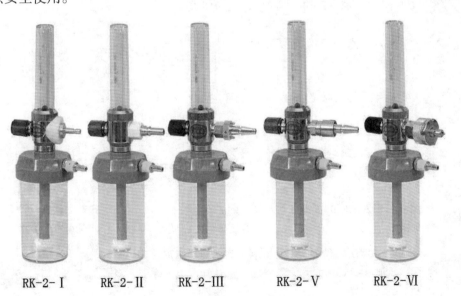

RK-2-Ⅰ RK-2-Ⅱ RK-2-Ⅲ RK-2-Ⅴ RK-2-Ⅵ

七、应急与处理

见表 2 - 58。

表 2 - 58　应急与处理

异常情况	处理措施	随　访
发　热	遵医嘱使用退热剂	紧急处理后转诊,并 2 周后随访
说话困难、呼吸困难、嘴唇或指甲颜色变灰或变蓝	取半卧位,气雾剂吸入使用,3 ~ 4 次/天,鼻导管吸氧	
痰量增多,痰色变黄	遵医嘱口服抗生素,如头孢替尼、左氧氟沙星,口服化痰药	

八、养老护理服务建议单

见表 2 - 59。

表 2 - 59　养老机构慢性阻塞性肺疾病老年人服务建议

评估等级	□ 分值≤5	□ 5 < 分值≤10	□ > 10
服务项目	服务内容	服务类型	服务频次
合理用药	遵医嘱给口服药物或吸入用药;指导老年人自行服药;防止药物不良反应发生	□ 自行服药 □ 护士给药	□ 每日
气道管理	指导老年人深呼吸、协助胸部叩击的有效咳嗽咳痰的护理	□ 自行咳痰 □ 护士协助	□ 每日 2 次
戒烟管理	给予老年人戒烟建议,告知老年人戒烟危害	□ 自行主动戒烟 □ 护士督促戒烟	□ 每周做好戒烟宣教 □ 护理员每日观察老年人是否吸烟
呼吸功能锻炼管理	指导老年人缩唇呼吸、腹式呼吸的正确方法	□ 主动练习 □ 护士协助指导	□ 每日 2 次
营养管理	了解老年人进行情况,有无呛咳等情况发生	□ 自行进食 □ 辅助进食 □ 鼻饲	□ 每日指导 □ 护理员每日观察老年人是否吸烟
氧疗管理	指导老年人正确的吸氧方式及观察氧疗情况	□ 可自理 □ 护理员协助	□ 每日 2 次鼻导管护理 □ 每日观察用氧安全
健康教育	评估老年人认知情况,提升慢性阻塞性肺疾病管理能力	□ 认知功能正常 □ 认知能力下降	□ 每个月进行健康教育指导

参考文献

[1] 中华医学会呼吸病学分会慢性阻塞性肺疾病学组.慢性阻塞性肺疾病诊治指南(2013年修订版)[J].中华结核和呼吸杂志,2013,4(36):255-264.

[2] 王艳兰.Orem自理模式在社区居家养老护理中的应用[J].中国老年学杂志,2014,34(24):7106-7107.

[3] 王少玲,黄金月,周家仪.建立慢性阻塞性肺疾病延续护理的循证实践[J].中华护理杂志,2009,44(5):431-434.

[4] van Dijk W,Tan W,Li P,et al. Clinical relevance of fixed ratio vs lower limit of FEV1/FVC in COPD:patient-reported out-comes from the CanCOLD cohort[J]. Annals of family medicine,2015,13(1):41-48.

[5] Guder G,Brenner S,Angermann CE,et al. GOLD or lower limit of normal definition? A comparison with expert-based diagnosis of chronic obstructive pulmonary disease in a prospective cohort-study[J]. Respir Res,2012,13(1):13.

[6] 邹秀梅,王建乡.上海市奉贤区农村空巢老年人护理服务需求的调查[J].中华护理杂志,2010,45(6):542-543.

[7] 慢性阻塞性肺疾病诊断、处理和预防全球策略(2017GOLD报告).

第九节 高 血 压

一、引言

高血压是一种高患病率、高并发症、高致残率的疾病,而且可引起严重的心、脑、肾的并发症。2015年中国心血管病报告:2002年15岁以上人群高血压患病率为15.5%,2012年18岁以上居民高血压患病率为25.2%,根据2010年第六次全国人口普查数据该病患病人数为2.7亿人。严重威胁着人们的健康和生活质量。高血压为老年慢性疾病发病率的首位,是引发脑卒中、心肌梗死和心力衰竭的重要危险因素。随着人口老龄化速度加快,可以预计发病率将显著增加。根据国务院办公厅发布《社会养老服务体系建设规划(2011—2015)》,90%老年人居家养老、7%社区养老、3%机构养老。而3%进入机构养老的老年人大多是因为高血压并发脑血管意外后遗症多年,家人照料困难而送入养老院。

目前我国很多养老机构实行医养分离,单纯的机构养老存在自身发展不成熟、建设尚未完善等缺陷,特别是受经济条件、地理位置影响的地区。随着人口老龄化的加剧,对养老院等机构养老提出新的挑战,而养老院护士在应对新挑战的工作中承担着重要任务。但是,目前国内缺少一套针对养老院护士的高血压中西医结合护理标准来指导其护理工作。因此,目前急需构建一套科学可行并适合我国养老院护士采用的《高血压养老院中西医护理标准》,为养老院实践提供理论依据,从而实现养老院护理的系统化、规范化。

二、疾病相关知识

(一) 定义

高血压是指以体循环动脉血压[收缩压和(或)舒张压]增高为主要特征(收缩压≥140mmHg,舒张压≥90mmHg),可伴有心、脑、肾等器官的功能或器质性损害的临床综合征。高血压是最常见的慢性病,也是心脑血管病最主要的危险因素。

老年人指年龄≥65岁的人群,我国老年人群高血压患病率高达49%。早期人们认为老年高血压是血压随年龄增长而升高的生理现象,不必治疗。但长期研究表明,老年高血压是危害老年人生存和生活质量的重要因素,积极治疗可明显降低脑卒中等重要心血管事件危险性。无论年龄大小,都应该在医生的指导下控制血压,使之降至正常范围。

(二) 发病机制

老年高血压发病机制目前尚未完全阐明。普遍认为随着年龄的增长,主动脉壁内膜和中层变厚,中层弹力纤维断裂和减少,胶原、脂质和钙盐的沉积,未分化的血管平滑肌细胞(VSMC)移行穿过弹力层进行增殖,结缔组织生成增加,这些结构变化可导致动脉管腔变窄、硬度增加、大动脉弹性减低和自身顺应性降低、弹性扩张能力下降,血管压力得不到缓冲而明显升高。而在单纯性收缩压升高(ISH)的老年患者中由于主动脉弹性回缩降低又进一步造成舒张压下降,从而形成了ISH。除了主动脉结构(大血管)的改变外,内皮细胞功能紊乱、神经体液因子的变化、血流动力学的改变、环境和遗传因素等综合作用在老年高血压的发生、发展中起了重要的作用。

(三) 临床表现

一部分患者为从老年前期的舒张期高血压演进而来,表现为收缩压和舒张压均升高。半数以上患者是单纯性收缩期高血压,是以收缩压增高和脉压差增大为特点的一种特殊类型高血压。高血压具有较高的致死、致残率,已成为人们研究的热点。

1. 单纯收缩期高血压 由于动脉硬化、动脉壁的弹性和伸展性降低、收缩期的弹性膨胀和舒张期的弹性回缩幅度减弱、缓冲能力降低,导致收缩压升高、舒张压降低、脉压差增大。所以老年人常常患有单纯收缩期高血压。

2. 血压波动大 血压昼夜波动的节律异常,对心脑肾等靶器官的损害大;易受环境改变的影响而产生应激反应使诊室血压大大高于自测血压;易发生晨峰血压增高,即起床后2h内的收缩压平均值——夜间睡眠时的收缩压最低值(包括最低值在内1h的平均值)≥35mmHg为晨峰血压增高。建议测量24h动态血压,以便明确血压波动情况,调整用药方案;提倡家庭自测血压。

3. 易发生体位性低血压和餐后低血压。

4. 老年人味觉灵敏度下降,往往吃菜很咸。而肾脏对水盐调节能力下降,血压对盐更敏感。摄入盐过多会使血压升高,降压药疗效降低,血压难以控制。

5. 常合并其他心血管危险因素,更容易发生靶器官损害和心血管疾病;因多种疾病并存而用药种数多,易发生药物之间的相互作用,易致药物不良反应(表2-60)。

表2-60 高血压临床表现

分 型	缓进型高血压	急进型高血压
诱发因素	劳累、精神紧张、情绪波动	多由缓进型高血压恶化而来
临床表现	头痛、头晕、气急、心悸、耳鸣,血压明显而持续性地升高,则可出现脑、心、肾、眼底等器质性损害和功能障碍,并出现相应的临床表现。P2亢进、主动脉瓣区SM杂音、后期表现常与脏器功能不全及并发症有关	其表现基本上与缓进型高血压病相似,但症状如头痛等明显,病情严重、发展迅速、视网膜病变和肾功能很快衰竭等特点。血压显著升高,舒张压多持续在17.3~18.7kPa(130~140mmHg)或更高。出现严重的脑、心、肾损害,发生脑血管意外、心力衰竭和尿毒症。并常有视力模糊或失明,视网膜可发生出血、渗出物及视神经乳头水肿
并发症	心脏疾病:心绞痛、心肌梗死、心力衰竭	
	脑血管疾病:脑出血、缺血性脑卒中、短暂性脑缺血发作	
	肾脏疾病:肾动脉粥样硬化、蛋白尿、肾功能损害	
	血管疾病:主动脉夹层、周围动脉疾病	
	高血压视网膜严重病变:出血或渗出,视乳头水肿	
治疗措施	药物治疗,改善生活行为	

(四) 高血压分级

见表2-61。

表2－61　高血压分级

级　别	收缩压(mmHg)	/	舒张压(mmHg)
正常血压	<120	和	<80
正常高值	120～139	和(或)	80～89
高血压	≥140	和(或)	≥90
1级高血压(轻度)	140～159	和(或)	90～99
2级高血压(中度)	160～179	和(或)	100～109
3级高血压(重度)	≥180	和(或)	≥110
单纯收缩期高血压	≥140	和	<90

（五）高血压危险度分层

见表2－62。

表2－62　高血压危险度分层

其他危险因素、靶器官损害和疾病史	高 血 压		
	1级高血压 收缩压140～159mmHg 或舒张压90～99mmHg	2级高血压 收缩压160～179mmHg 或舒张压100～109mmHg	3级高血压 收缩压≥180mmHg 或舒张压≥110mmHg
Ⅰ:无其他危险因素	低危	中危	高危
Ⅱ:1～2个其他危险因素	中危	中危	很高危
Ⅲ:≥3个其他危险因素或靶器官损害	高危	高危	很高危
临床并发症或合并糖尿病	很高危	很高危	很高危

三、入院评估

（一）评估意义

入住养老院的高血压病老年人多为慢性病程,对其进行护理评估有助于护理人员了解老年人的整体情况,预知老年人可能存在的高血压风险,制定个性化的老年人护理方案,同时为老年人的生活照护、运动辅助和营养摄取提供参考。

（二）评估项目

老年高血压病入院评估内容详见表2－63。

表2-63　养老院高血压病入院评估

姓名:_____　　　性别:□男　　□女　　　年龄:_____岁

评估项目		评估内容	
		1分	0分
基本情况	家族史	□有	□无
症状与并发症	症　状	□头痛头晕　□恶心呕吐　□眼花耳鸣 □呼吸困难　□心悸胸闷　□鼻出血 □下肢水肿　□四肢发麻　□心前区疼痛	□无
	并发症	□冠心病　□高血脂　□糖尿病 □脑梗死　□肾病　□其他	□无
体格检查	血压值(mmHg)		
	身高(cm)		
	体重(kg)		
	BMI		
	心率(次/分)		
用药情况	药物种类	□利尿药　□β受体阻滞剂　□钙通道阻滞剂 □血管紧张素转换酶抑制剂(ACEI) □血管紧张素Ⅱ受体阻滞剂(ARB)　□其他	
	药物名称	1.　　　　　2.　　　　　3.	
行为方式	不良习惯	□吸烟　□饮酒	□无
	睡眠情况	□较差	□一般　□良好
	锻炼方式	□无	□散步 □太极拳 □八段锦 □其他 周锻炼次数 □1次或2次 □3次或4次 □5次或6次
	饮食情况	□荤食为主　□素食为主 □嗜盐　□嗜油　□嗜糖	□均衡
	服药行为	□不规律,时有漏服　□不服药	□遵医嘱

（续表）

评估项目		评估内容	
		1 分	0 分
自我管理能力	心理状况	□ 焦虑　□ 抑郁　□ 烦躁　□ 恐惧	□ 正常
	意识状态	□ 意识模糊　□ 嗜睡　□ 昏睡　□ 昏迷　□ 谵妄	□ 清醒
	认知状况	□ 重度障碍　□ 中度障碍　□ 轻度障碍	□ 正常
评估结果		分值	
评估者签名			

（三）评估方法和注意点

1. 老年高血压基本情况评估　通过询问老年人及家属和查看相关病例资料了解老年人高血压家族史。

2. 症状与并发症评估

（1）头痛头晕　头痛指枕、顶、颞部疼痛，常伴有搏动性；头晕指感到天旋地转或自身转。

（2）恶心呕吐　恶心指表现为胃部不适和胀满感；呕吐指胃或部分小肠内容物通过食管逆流经口腔排出体外的现象。

（3）眼花耳鸣　头脑昏晕，眼睛发花。指在无任何外界相应的声源或电刺激时耳内或头部所产生的声音的主观感觉，即主观性耳鸣，简称耳鸣。

（4）呼吸困难　感到空气不足、呼吸费力；客观表现为呼吸用力，并伴有呼吸频率、深度与节律异常。重者出现端坐呼吸、鼻翼扇动和发绀。

（5）心悸胸闷　自觉心脏跳动的不适感。心悸时心脏搏动可增强、心率可快可慢，心律可规则或不规则。

（6）鼻出血　即鼻衄，多为单侧，少数情况下可出现双侧鼻出血。

（7）下肢水肿　主要表现为下肢肿胀，开始于足踝部，以后涉及整个下肢。形成柔软凹陷性水肿，皮肤尚正常。

（8）四肢发麻　由于末梢血液流通不畅而导致的，手足局部供血不足而出现发麻的现象。

（9）心前区疼痛　指位于前胸和左侧乳房部位的疼痛。

（10）合并症情况评估　旨在通过询问老年人及家属既往病史、体征和查看相关检查了解老年人是否存在冠心病、高血脂、糖尿病、脑梗死、肾病等。

3. 血压的评估　选择符合标准的水银柱式血压计或符合国际标准［欧洲高血压学会

（ESH）、英国高血压学会（BHS）和美国仪器协会（AAMI）]及中国高血压联盟（CHL）认证的电子血压计进行测量。一般不提倡使用腕式或手指式电子血压计。按照规范的方法测得血压。

4. 身高体重 身高测量时赤足,背向立柱站立在身高计的底板上,躯干自然挺直,头部正直,两眼平视前方(耳屏上缘与眼眶下缘最低点呈水平位)。上肢自然下垂,两腿伸直。两足跟并拢,足尖分开约60°,足跟骶骨部及两肩胛间与立柱相接触,成"三点一线"站立姿势。体重测量时穿短衣裤、赤足,自然站立在体重计踏板的中央,保持身体平稳。

5. 体质指数（BMI） 体质指数（BMI）＝体重（kg）÷身高的平方（m²）。判定结果如下:

BMI	
过轻	<18.5
正常	18.5～23.9
过重	24～27
肥胖	28～32
非常肥胖	≥32

6. 心率 心脏跳动的频率称为心率(次/分),除了房颤等心律失常外,一般脉搏等于心率。在浅表、靠近骨骼处的脉搏波最强的血管处,用手指在体外就能感应到脉搏波。正常成人60～100次/分。一般来说,老年人心跳比年轻人慢。

7. 用药情况评估 详细评估老年人的用药史,通过对既往和现在所用药物的服用记录、药物不良反应以及老年人对药物的了解程度等内容的评估建立用药记录。

8. 行为方式评估 了解老年人是否存在吸烟、喝酒等不良生活习惯,锻炼行为、服药行为、睡眠情况(必要时可运用睡眠状况自评量表进行测评,详见附表9)是否规律,为日常监护与观察、行为管理提供参考。

9. 自我管理能力评估 高血压为慢性疾病,漫长的病程和服药等容易使老年人产生焦虑、抑郁等心理反应,对养老院的照护管理不能有效地应对,依从性较差。应详细评估老年人对高血压疾病知识的了解程度及认知情况,有无焦虑、恐惧等心理变化,为制订针对性的服务计划提供参考。

（1）**心理状况评估** 可运用焦虑抑郁量表检测心理状况,详见附表6和附表7,必要时请专业人士进行评估。

（2）**意识状况评估** 可根据老年人意识清晰的程度、意识障碍的范围、意识障碍内容的不同而有不同的表现,具体参照意识状况评估表,详见附表1。

（3）**认知状态评估** 通过询问老年人一些简单问题,具体参照简易智力状态检查（MMSE）,详见附表8,来评估老年人的认知能力情况。

（四）评估结果

通过护理评估,护士了解高血压病老年人的血压情况、药物应用与并发症情况,并进行照护分级和制定相应的照护方案。

> **分值≤5**

- 每日血压监测 1 次或 2 次,用药管理,饮食护理与运动管理
- 每周 1 次体重测量
- 每年 2 次心血管疾病检查、血脂、血糖,尿微量白蛋白、血肌酐等肾功能检查
- 每年 1 次体检,测尿常规、视网膜检查、心电图、超声心动图检查
- 出现难以控制的高血压、昏迷等高血压急症情况,及时转院

> **分值≥6**

- 每日血压监测 3 次,用药管理,饮食护理与运动管理
- 每周 1 次体重测量
- 每年 4 次心血管疾病检查、血脂、血糖,尿微量白蛋白、血肌酐等肾功能检查
- 每年 1 次体检,测尿常规、视网膜检查、心电图、超声心动图检查
- 出现难以控制的高血压、昏迷等高血压急症情况,及时转院

四、日常管理

（一）监控与观察

1. **监测血压频率**　低危患者每日测量血压 1 次或 2 次,中危患者每日测量血压 3 次(每 8h 一次),高危及很高危患者每 2h 测量血压一次。如测出血压过高(收缩压≥200mmHg)、过低(舒张压≤60mmHg),升降幅度过大(>40mmHg),立即告知医生。

2. **遵医嘱用药**　注意药物的疗效、不良反应及用药安全。使用降压药后应定时测量血压以判断疗效,观察药物不良反应,避免急性低血压反应。

（1）使用噻嗪类利尿剂　如氢氯噻嗪(双氢克尿噻)等,应注意检测血钾浓度,酌情补钾。

（2）使用 β 受体阻滞剂　如普萘洛尔(心得安)、美托洛尔、比索洛尔等应观察其抑制心肌收缩力、心动过缓、房室传导阻滞、掩盖低血糖症状(心悸)、血脂升高等不良反应。

（3）使用 α 受体阻滞剂　如哌唑嗪等应防止体位性低血压。

（4）使用钙拮抗剂　如硝苯地平、氨氯地平、拉西地平应观察有无头痛、头晕、面部潮

红、胫前和踝部等外周水肿、反射性心动过速等；使用地尔硫䓬（合贝爽）应观察有无心动过缓、房室传导阻滞等。

（5）使用血管紧张素转换酶抑制剂（ACEI）　如卡托普利（巯甲丙脯酸）、福辛普利等应观察有无头晕、乏力、咳嗽、肾功能损害等。

（6）合理用药　每日按医嘱按时按量服用药物，不得自行增加或减量；服药后需每日定期测量血压，一般药物至少需要服用3周后才能达到最佳效果，所以血压在短时间虽然没有恢复正常，也不要加药或者换另一种降压药，而是观察3周后，血压不正常，再调整降压药。除非是高血压急症，一般不要在短时间内调换降压药物，坚持用够疗程。

3. 观察症状　如发现血压急剧升高，并伴有剧烈头痛、恶心、呕吐、面部潮红、视力模糊、心悸、气促、失语偏瘫等，应立即通知医生，同时备好降压药物及采取相应的护理措施。

（二）合理用药

见表2-64。

表2-64　高血压安全用药

药物种类	常见药物	常见不良反应
利尿药	双氢克尿噻片 速尿片	易致糖耐量降低，血糖升高，高尿酸血症，低钾痛风患者禁用，糖尿病患者慎用
钙拮抗药	硝苯地平（心痛定）	没有明显的绝对禁忌证
β受体阻断药	普萘洛尔（心得安）	能减少胰岛素分泌、干扰糖代谢，支气管收缩、心脏过度抑制和反跳现象，支气管哮喘患者禁用，心功能不全、糖尿病患者不宜用
血管紧张素转化酶抑制药（ACEI）	卡托普利（开博通）	不良反应有干咳、血管神经性水肿等，不宜用于高血钾、肾功能不全、肾动脉狭窄、妊娠等患者
血管紧张素Ⅱ受体拮抗剂（ARB）	氯沙坦（科素亚）	妊娠、高血钾、双侧肾动脉狭窄等患者不宜用

（三）生活照护指导

1. 饮食照护

（1）饮食以低盐、低脂肪为原则，WHO建议每人每日食盐量不超过6g。减少膳食脂肪，补充适量优质蛋白质，减少含脂肪高的猪肉，少吃动物内脏，增加含蛋白质较高而脂肪少的禽类和鱼类。限制饮酒。

（2）防止便秘，必要时给予润滑剂或轻泻剂。

2. 心理照护及日常活动

（1）根据患者不同的性格特点给予指导，训练自我控制的能力，避免各种导致精神紧张的因素。保持平静的心境，避免情绪激动及过度紧张、焦虑。

（2）避免劳累，保证充足的睡眠。

（3）根据血压情况合理安排休息和活动，制定一个有计划的适度运动量，如每天早晨散步、打太极拳等，使身心得到良好休息。

五、中医护理

（一）穴位按摩

穴位按摩是用手指或手掌面着力于人体体表特定的穴位或部位上，逐渐用力下压，可刺激人体的经络穴位或特定部位。因其易于操作等特点，穴位按摩在高血压治疗中广泛应用。可选取以足三里、百会、风池、三阴交为主穴，曲池、涌泉穴为配穴进行按摩，每天1次，每次每穴3~5min（表2-65）。

表2-65　高血压穴位按摩

穴位	位置	取穴	方法
足三里	在小腿前外侧，当犊鼻下3寸，距胫骨前缘一横指（中指）	足三里	大拇指或中指按压足三里一次，每次按压5~10min，酸、胀、麻感觉为佳
百会	后发际正中上7寸，当两耳尖直上，头顶正中	百会穴	用掌指来回按摩，注意按压时力度要适中，每次按摩2min或者根据需要而定

（续表）

穴　位	位　置	取　穴	方　法
风池	胸锁乳突肌与斜方肌上端之间的凹陷处	风池	取端坐位,将双手拇指指腹放于两侧风池穴处,先点按半分钟,再向外按揉2min,力量由轻渐重
三阴交	位于小腿内侧,足内踝尖上3寸(即除拇指外其余四个手指并起来的宽度)、胫骨后方凹陷处	三阴交	用拇指或中指指端按压,一压一放为1次;或先顺时针方向、再逆时针揉三阴交,持续2min,酸、胀、麻感觉为佳
曲池	在肘横纹外侧端,屈肘,当尺泽与肱骨外上髁连线中点	曲池	用拇指按压捻揉双侧曲池穴各50下,持续2min,酸胀麻感觉为佳
涌泉	位于足底部,蜷足时足前部凹陷处,约当足底第2、3趾趾缝纹头端与足跟连线的前1/3与后2/3交点上	涌泉	拇指由轻到重按压涌泉穴2min,酸、胀、麻感觉为佳

（二）中药泡洗

保持室内环境安静整洁,避免对流风直吹患者,室温保持在24℃左右,评估患者身体状况、足部皮肤及心理情况良好,测量血压并记录,指导患者排便后安全坐在床边,将双脚放于遵医嘱配好的温度为38～50℃的汤药中,药液量以没过脚踝为宜。身心放松,浸泡20～30min 医嘱配方根据患者具体情况辨证应用。

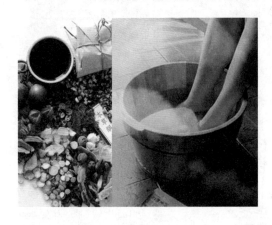
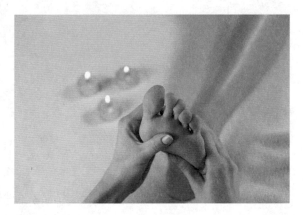

（三）足部按摩

患者足浴后,用干净毛巾擦干双足,取仰卧位,单腿自然伸直,操作者将自己的双手对搓,温热后先用拇指按揉足部高血压点(位于脚大拇指根部横纹中央)1～2min,然后用拇指由轻到重按压涌泉穴(位于足前部凹陷处第2,3趾缝纹头端与足跟连线的前1/3处)3～4min,接着用大小鱼际环形按摩整个足底1～2min。最后用左手握住患者脚踝上方右手转动脚踝,外旋10下,内旋10下。按摩完一侧再按摩另一侧,按摩时注意手法灵活,点揉结合,节奏由慢到快,力度由弱到强,以患者能耐受为度。边按摩边给予心理疏导,观察患者的反应,指导患者于按摩后半小时内喝温开水300～500ml,喝水有利于气血的运行,7日为一疗程。

（四）饮食调护

眩晕耳鸣、头目胀痛、面红目赤、急躁易怒、心悸健忘、失眠多梦、腰膝酸软、口苦咽干、舌红、脉细数等表现者饮食以清淡为主,可用菊花、枸杞子泡水饮,以清心除烦,多食新鲜蔬菜、水果。忌辛辣肥甘厚味及动物内脏。饮食有节,勿暴饮暴食,戒烟禁烟。面色苍白、唇色爪甲淡白无华、头晕目眩、肢体麻木、筋脉拘挛、心悸怔忡、失眠多梦、皮肤干燥、头发枯焦,以及大便燥结等表现者饮食宜富含营养,多食血肉有情之品,如:蛋、奶、肉、猪肝、猪血、红枣、桂圆等。食用党参粥、黄芪粥、薏苡仁粥、莲子粥等以补益脾胃。忌食生冷。脱发齿松,耳鸣耳聋,腰膝酸软,精神呆钝,健忘,舌瘦,脉细无力表现者多吃补肾填精之品,如:核桃、黑芝麻、山药、黑豆、百合、猪腰、枸杞子等;头晕乏力、视物模糊、舌头上有齿印、脾胃虚弱表现者饮食以清淡、素食为主,少吃黏腻、油荤食物,忌食生冷,忌烟酒等。

六、专科护理

(一) 良好的生活习惯

老年人高血压一般血压波动性大,这是因为老年人压力感受器调节血压的敏感性降低,易受内外环境、季节、情绪、体位等因素的影响而导致血压突然升高,然后又很快下降,波动性很大。另外,老年高血压患者常因于卧位起立时出现头晕、眼花,甚至晕厥,这是由于体位性低血压所致,其发生原因是由于老年人的主动脉弓和颈动脉窦的反应性随年龄增长而降低,而使体位变化或服药后应有的代偿性心率增快和反射性血管收缩能力减弱所造成。因此,老年应按时就寝,缓慢起床,早晨醒来不要急于起床,可在床上先活动一下四肢、头颈,然后慢慢坐起再下床活动,这样血压不会有太大波动,以免引起体位性低血压;避免用过热的水洗澡或蒸汽浴,防止血管扩张导致晕厥。冬天外出注意保暖以防寒冷使血管收缩。

(二) 心理疏导

老年人疾病一般呈现出长病程,需要长时间用药治疗,部分老年人会存在焦虑、抑郁等不良情绪,要积极地鼓励患者,提升老年人对疾病控制治疗的信心,必要情况下可以提供优秀治疗案例来提升老年人对疾病控制恢复的信心。要做好护患沟通,多了解老年人心理想法,而后做针对性的心理疏导。避免情绪激动、紧张等,保持健康的心理状态。护理人员要了解老年患者的性格特征及有关社会心理因素进行心理疏导,对待老年人应耐心、亲切、和蔼、周到。

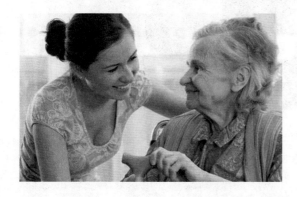
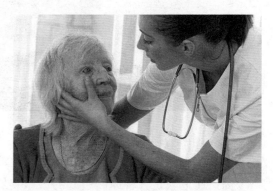

（三）环境管理

要为患者提供舒适的环境,从而有效地提升患者生理与心理舒适感。确保床单、被褥的清洁,控制好室内温度与湿度,湿度控制在50%～60%,温度控制在23～25℃,保持柔和充分的光线,每天2次定时通风半小时以上,保证空气新鲜流通。保持病房更舒适的环境,避免环境嘈杂。保持舒适体位,依据患者需求提供适宜的床高与软硬设置,让其有舒适的坐位、卧位感受。

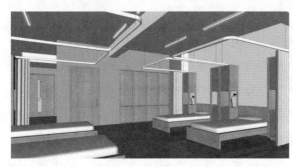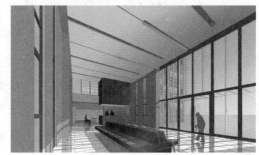

（四）放松和音乐疗法

良好情绪可以有效地控制血压状态,负面情绪对疾病恢复不利,所以应提升老年人自觉控制不良情绪的能力与意识。可以通过看电视、读书看报等多种方式转移患者注意力,也可以采用放松训练、音乐疗法等方式来提升患者治疗舒适感,让患者保持心理层面的舒适感。音乐诱导可产生松弛反应,在听音乐时感觉身心放松,呼吸均匀,有利于患者在治疗期间保持心态平和,情绪稳定。老年人可以选择收听自己喜爱的民谣和时代歌曲等,但所播放的音乐应舒缓,音量不要过大。

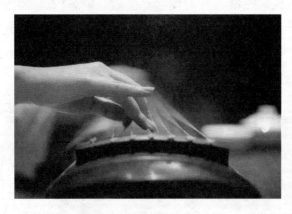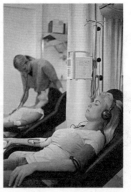

七、应急与处理

高血压危象是各种原因引起的血压突然升高,病情急剧变化并危及患者生命的急症,密切观察病情变化,若患者出现血压急剧升高,剧烈头痛、恶心、呕吐、烦躁不安、视力模糊、眩晕、惊厥、昏迷等症状时,立即报告医生。其救治原则为尽快降低血压,缓解症状,控制并发症,送上级医院救治。

八、养老护理服务建议单

见表 2 -66。

表 2 -66　养老机构高血压老年人服务建议

服务项目	需要提供	服务程度及频次
血压测量	□ 是　□ 否	□ 1 次 / 日　□ 2 次 / 日　□ 3 次 / 日
体重测量	□ 是　□ 否	□ 1 次 / 周　□ 其他
心血管疾病检查	□ 是　□ 否	□ 2 次 / 年　□ 4 次 / 年
体 检	□ 是　□ 否	□ 1 次 / 年　□ 其他
用 药	□ 是　□ 否	□ 保管药品　□ 发放药品　□ 帮助服药
送 餐	□ 是　□ 否	每日（　）次
进 食	□ 是　□ 否	□ 喂食　□ 饮水　□ 切碎及搅拌
修饰及洗浴	□ 是　□ 否	□ 部分帮助　□ 完全帮助
穿(脱)衣	□ 是　□ 否	□ 部分帮助　□ 完全帮助
如厕及排泄	□ 是　□ 否	□ 扶助　□ 协助使用便器　□ 更换尿布　□ 软化大便
移 动	□ 是　□ 否	□ 协助:站立　□ 行走　□ 上下楼　□ 使用步行器
压疮护理	□ 是　□ 否	□ 定时翻身　□ 清洁皮肤
物品整理	□ 是　□ 否	每月（　）次
洗 涤	□ 是　□ 否	□ 衣物　□ 被褥　每月　　次　□ 尿布
打扫房间	□ 是　□ 否	每周（　）次
陪 诊	□ 是　□ 否	□ 陪同就诊　□ 帮助配药　□ 转院
体育锻炼	□ 是　□ 否	每周（　）次
其他服务		

第十节 高脂血症

一、引言

高脂血症是当今临床常见病。长期以来,我国人群血脂平均水平低于发达国家,但近30年来由于生活水平的提高、生活方式改变等因素的影响,血脂异常患病率明显增加。《中国成人血脂异常防治指南》(2016年修订版)指出2012年全国调查结果显示,成人血清总胆固醇(total cholesterol,TC)平均为4.5mmol/L,高胆固醇血症的患病率为4.9%;三酰甘油(triglyceride,TG)平均为1.38mmol/L,高胆固醇血症的患病率为13.1%;高密度脂蛋白胆固醇(high-density lipoprotein cholesterol,HDL-C)平均为1.19mmol/L,低高密度脂蛋白胆固醇血症的患病率为33.9%。中国成人血脂异常总患病率高达40.40%,较2002年呈大幅度上升。人群血清胆固醇水平的升高将导致2010—2030年期间我国心血管病事件约增加920万。

高脂血症不但患者多,同时危害也较大。高脂血症患者人群患动脉粥样硬化、高血压、糖尿病的概率较正常人群大大提高,是正常人群的15倍左右。高脂血症患者因血液脂质含量高,血液黏稠十分有利于血栓形成,因而对患者健康造成了巨大威胁。研究证明,中医护理干预在高脂血症的防治与生活质量提高方面有积极意义,临床研究及生活质量评价,可以作为高血脂患者积极准确的治疗及护理的重要手段。

制定一整套基于健康管理和循证护理先进理念、符合养老院且能够突出中医护理特色和可行性的高脂血症护理标准,将老年人血脂控制在理想水平,避免或减轻并发症的发生与发展,提升糖尿病老年人的生存周期与生活质量,成为评价护理工作和护理质量等方面的重要指标。

二、疾病相关知识

血脂异常通常指血清中胆固醇和(或)三酰甘油水平升高,俗称高脂血症。实际上血脂异常也泛指包括低HDL-C血症在内的各种血脂异常(表2-67)。

表2-67 疾病相关知识

分 型	高胆固醇血症;高三酰甘油血症;混合型高脂血症;低 HDL-C 血症
发病因素或诱发因素	□ 膳食不合理如高热量、高脂肪和高糖类、高盐饮食、过度饮酒等是主要行为危险因素 □ 运动量少、不良习惯、A 型性格、精神紧张、长期吸烟者是易患人群 □ 高血压、早发冠心病家族史、男性 >45 岁、女性 >55 岁、糖尿病;经规范化治疗后康复期的干预对象
典型临床表现(分期)	□ 晨起头晕,不清醒,思维迟钝、颈部僵直感 □ 午餐后犯困、精神差 □ 蹲着干活气喘 □ 阵发性视力模糊 □ 腹痛、生命体征变化
并发症	□ 动脉粥样硬化 □ 高血压 □ 心脑血管疾病 □ 糖尿病 □ 胆结石 □ 胰腺炎 □ 肝炎 □ 老年痴呆
常见治疗(处理)措施	□ 严密监测血压、心率、心律、血糖等动态变化情况,有变化及时转诊就医 □ 加强对伴有动脉硬化、高血压、冠心病或糖尿病并发症患者监测

三、入院评估

老年高脂血症入院评估是通过对其相关因素进行问询的基础上,提高对老年人全身情况的了解,以制定个性化的高脂血症管理方案和养老服务内容。

(一) 评估意义

入住养老院的高脂血症老年人有许多是在原发疾病或者长期不良生活方式基础上引发的,对其进行护理评估有助于护理人员了解老年人的整体情况,预知老年人可能存在的风险因素和护理难点,制订个性化的老年人护理方案,同时为老年人的日常起居、饮食运动和用药观察等提供参考。

血脂检查的重点对象为:①有动脉粥样硬化性心血管疾病(ASCVD)病史者。②存在多项 ASCVD 危险因素(如高血压、糖尿病、肥胖、吸烟)的人群。③有早发性心血管病家族史者(指男性一级直系亲属在 55 岁前或女性一级直系亲属在 65 岁前患缺血性心血管病),或有家族性高脂血症患者。④皮肤或肌腱黄色瘤及跟腱增厚者。

(二) 评估项目

老年高脂血症入院评估项目见表2-68。

表2-68 养老机构高脂血症入院健康评估表

姓名:＿＿＿＿＿ 性别:□男 □女 年龄:＿＿＿＿岁 编号:□□-□□□□□□

体检日期		责任医师/护士	
内容	检 查 项 目		
症状	1. 头痛 2. 头晕 3. 心悸 4. 胸闷 5. 胸痛 6. 慢性咳嗽 7. 咳痰 8. 呼吸困难 9. 多饮 10. 多尿 11. 体重下降 12. 乏力 13. 关节肿痛 14. 视力模糊 15. 四肢麻木 16. 消瘦 17. 尿痛 18. 便秘 19. 腹泻 20. 恶心呕吐 21. 眼花 22. 耳鸣 23. 发热 24. 鼻出血 25. 水肿 26. 多食 27. 腹痛 28. 其他		

一般状况				
体 温	℃	脉 搏	次/分	
呼 吸	次/分	血 压	左侧 / mmHg	
			右侧 / mmHg	
身 高	cm	体 重	kg	
腰 围	cm	BMI		
Barthel评分	总分			
抑郁自评	总分			
焦虑自评	评分			
简易精神状态量表(MMSE)	评分			

辅助检查		
血脂 mmol/L	CHO TG LDL-C HDL-C	
血 糖	mmol/L(空腹□/ 随机□)	
肝功能	ALT U/L AST U/L ALB g/L TBIL μmol/L DBIL μmol/L	
肾功能	Scr μmol/L BUN mmol/L UA μmol/L	
B超*△	肝、胆、胰、脾 双肾、膀胱 前列腺/子宫附件	
其 他		

特殊人群检查		
高血压	血压波动 6:00 12:00 17:00 21:00	
	血生化 K⁺ Na⁺	
	眼部情况	眼部病变 □左眼视力下降 □右眼视力下降 □以上都无 视网膜动脉变化 □Ⅰ级(痉挛);□Ⅱ级(硬化);□Ⅲ级(硬化合并病变); □Ⅳ级(Ⅱ级眼底改变加视乳头水肿)

（续表）

体检日期		责任医师/护士	
内容		检 查 项 目	
特殊人群检查	糖尿病	足背动脉搏动	足背动脉搏动 □ 未触及　□ 双侧对称　□ 左侧减弱　□ 右侧减弱 足部感觉　左足感觉□ 减弱　□ 消失　□ 正常 　　　　　右足感觉□ 减弱　□ 消失　□ 正常 　　　　　左足振动觉□ 减弱　□ 消失　□ 正常 　　　　　右足振动觉□ 减弱　□ 消失　□ 正常 □ 以上都无
		糖化血红蛋白	%
	其他1		
	其他2		
	其他3		
生活行为习惯	体育锻炼	锻炼频率	□ 每天　□ 5~6 天/周　□ 3~4 天/周 □ 少于 1 天/月　□ 1~3 天/月　□ 1~2 天/周
		每次锻炼时间	分钟　　　　　坚持锻炼时间　　　年
		锻炼方式	□ 快步走　□ 登山　□ 跑步　□ 其他
	饮食习惯		□ 荤素均衡　□ 荤食为主　□ 素食为主　□ 嗜盐　□ 嗜油　□ 嗜糖 □ 其他
	吸烟史	是否吸烟	□ 是的,每天吸　□ 是的,但不是每天吸　□ 过去吸,现在不吸　□ 从不吸
		开始吸烟时间	岁　　　　　戒烟时间　　　岁
		吸烟量	平均每日吸烟　支　　　以往平均每日吸烟　支
	饮酒史	饮酒频率	□ 每天　□ 5~6 天/周　□ 3~4 天/周　□ 1~2 天/周　□ 1~3 天/月　□ 少于 1 天/月
		主要饮酒品种	□ 白酒(≥42°)　□ 白酒(<42°)　□ 啤酒　□ 黄酒、糯米酒　□ 葡萄酒　□ 其他
		饮酒量	平均每次饮　　酒　　　ml(瓶)
		开始饮酒时间	岁
		是否戒酒	□ 未戒酒　□ 已戒酒,戒酒时　　岁
		以往饮酒	每月　　次,平均每次饮　　酒　　　ml(瓶)
		以往常饮酒类	□ 白酒(≥42°)　□ 白酒(<42°)　□ 啤酒　□ 黄酒、糯米酒　□ 葡萄酒　□ 其他

（续表）

体检日期		责任医师/护士		
内容	检 查 项 目			
现有健康问题	脑血管疾病	□缺血性卒中　□脑出血　□蛛网膜下隙出血　□短暂性脑缺血发作　□其他		
	心脏疾病	□心肌梗死　□心绞痛　□冠状动脉血运重建　□充血性心力衰竭　□心前区疼痛　□其他		
	血管疾病	□夹层动脉瘤　□动脉闭塞性疾病　□其他		
	消化系统疾病	□胃十二指肠溃疡　□反流性食管炎　□慢性胃炎　□溃疡性结肠炎　□肝炎　□胆囊炎　□胆石症　□脂肪肝　□高脂血症　□痔疮　□其他		
	呼吸系统疾病	□COPD　□肺炎　□支气管炎　□支气管哮喘　□肺结核　□其他		
	肾脏疾病	□糖尿病肾病　□肾功能衰竭　□急性肾炎　□慢性肾炎　□泌尿系统结石　□其他		
	眼部疾病	□屈光不正　□结膜炎　□白内障　□青光眼　□视网膜动脉硬化　□黄斑部变性　□其他		
	神经系统	□无　□有		
	其他疾病	□　　　　□　　　　□　　　　□		
住院治疗情况	住院史	入/出院时间	原因	医疗机构名称	病案号
		/			
		/			
	家庭病床史	建/撤床时间	原因	医疗机构名称	病案号
		/			
		/			
用药情况	服药依从性:□规律服药　□间断服药　□不服药			
	药物1	用法　每次　　　mg(片)　每天　　次		
	药物2	用法　每次　　　mg(片)　每天　　次		
	药物3	用法　每次　　　mg(片)　每天　　次		
	药物4	用法　每次　　　mg(片)　每天　　次		
	药物5	用法		
自我管理	心理状况	□正常　□异常		
	意识状态	□清醒　□意识障碍		
	认知状况	□正常　□认知障碍		

（续表）

体检日期		责任医师/护士	
内容		检 查 项 目	
评估及方案	□ 年检无异常 □ 有异常 异常1._____ 异常2._____ 异常3._____ 异常4._____	健康评估结果： □ 健康意识薄弱,不能主动寻求帮助 □ 健康意识较强,能配合完成 □ 健康意识很强,能主动寻求帮助	
护理方案	护理指导：□日常起居　□饮食　□用药　□运动　□康复　□心理 定期随访：□无需　□每年　□每半年　□每3个月　□其他 转诊：□转至上一级医院　□转社区居家		
健康教育处方	危险因素控制： 1. 生活方式的改善 □ 戒烟　□ 健康饮酒　□ 改善饮食 □ 锻炼　□ 减体重(目标　　　　) □ 其他 2. 疾病知识掌握情况 □ 不掌握　□ 部分掌握　□ 大部掌握　□ 完全掌握		

（三）评估方法与注意点

1. 了解病史　养老院高脂血症个人信息表需要通过询问老年人及家属和查看相关病例资料、实验室检查指标,正确评估与了解老年人患病经过与治疗经过,为确定护理方案提供依据。

2. 养老院高脂血症入院健康评估　见表2-69。

表2-69　ASCVD一级预防人群血脂合适水平和异常分层标准[mmol/L(mg/dl)]

分 层	TC	LDL-C	HDL-C	非-HDL-C	TG
理想水平		<2.6(100)		<3.4(130)	
合适水平	<5.2(200)	<3.4(130)		<4.1(160)	<1.7(150)
边缘升高	≥5.2(200)且 <6.2(240)	≥3.4(130)且 <4.1(160)		≥4.1(160)且 <4.9(190)	≥1.7(150)且 <2.3(200)
升 高	≥6.2(240)	≥4.1(160)		≥4.9(190)	≥2.3(200)
降 低			<1.0(40)		

注：ASCVD:动脉粥样硬化性心血管疾病;TC:总胆固醇;LDL-C:低密度脂蛋白胆固醇;HDL-C:高密度脂蛋白胆固醇;非-HDL-C:非高密度脂蛋白胆固醇;TG:三酰甘油。

本表项目内容应参照表格内容进行相应护理体检,检查结果应如实填写,未进行的检查项目不填写。检查出现异常结果,应在相应项目后填写相关说明。特别需说明的项目:

(1) 编号　共8位,前两位为居委会编码,中间四位为家庭户编码,后两位为家庭成员编码。

(2) 症状　项目可以多选,在方框内填写相应症状编号的数字,如有其他症状,请在"其他"一栏中具体描述。

(3) 一般状况

1) 主要填写体温、脉搏、呼吸、血压等,测定患者生命体征、精神神经、自理能力。

2) 测量老年人身高、体重、腹围,测算其体质指数。特殊测量方法如下:

卧床患者身高测量:准备40cm、50cm塑料直尺各一把,2m塑料卷尺1卷,且将卷尺的0刻度线一端,粘于50cm直尺的一侧,0刻度线与直尺的外侧缘平齐。将橡皮筋圈粘于40cm直尺一侧,将卷尺的另一端穿进橡皮筋圈内。测量时将50cm塑料直尺置于患者足下与足跟平齐,沿身体长度拉直卷尺,移动40cm直尺至患者头顶,与卷尺呈垂直状。直尺与卷尺重叠处的刻度即为患者的身高。既提供了患者准确的身高数据,又保证了危重及卧床患者的安全。

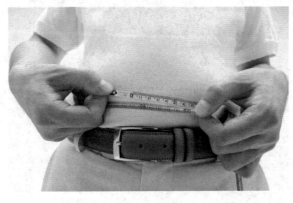

腰围:通过测量腹部脂肪判断相关疾病发生的危险状况。如高血压、LDL("恶性")胆固醇过高、HDL("良性")胆固醇过低、高血糖和吸烟。

测量方法:经脐部中心的水平围长,或肋最低点与髂嵴上缘两水平线间中点线的围长,用软尺测量,在呼气之末、吸气未开始时测量。

3) 日常生活能力参照老年人的日常生活活动能力评估表(Barthel)进行评估,详见附表5。

4) 抑郁自评量表:参照自我评定抑郁量表,详见附表6。

(4) 辅助检查　检查结果(包括在本机构外做的)在相应栏内填写。

1) 血脂检查　其含量可以反映体内脂类代谢的情况。由于血浆胆固醇和三酰甘油水平的升高与动脉粥样硬化的发生有关,因此这两项成为血脂测定的重点项目,而胆固醇中低密度脂蛋白胆固醇、高密度脂蛋白胆固醇可以了解心脑血管情况,故高脂血症常常需要监测这些指标。食用高脂肪膳食后,血浆脂类含量大幅度上升,但这是暂时的,通常在3~6h后可逐渐趋于正常(表2-70)。

表2－70　血脂的检验结果判断

项　目	数　值	临床意义
血清总胆固醇(TC)	5.18mmol/L(200mg/dl)以下	合理范围
	5.18～6.19mmol/L(200～239mg/dl)	边缘升高
	6.22mmol/L(240mg/dl)以上	升高
血清低密度脂蛋白胆固醇(LDL-C)	3.37mmol/L(130mg/dl)以下	合理范围
	3.37～4.12mmol/L(130～159mg/dl)	边缘升高
	4.14mmol/L(160mg/dl)以上	升高
血清高密度脂蛋白胆固醇(HDL-C)	1.04mmol/L(40mg/dl)以上	合理范围
	1.55mmol/L(60mg/dl)以上	升高
	1.04mmol/L(40mg/dl)以下	减低
血清三酰甘油(TG)	1.70mmol/L(150mg/dl)以下	合理范围
	1.70～2.25mmol/L(150～199mg/dl)	边缘升高
	2.26mmol/L(200mg/dl)以上	升高

2）血糖检查　快速血糖仪评估老年人入院时血糖水平,包括随机血糖或餐后2h血糖,判断血糖是否正常或维持在较好的水平。请填写检验数值一栏后,在"(空腹/随机)"选项中,勾选相应检查项目(表2－71)。

表2－71　快速血糖仪检测血糖值范围(单位:mmol/L)

评　价	空腹时	餐后1h	餐后2h	餐后3h
正　常	4.4～6.6	6.7～8.3	5.0～7.2	4.4～6.7
良　好	6.7～7.0	8.4～9.9	7.3～8.8	6.8～8.2
一　般	7.1～8.2	10.0～12.7	8.9～11.0	8.3～9.9
不　良	8.3～9.9	12.8～16.1	11.1～15.3	10.0～14.4
极其不良	≥10.0	≥16.6	≥15.5	≥14.4

3）肝功能检查　肝功能检查是通过各种生化试验方法检测与肝脏功能代谢有关的各项指标以反映肝脏功能基本状况(表2－72)。

表2－72　主要肝功能检查指标

检验项目	参考范围	临床意义
丙氨酸氨基转移酶(ALT)	<45U/L	反映肝实质损害的指标
天冬氨酸氨基转移酶(AST)	<50U/L	反映肝实质损害的指标
白蛋白(ALB)	35～55g/L	反映慢性肝损伤情况
总胆红素(TBIL)	3.42～20.5μmol/L	反映肝脏疾病或胆道是否发生异常
直接胆红素(DBIL)	0～6.91μmol/L	测定直接胆红素主要用于鉴别黄疸的类型

4）肾功能检查　可以帮助早期发现某些肾脏疾病。但由于肾脏的储备能力很强，有些肾脏功能的改变却要到肾脏损害明显时才表现出来（表2-73）。

表2-73　主要肾功能检查指标

检验项目	参考范围	临床意义
血肌酐(Scr)	成人 男 79.6～132.6μmol/L 女 70.7～106.1μmol/L	反映肾脏损害、肾小球滤过率、尿路通畅性等的肾功能指标
血尿素氮(BUN)	二乙酰-肟显色法 1.8～6.8mmol/L 尿素酶-钠氏显色法 3.2～6.1mmol/L	各种肾脏疾病，肾小球病变，肾小管、肾间质或肾血管的损害都可引起血浆尿素浓度的升高，但并不是肾功能的特异指标，它受肾脏以外因素的影响
尿酸(UA)	成人 男 149～417μmol/L 女 89～357μmol/L >60 岁 男 250～476μmol/L 女 190～434μmol/L	多见于痛风、核酸代谢增强的疾病、肾功能受损的疾病尿酸值也增高。但因肾外因素的影响较多，故较少作为肾功能的指标

（5）足背动脉波动监测　足背动脉搏动是判定下肢动脉闭塞性硬化的粗略指标之一，有搏动说明足部血供尚可，没有搏动说明血供较差。具体监测方法如下：

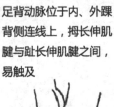

足背动脉位于内、外踝背侧连线上，拇长伸肌腱与趾长伸肌腱之间，易触及

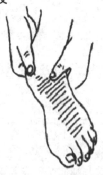

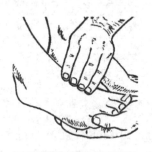

下肢动脉触诊可在股动脉、腘窝及足背处，可以大致了解血管狭窄发生的部位

（6）体育锻炼　指主动锻炼，即有意识地为强体健身而进行的活动。不包括因工作或其他需要而必须进行的活动，如为上班骑自行车、做强体力工作等。

（7）饮食习惯　项目可以多选，在方框内填写相应选项编号的数字。

（8）吸烟史　从不吸烟者及被动吸烟者不必填写"开始吸烟时间""吸烟量"等。

（9）饮酒史 从不饮酒者不必填写有关饮酒史项目。饮酒量可计算折合相当于白酒"××ml"。白酒50ml折合葡萄酒200ml，黄酒250ml，啤酒1瓶、果酒200ml。

（10）生活方式 遵医行为是指患者是否遵照医生的指导去改善生活方式。在良好、一般、差中选择适合患者目前情况的一项。其含义为良好＝"完全按照医生建议"，一般＝"部分按照医生建议"，差＝"无能力或没有条件执行或拒绝接受医生建议"。

（11）现有健康问题 在相应描述后的方框内填写对应被选项序号的数字，可以多选。

（12）住院治疗情况 应逐项填写。时间填写年月，年必须写四位。如因慢性病急性发作或加重而住院或家庭病床，请特别说明。医疗机构名称应写全称。

（13）用药情况 指目前服用药物，尽量填写化学名（通用名）而非商品名，用法按医生医嘱填写。

用药指导：坚持服药的诀窍：每天同一时间服药；将药瓶放在容易看见的地方；避免让儿童和宠物触及；每日服药后在日历上作记号；在日历上标注再次去医院续药的日期；坚持每日服药。

近20年来，多项大规模临床试验结果一致显示，他汀类药物在ASCVD一级和二级预防中均能显著降低心血管事件（包括心肌梗死、冠心病死亡和缺血性卒中等）危险。他汀类已成为防治这类疾病最为重要的药物。所以为了调脂达标，临床上应首选他汀类调脂药物。可以从临床上起始应用中等强度他汀，根据个体调脂疗效和耐受情况，适当调整剂量，若胆固醇水平不达标，与其他调脂药物联合应用，可获得安全有效的调脂效果。

降血脂药物有降胆固醇——他汀类（立普妥、舒降之、京必舒新、来适可、血脂康）（表2-74）；降三酰甘油——贝特类、力平脂。

表2-74 他汀类药物降胆固醇强度

高强度（每日剂量可降低LDL-C≥50%）	中等强度（每日剂量可降低LDL-C 25%~50%）
阿托伐他汀40~80mg 瑞舒伐他汀20mg	阿托伐他汀10~20mg 瑞舒伐他汀5~10mg 氟伐他汀80mg 洛伐他汀40mg 匹伐他汀2~4mg 普伐他汀40mg 辛伐他汀20~40mg 血脂康1.2g

注：阿托伐他汀80mg时，需谨慎使用；LDL-C：低密度脂蛋白胆固醇。

服药后:①血脂监测　降脂药物使用期间应注意以下问题,确保用药安全。用药时应在首次用药4~8周后,去医院复查肝功能、心肌酶和血脂监测。以后每3~6个月再复查上述指标;如果无异常,改为每6~12个月复查一次。如肝功能出现异常,应暂停给药。在用药过程中患者应注意有无肌肉疼痛、肌压痛、肌无力、乏力和发热等症状。②肝损监测　使用他汀类药物,应先查肝功能,以后每个月复查,连续3个月正常后,再每3个月查1次。治疗一般从小剂量开始,在无效或效果不佳且无肝损害的情况下谨慎增加剂量。出现乏力、纳差、恶心、呕吐、腹胀等消化道症状,并有血检验异常时,即指导处理,具体监测数据见(表2-75):

表2-75　肝功能监测

	监测内容	指导措施
用药监测指针	服用剂量 >40mg	每3个月1次
	服用疗程半年及以上	
	与氯吡格雷、阿奇霉素、胺碘酮、罗红霉素、非诺贝特、氟他胺、曲格列酮等联合用药	
	男性和老年	
	乙肝病毒感染者,如慢性乙型肝炎患者	以小剂量为主,加强肝功能监测
表现或检验监测指针	丙氨酸氨基转移酶或天冬氨酸氨基转移酶在1~2倍正常值上限之间	继续每天服用10~20mg的剂量
	丙氨酸氨基转移酶或天冬氨酸氨基转移酶超过3倍正常上限	随访并重复肝功能检查
	有黄疸进行性加深,氨基转移酶持续升高,有他汀类药物引起肝脏损伤的客观证据	需停用他汀类药物,并加强对肝功能的监测
	乙肝病毒感染者	每2周监测氨基转移酶1次,氨基转移酶大于3倍正常值上限应停药
	氨基转移酶正常或仅轻度升高继续用药	每月监测氨基转移酶1次,连续3个月,然后每3个月监测1次
	氨基转移酶升高的同时伴有胆红素升高等,或者氨基转移酶高于10倍正常值上限	停药并加强保肝药物的治疗。一般停药后2~3个月内,氨基转移酶可恢复正常

(14) 护理方案　按照护理标准处理。

(四) 评估结果

通过护理评估,护士了解高脂血症患者的血脂控制、药物应用与并发症情况,以判断日常监控等级与制定相应的照护方案(表2-76)。

表 2-76　老年人高脂血症评估分级日常管理与护理建议

评估项目		评估分级		护理建议
		1 分	0 分	
基本情况	症状	☐ 45 岁前发病	☐ 45 岁及以后发病	①分值≤5 分　每周 2~3 次生命体征监测,每月 1 次做好用药、皮肤和情绪管理,忌烟酒,饮食低热量、低脂肪、低糖类、高纤维,运动根据个人情况,每周 5 次,每次 60min;每年 4 次血糖测定;每年 2 次测量体重、BMI 和腹围,以及高脂血症症状、体征、治疗情况及血压评估;每年 1 次体检,测量血脂、肝肾功能、B 超、视力与视网膜检查、足背动脉测定,根据情况随时进行巴塞尔评分、抑郁自评、焦虑、MMSE 自评测定。
	病程	☐ ≥5 年	☐ <5 年	
一般状况	生命体征	☐ 明显异常	☐ 基本正常	
	BMI	☐ 明显异常	☐ 基本正常	
	腰围	☐ 明显异常	☐ 基本正常	
辅助检查	血糖	☐ 极其不良	☐ 正常或良好	
	肝肾功能	☐ 极其不良	☐ 正常或良好	
	血脂	☐ 极其不良	☐ 正常或良好	
	B 超	☐ 极其不良	☐ 正常或良好	
	其他	☐ 极其不良	☐ 正常或良好	② 5<分值≤15　有并发症者每周 3~5 次生命体征监测,每月 2 次做好用药、皮肤和情绪管理,记住 3-5-7 饮食与运动原则,并可以配合食疗方,养成记膳食日记的习惯;每月 1 次或 2 次血糖测定;配合耳穴按压、经穴推拿等中医护理操作进行康复指导;每季度 1 次或 2 次测量体重、BMI 和腹围,以及高脂血症症状、体征、治疗情况及血压评估;每半年 1 次体检,测量血脂、肝肾功能、B 超、视力与视网膜检查、足背动脉测定,根据情况随时进行 Barthel 评分、抑郁自评、焦虑、MMSE 自评测定。
并发症检查	眼部病变	☐ 差或极差	☐ 正常或良好	
	足背动脉搏动	☐ 差或极差	☐ 正常或良好	
	足部感觉	☐ 差或极差	☐ 正常或良好	
	其他	☐ 差或极差	☐ 正常或良好	
生活行为习惯	锻炼方式	☐ 无	☐ 有	
	睡眠情况	☐ 极差	☐ 一般或良好	
	饮食习惯	☐ 第 2~6 项	☐ 第 1 项	
	吸烟史	☐ 第 2~4 项	☐ 第 1 项	
	高度酒/每天频饮	☐ 有	☐ 无或极少	
用药	服药依从性	☐ 极不规律	☐ 遵医嘱	③ 分值≥15 分　每日生命体征监测,每周测量体重、BMI 和腹围,测量血脂、肝肾功能、B 超、视力与视网膜检查、足背动脉测定,根据病情决定监测频次。注意日常起居调和,保证足够休息时间,注意安全,有并发症等对症处理;除饮食总原则外不宜长期静坐或卧床。制订个性化运动处方及放松静坐等康复指导。根据情况每周决定血糖监测频次;有明显并发症及时转诊就医。
他病	主要脏器疾病	☐ ≥3 种	☐ <2 种	
住院	年住院史	☐ ≥3 次	☐ <2 次	
自我管理	巴塞尔评分	☐ 明显异常	☐ 基本正常	
	抑郁自评	☐ 明显异常	☐ 基本正常	
	焦虑自评	☐ 明显异常	☐ 基本正常	
	意识状态	☐ 意识障碍	☐ 清醒	
	认知状况	☐ 认知障碍	☐ 正常	

　　备注:饮食与非药物治疗者,开始 3~6 个月应复查血脂水平,如血脂控制达到建议目标,则继续非药物治疗,但仍须每 6 个月~1 年复查 1 次,长期达标者可每年复查 1 次。服用调脂药物者,需要进行更严密

的血脂监测。首次服用调脂药者,应在用药 6 周内复查血脂及丙氨酸氨基转移酶和肌酸激酶。如血脂能达到目标值,且无药物不良反应,逐步改为每 6~12 个月复查 1 次;如血脂未达标且无药物不良反应者,每 3 个月监测 1 次。如治疗 3~6 个月后,血脂仍未达到目标值,则需调整调脂药剂量或种类,或联合应用不同作用机制的调脂药进行治疗。每当调整调脂药种类或剂量时,都应在治疗 6 周内复查。治疗性生活方式改变和调脂药物治疗必须长期坚持,才能获得良好的临床益处。

四、日常管理

(一) 评估分级为分值≤5

1. 监测对象　高危人群:吸烟、高血压、早发冠心病家族史、男性 > 45 岁、女性 > 55 岁、糖尿病;经规范化治疗后康复期的干预对象;血脂合理范围或 ASCVD 危险人群中低或中危。

2. 护理目的　通过健康的生活习惯预防或延后发生,达到治未病的作用。

3. 护理措施

(1) 日常起居　生活方式要有规律性,起居有常。居住房间应干燥、温暖而避免潮湿。

(2) 饮食处方　不吸烟、不酗酒,饮食低热量、低脂肪、低糖类、高纤维,可多吃茄子、洋葱、山楂、番茄、豆制品、大豆、玉米、核桃和牛奶等,限制高胆固醇食物的过多摄入,如动物脂肪、动物脑、内脏、奶油、软体类、贝壳类动物的摄入。

(3) 服药处方　定期体检血脂。

(4) 运动处方　根据个人情况,一般每周 5 次,每次 60min,持之以恒、循序渐进,而且运动量和时间适度,可以包括慢跑、骑自行车、跳绳、滑冰、游泳等轻、中度体育运动以及扭秧歌、跳健身舞等文娱活动。如果卧床患者可以由家属或护工进行上下肢的被动运动。方法:各关节(上肢:肩、肘、腕、指各关节;下肢:各足、踝、趾关节)各方向(前、后、左、右、上、下)活动顺序由大关节至小关节;运动幅度(屈、伸、旋)从小到大,时间为各关节方向运动 3~5 遍,每日 1~2 次,速度宜缓慢,手法轻柔,循序渐进同时配合按摩,用力握拳和充分伸展手指,用力背屈,足伸展活动。

(5) 康复指导　保健操、太极拳、八段锦等,适量运动,以不劳倦为宜。

(6) 心理护理　解除各种思想顾虑,避免精神紧张,保持良好的心态。

(二) 评估分级为 5 < 分值≤15

1. 监测对象　居家或社区患者,有冠心病、糖尿病等基础疾病,或头晕、胸闷、胸痛,以及血压、血糖变化者;血脂边缘升高或 ASCVD 危险人群中高危。

2. 护理目的 通过早期干预,主动控制疾病,在萌芽阶段遏制病魔,达到未病先防作用。

3. 护理措施

(1) 日常起居 居室安静,光线充足,空气流通。湿重者慎风寒,痰多者应常翻身叩背,以助咳嗽排痰,保持房间空气流通,及时添减衣被。

(2) 饮食处方 记住 3 – 5 – 7 饮食原则:三高(高纤维、新鲜度、植物蛋白质);五低(低脂肪、低胆固醇、低盐、低糖及低酒精);七分饱。不吸烟、不酗酒,减少由膳食摄入的热量,饮食清淡合理,其比例为蛋白质 15%,脂肪 20%,糖类(碳水化合物)为 65%。还要补充优质蛋白质,忌食油腻、辛辣、刺激之品,多吃新鲜蔬菜并进食适当的水果,保持大便通畅。

(3) 服药处方 定期体检血脂。可以山楂、丹参、泽泻单味煎水,代茶饮用以降脂,必要时服用降脂药。

(4) 运动处方 记住 3 – 5 – 7 运动原则,一天步行 3km(或 5000 步);一般每周 3 ~ 5 次,每次 30 ~ 60min;运动心率小于(170 – 年龄)次/分,可以进行如快步行走、慢跑、游泳等,加强体力活动以增加热量消耗,控制热量平衡,计划减肥,维持健康体重(BMI:20.0 ~ 23.9)。注意劳逸结合。如果卧床患者可以由家属或护工进行上下肢的被动运动。方法:各关节(上肢:肩、肘、腕、指各关节;下肢:各足、踝、趾关节)各方向(前、后、左、右、上、下)活动顺序由大关节至小关节;运动幅度(屈、伸、旋)从小到大,时间为各关节方向运动 3 ~ 5 遍,每日 1 ~ 2 次,速度宜缓慢,手法轻柔,循序渐进同时配合按摩,用力握拳和充分伸展手指,用力背屈,足伸展活动。

(5) 康复指导 运用中医护理操作进行降血压血脂的预防。

1) 耳穴按压 中医认为耳并不是孤立的听觉器官,耳通过经脉与脏腑及全身发生广泛的联系,具有疏通气血、利湿降脂、调节人体脏腑生理功能的作用。现代医学认为,贴压耳穴可以刺激迷走神经,从而使饥饿感降低,食欲减退。

2) 经穴推拿 中医学认为,经络内联脏腑,外络肢节,内脏与体表密切相关。经穴推拿疗法,是根据"体表—内脏相关"的理论,用手指按压体表穴位(多以腹部穴位为主,也可针对不同疾病选用背部、四肢及头面的穴位)以治疗疾病的一种方法。

中医认为高血脂和饮食失节与痰湿内生有着密切的关系。按摩治疗当以健脾化湿为主,手法宜使用补法。

(6) 心理护理 让患者充分了解到外界因素对自身疾病的影响,指导患者有效地调整自身的心态,纠正自身对心血管疾病错误的认识,构建正确的健康行为模式。

(三) 评估分级为分值≥15

1. 监测对象 医生诊断为高血脂症患者,以及冠心病、糖尿病、脑卒中等基础疾病活动期;血脂升高或 ASCVD 危险人群中极高危。

2. 护理目的 既病防变。

3. 护理措施

（1）一般护理

1）日常起居 居室清洁、整齐、安静、舒适,室内空气应当保持新鲜,光线要充足,最好有空调装置,保持室温恒定。指导鼓励患者改正不良的生活习惯,为患者制定科学的生活计划,生活有规律,保证足够休息时间,避免熬夜,确保患者休息场所安静舒适。心悸、眩晕发作者卧床休息,注意安全,有失眠者等对症处理。有胸闷、胸痛等冠心病的症状,血压、血糖的变化等及时就诊。做好"四不"宣传:睡眠枕头不宜过高;睡前不宜吃得过饱;不宜加盖厚重棉被;不宜服大量催眠药及降压药物。

2）饮食处方 坚持调整饮食结构、建立四低一高的饮食习惯:低热量、低脂肪、低胆固醇、低糖、高纤维饮食的总原则。根据身高、体重、工作强度,计算每天热量,合理配置膳食结构,养成记膳食日记的习惯,教会患者进行自我监测。控制油每天 25g,盐 6g,蔬菜 500g,可食食物:番茄、胡萝卜、南瓜、红薯、燕麦、黑木耳等,常饮绿茶。

3）用药指导 当通过合理调整饮食结构、改变不良生活习惯、加强体育锻炼后,仍不能使血脂降至理想水平时,就必须用药物治疗,并长期服药。

坚持服药的诀窍:每天同一时间服药;将药瓶放在容易看见的地方;避免让儿童和宠物触及;每日服药后在日历上作记号;在日历上标注再次去医院续药的日期;坚持每日服药。

4）运动处方 血脂较高伴有心、脑、肾并发症患者应充分休息,通过治疗血压稳定在一般水平、无明显脏器功能损害者,除保证足够的睡眠外可适当参加力所能及的工作,并提倡参加适当的体育活动,如散步、做操、打太极拳等,不宜长期静坐或卧床。根据个人情况,于晚餐半小时后进行,一般每周 3 次,每次 30min。如果卧床患者可以由家属或护工进行上下肢的被动运动。方法:各关节(上肢:肩、肘、腕、指各关节;下肢:各足、踝、趾关节)各方向(前、后、左、右、上、下)活动顺序由大关节至小关节;运动幅度(屈、伸、旋)从小到大,时间为各关节方向运动 3~5 遍,每日 1~2 次,速度宜缓慢,手法轻柔,循序渐进同时配合按摩,用力握拳和充分伸展手指,用力背屈,以及足部伸展活动。

5）康复指导 指导高脂血症患者放松静坐,手掌置于膝盖,闭眼聚神于两脚心,呼吸均匀缓慢睁眼,以消除患者紧张焦虑情绪。

6）心理护理 向患者讲解血脂的正常范围,血脂升高后的主要临床症状以及后续可能引发的疾病临床症状,消除患者紧张情绪。向患者推荐能够放松心情的一些活动或者日常生活爱好,比如多读读休闲的书、和伙伴下棋、听听轻缓的音乐等,以此缓解疾病的进展,促进治疗康复。

（四）转诊就医

1. **适用范围** 血脂指标明显升高 TC240（6.22）和 LDL-C 160（4.16）以上。

2. **监测对象** 有明显症状者如当患者出现明显头痛,颈部僵直感、恶心、颜面潮红或脉搏改变,或者出现腹痛、生命体征变化等症状、体征时;以及对伴有动脉硬化、高血压、冠心病或糖尿病并发症患者应严密监测血压、心率、心律、血糖等动态变化情况,有变化及时转诊就医。

3. **护理目的** 防止病情进一步发展。

4. **护理措施** 反复发病,根据情况建议至上级医院就诊并规范化治疗,定期检测血压、体重、血脂、肝肾功能、B 超等。

（五）注意事项

见表 2 - 77。

表 2 - 77 高脂血症注意事项

分 型	注意事项
高胆固醇血症	忌烟酒;胆固醇摄入量 <200mg/d;保证适当睡眠时间
高三酰甘油血症	减肥;低脂肪和低糖;忌饮酒;避免紧张
混合型高脂血症	了解危害和严重后果;低脂肪和低糖类饮食治疗;及时选用适宜的降血脂药物坚持治疗;定期检测血脂;积极预防并发症

五、中医护理

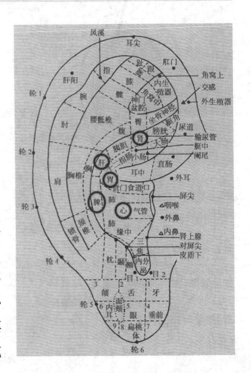

（一）耳穴埋豆

1. **操作目的与作用** 治疗糖尿病是采用王不留行籽刺激耳郭上的穴位或反应点,通过经络传导而达到临床治疗疾病的目的。

2. **操作方法**

（1）主穴 脾、胃、肝、肾、心;配穴 脑、降压沟、神门、额、交感等。

（2）治法 主穴每次取 3 ~ 4 穴,配穴取 1 ~ 2 穴。将王不留行籽 1 粒,置于 0.7cm × 0.7cm 的小方胶布上。在选定耳穴上寻得敏感点后,即贴敷其上,用示指和拇指以适度的压力捻压至酸沉麻木或疼痛为得气,此后每日自行按压 4 ~ 5 次。三餐食后及晚睡前重点按压,以有上述感觉为宜。每次按压 5min,每 3 ~ 4 天换贴,两耳交替。3 个月为 1 个疗程,疗程间隔 1 周。以上治疗在血脂值恢复正常或下降后,仍坚持贴耳穴。

（二）经穴推拿

操作目的与作用　点按涌泉穴 15min 以调和气血、引血下行,配合点按丰隆穴 20min 以祛痰化湿,并配合每日温水泡脚 15min。

主穴　涌泉穴:第 2、3 脚趾缝与足跟连线的 1/3 处,靠近脚趾端的那个点就是涌泉穴,或者你用力弯曲脚趾,脚底凹陷的那个地方就是涌泉穴。

配穴　丰隆。此穴位于外踝尖上 8 寸,条口穴外 1 寸,胫骨前嵴外两横指处。

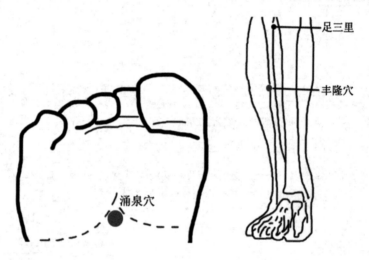

六、专科护理

血脂异常与饮食和生活方式有密切关系,饮食治疗和改善生活方式是血脂异常治疗的基础措施。无论是否选择药物调脂治疗,都必须坚持控制饮食和改善生活方式(表 2 - 78)。

表 2 - 78　生活方式改变基本要素

要　素	建　议
限制使 LDL-C 升高的膳食成分饱和脂肪酸	<总能量的 7%
膳食胆固醇	<300mg/d
增加降低 LDL-C 的膳食成分植物固醇	2 ~ 3g/d
水溶性膳食纤维	10 ~ 25g/d
总热量	调节到能够保持理想体重或者减轻体重
身体活动	保持中等强度锻炼,每天至少消耗 800kJ 热量

（一）饮食

建议每日摄入糖类占总热量的 50%～65%。选择使用富含膳食纤维和低升糖指数的糖类替代饱和脂肪酸,每日饮食应包含 25～40g 膳食纤维(其中 7～13g 为水溶性膳食纤维)。糖类摄入以谷类、薯类和全谷物为主,其中添加糖摄入不应超过总热量的 10%(对于肥胖和高三酰甘油血症者要求比例更低)。食物添加剂如植物固醇/烷醇(2～3g/d),水溶性/黏性膳食纤维(10～25g/d)有利于血脂控制,但应长期监测其安全性。

（二）控制体重

肥胖是血脂代谢异常的重要危险因素。血脂代谢紊乱的超重或肥胖者的热量摄入应低于身体热量消耗,以控制体重增长,并争取逐渐减少体重至理想状态。减少每日食物总热量(每日减少 1200～2000kJ),改善饮食结构,增加身体活动,可使超重和肥胖者体重减少 10% 以上。维持健康体重(BMI:20.0～23.9),有利于血脂控制。

（三）身体活动

建议每周 5～7d、每次 30min 中等强度代谢运动。对于 ASCVD 患者应先进行运动负荷试验,充分评估其安全性后,再进行身体活动。

（四）戒烟

完全戒烟和有效避免吸入二手烟,有利于预防 ASCVD,并升高 HDL-C 水平。可以选择戒烟门诊、戒烟热线咨询以及药物来协助戒烟。

（五）限制饮酒

中等量饮酒(男性每天 20～30g 乙醇,女性每天 10～20g 乙醇)能升高 HDL-C 水平。但即使少量饮酒也可使高胆固醇血症患者胆固醇水平进一步升高。饮酒对于心血管事件的影响尚无确切证据,提倡限制饮酒。

七、应急与处理

发现以下问题及时就诊:

1. **晨起头晕,不清醒,思维迟钝** 一般要待吃过早餐后,头脑才逐渐变得清醒。

2. **午餐后犯困** 需要睡一会儿,否则整个下午都无精打采。相反,晚餐后精神状态特别好。

3. **蹲着干活气喘** 下蹲时回到心、脑的血液减少,肺、脑等器官缺血,导致呼吸困难,故有气喘。

4. 阵发性视力模糊　血液变黏稠了,流速减慢,血液不能充分营养视神经,或者视神经或视网膜暂时性缺血缺氧,看东西一阵阵模糊。

八、养老护理服务建议

见表 2 – 79。

表 2 – 79　养老机构高脂血症老年人服务建议单

评估分级		
服务项目	服务内容	服务频次
合理用药	遵医嘱给口服药物;指导老年人自行服药;防止药物不良反应发生	□ 自行服药　　□ 护士给药
临床指标监测	生命体征监测	□ 每月1次　　□ 每周1次　　□ 每日1次　　□ 根据病情监测
	体重、BMI、腹围、视力和足背动脉测定	□ 每月1次　　□ 每周1次　　□ 每日1次　　□ 根据病情监测
	B 超、视网膜检查	□ 每月1次　　□ 根据病情监测
	监测各项血指标变化	□ 每月1次　　□ 每周1次　　□ 每日2次餐前血　　□ 根据病情监测
皮肤管理	观察皮肤有无破损、感染	□ 每日指导护理员观察与清洁
营养管理	了解老年人进食情况,有无低血糖、营养不良等情况发生	□ 每日指导护理员辅助饮食或喂食
	食疗方配置	□ 每月1次　　□ 每周1次　　□ 每日1次　　□ 根据病情监测
运动锻炼管理	运动安全性评估与运动方式指导	□ 每日指导老年人运动或指导护理员协助老年人运动
中医操作	耳穴按压	□ 每日
	经穴推拿	□ 每日1次
健康教育	评估老年人认知状况,提升高脂血症管理能力	每个月进行健康教育指导,根据情况进行 Barthel 评分、抑郁自评、焦虑MMSE 自评测定

参考文献

[1] 中国成人血脂异常防治指南(2016 年修订版). 中国循环杂志,2016,31(10):937 – 953.

[2] 国家卫生和计划生育委员会疾病预防控制局. 中国居民营养与慢性病状况报告(2015

年). 北京:人民卫生出版社,2015.

[3] Moran A, Gu D, Zhao D, et al. Future cardiovascular disease in China:markov model and risk factor scenario projections from the coronaryheart disease policy model-china. Circ Cardiovasc Qual Outcomes,2010, 3:243 – 252.

[4] 张万红,杨立民,倪娇,等. 中医情志护理对缓解直肠癌患者术前焦虑的影响. 河北医学,2011,17(7):962 – 964.

[5] 龙春霞. 中医护理干预高血脂症的临床研究及生活质量评价. 四川中医,2016,34(3):196 – 198.

[6] 刘桂荣,袁汝明. 对高脂血症的几个问题的探讨. 山东中医药大学学报,2001,25(5):330.

第十一节 高尿酸血症

一、引言

据我国高尿酸血症流行病学调查显示,高尿酸血症患病率为10%,我国高尿酸血症患者约为1.2亿人,高发年龄为中老年男性和绝经后女性,近年来该病发病率呈现年轻化趋势。有研究显示,高尿酸血症的发病随年龄递增而增高,说明年龄与高尿酸血症发病相关性较大。而高尿酸血症可能使老年人发生高血压、脑卒中、代谢综合征的危险性增高。因此,控制好血尿酸指标,对老年人而言非常重要。老年人护理服务机构在提供日常照顾的养老服务同时,不能忽视对老年人高尿酸血症的管理与监控。通过持续有效的全身评估,制定详细的高尿酸血症管理方案,将老年人血尿酸指标控制在理想水平,避免或减轻并发症的发生与发展,提升老年人的生存周期与生活质量。

二、疾病相关知识

高尿酸血症是一种常见并具有广泛危害性的代谢性疾病,血液尿酸升高为主要生化特征。按照病因可分为原发性和继发性高尿酸血症,按照有无临床表现可分为无症状性高尿酸血症和有症状性(以痛风表现居多)。大多数老年高尿酸血症患者伴有痛风、高血压和糖尿病(表2 – 80)。

表 2-80　疾病相关知识

类　型	◆ 原发性高尿酸血症,主要有尿酸排泄减少 ◆ 继发性高尿酸血症,多继发于其他疾病,如白血病化疗后等
临床表现	◆ 无症状者,仅体检发现血尿酸值偏高 ◆ 痛风:痛风石、尿酸结石、关节疼痛等
合并症与并发症	◆ 尿酸沉积于关节,引发痛风性关节炎,导致关节变形 ◆ 刺激血管壁,引发或加重高血压:90%原发性高血压患者合并高尿酸血症 ◆ 糖尿病:长期高尿酸血症破坏胰腺功能诱发糖尿病 ◆ 高脂血症 ◆ 代谢综合征:出现高胰岛素血症和胰岛素抵抗,70%的代谢综合征患者同时合并高尿酸血症 ◆ 冠心病:血尿酸是冠心病死亡独立危险因素 ◆ 肾脏损害:尿酸结晶沉积加重肾脏功能损害
筛查与诊断	◆ 正常嘌呤饮食下,非同日两次空腹血尿酸水平男性 > $420\mu mol/L$,女性 > $360\mu mol/L$
治　疗	◆ 改善生活方式,如健康饮食、多饮水、戒烟酒、控制体重和适当运动 ◆ 碱化尿液 ◆ 避免使用尿酸升高药 ◆ 服用促进尿酸排泄的药物和降尿酸药 ◆ 积极控制与尿酸相关的代谢性危险因素,如高血压、高血糖、高血脂、肥胖等

三、入院评估

老年高尿酸血症入院评估是通过对其高尿酸血症相关因素进行评估的基础上,提高对老年人全身情况的了解,以制定个性化的高尿酸血症管理方案和养老服务内容。

(一) 评估意义

对入住养老院的高尿酸血症老年人进行护理评估有助于护理人员了解老年人的整体情况,预知老年人可能存在的其他并发症风险或有无痛风性关节炎及其程度情况,制定个性化的老年人护理方案,同时为老年人的生活照护、运动辅助和营养摄取提供参考。

(二) 评估项目

老年高尿酸血症入院评估内容详见表 2-81。

表2-81　养老机构高尿酸血症入院评估

姓名:_____　性别:□男　□女　年龄:_____岁

身高:_____cm　体重:_____kg　体质指数(BMI):_____　腰围_____cm

评估项目		评估内容与分级	
		1分	0分
基本情况	老年糖尿病类型	□ 原发性	□ 继发性
	病程	□5~10年　□10~15年　□≥15年	□<5年
症状与并发症	临床表现	□关节疼痛或肿胀　□痛风石　□尿酸结石	□无
	并发症	肾脏病变　□有 □尿微量白蛋白25μmol/L　□尿白蛋白/肌酐比值(+)　□腔梗、心肌梗死、心绞痛　□DM型肾病1~3期　□尿毒症　□血透　□腹透	□无
		□高血压　□高血脂　□高血糖　□冠心病 □脑梗死	□无
血尿酸值(取其中一型计分)	尿酸排泄不良型	血尿酸数值 □每小时尿酸排泄<0.48mg/kg,尿酸清除率<6.2ml/min	□男性<420μmol/L □女性<360μmol/L
	尿酸生成过多型	血尿酸数值 □每小时尿酸排泄>051mg/kg,尿酸清除率≥6.2ml/min	
	混合型	血尿酸数值 □每小时尿酸排泄>0.51mg/kg,尿酸清除率<6.2ml/min	
用药情况(此项不计分)	药物种类	口服药物 碱化尿液:□碳酸氢钠　□枸橼酸氢钠钾 其他药物:□别嘌醇　□苯溴马隆	
	其他用药	降压药物:1.　　2.　　3.　　4. 降糖药物:1.　　2.　　3.　　4. 其他用药:1.　　2.　　3.　　4.	
行为方式	药物不良反应	□曾有	□无
	不良习惯	□吸烟　□饮酒	□无
	睡眠情况	□较差　□入睡难　□睡眠时间<6小时 □睡眠质量较差	□一般　□良好

（续表）

评估项目		评估内容与分级	
		1分	0分
行为方式	锻炼方式	□ 无	□ 散步　□ 太极拳 □ 八段锦　□ 其他 周锻炼次数　□ 1次 或2次　□ 3～4次 □ 5～6次
	饮食情况	□ 不控制　□ 不规律　□ 外食　□ 夜宵 □ 自行加量或减量	□ 严格按照医生要求 执行
	服药行为	□ 不规律,时有漏服　□ 不服药　□ 停药　□ 改药 □ 保健品替代	□ 遵医嘱
自我管理能力	心理状况	□ 焦虑　□ 抑郁　□ 烦躁　□ 恐惧　□ 多疑 □ 忧虑	□ 正常
	意识状态	□ 嗜睡　□ 意识模糊　□ 昏睡　□ 昏迷	□ 清醒
	认知状况	简易精神状态检查　□ 重度障碍　□ 中度障碍 □ 轻度障碍	□ 正常
	管理效能	□ 8～24 效能不足　□ 25～48 效能一般	□ 49～80 效能良好
总　　分			
评估者签名			

（三）评估方法与注意点

1. 老年高尿酸血症基本情况评估　通过询问老年人及家属和查看相关病例资料了解老年人患病经过与治疗经过。测量老年人身高与体重,测算其体质指数。高尿酸血症患者应密切关注其心血管危险因素,如有无合并高血压、高血糖、高血脂、肥胖等。

2. 症状与并发症评估

（1）血尿酸与心血管危险因素评估　血尿酸与心血管危险因素存在一定的相关性。有研究表明,血尿酸水平每增加 $59.5\mu mol/L$,高血压发病相对危险增加 25%。基线血尿酸水平 >398mol/L 者,远期糖耐量异常和 2 型糖尿病的发病危险比 <280mol/L 者增加 78%。尿酸是普通人群全因死亡和冠心病死亡的独立危险因素。血尿酸每升高 59.5mol/L（1mg/dl）,死亡危险性男性增加 48%,女性增加 126%。血尿酸 >357mol/L（6mg/dl）是冠心病的独立危险因素,血尿酸 >416.5mol/L（7mg/dl）是脑卒中的独立危险因素。血尿酸水平是急性心肌梗死、脑卒中和所有心血管事件的独立危险因素,血尿酸升高 86mol/L 预测心血管事件的能力高于总胆固醇升高 1.078mmol/L 和血压升高 21.3mmHg。血尿酸每升高 1mg/dl，肾脏病风险增加 71%，肾功能恶化风险［每年 GFR 下降 3ml/（min·1.73mol）］增加 14%（表 2 - 82）。

表 2 - 82　与高尿酸血症相关的心血管危险因素、靶器官亚临床损害及临床疾病

危险因素	亚临床靶器官损害	糖尿病	CV 或肾脏疾病
<ul><li>SBP 和 DBP 水平</li><li>年龄</li><li>血脂紊乱（TC > 5.0mM，LDL-C > 3.0 mmol/L，HDL-C 男 < 1.0mmol/L，女 < 1.2mmol/L，TG > 1.7mmol/L）</li><li>FPG5.6 ~ 6.9mmol/L</li><li>GT</li><li>家族史</li><li>腹型肥胖（腹围：男 > 102cm，女 > 88cm）</li><li>应用利尿剂</li></ul>	<ul><li>LVH</li><li>颈动脉壁增厚（IMT > 0.9mm 或粥样硬化斑块）</li><li>血清肌酐轻微升高（男 115 ~ 133mmol/L，女 107 ~ 124mmol/L）</li><li>微量白蛋白尿（30 ~ 300mg/24h；白蛋白/肌酐比值：男 ≥22mg/g，女 ≥31mg/g）</li><li>GFR < 60ml/（min 1.73）或 Ccr（< 60ml/min）下降空腹血浆</li></ul>	<ul><li>空腹血浆葡萄糖 ≥7.0mmol/L</li><li>餐后血浆葡萄糖 > 11.1mmol/L</li></ul>	<ul><li>脑血管疾病：缺血性脑卒中；脑出血</li><li>心血管疾病：心肌梗死；心绞痛；心力衰竭，慢性心功能不全，冠心病</li><li>肾脏病变：痛风性肾病；糖尿病性肾病；肾损害（肌酐升高，男 > 133mmol/L，女 > 124mmol/L）；蛋白尿 > 300mg/24h；肾结石</li></ul>

（2）血压和血糖评估　详见高血压和糖尿病章节。

（3）伴痛风的高血尿酸血症老年患者的关节评估　高尿酸血症患者体内尿酸会沉积在关节、血管、皮下组织、肾脏等部位，形成尿酸结晶，导致皮肤、关节表面会形成大小不等的肿块，即为痛风石。有些痛风石表面会出现破溃，流出一些黄白色、豆腐渣样的东西，这即是尿酸结晶。痛风石常见于足部大脚趾，关节表面出现皮肤发红、发烫，有时还会发热，老年人常坐卧不宁，寝食难安，日常生活严重受影响。

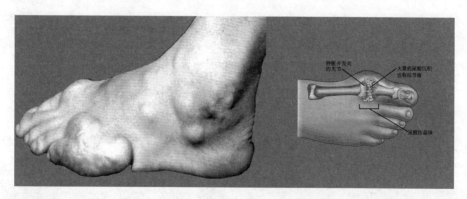

3. **用药情况评估**　详细评估老年人的用药史，通过对既往和现在所用药物的服用记录、药物不良反应以及老年人对药物的了解程度等内容的评估建立用药记录。

4. **行为方式评估**　了解老年人是否存在吸烟、喝酒等不良生活习惯，锻炼行为、服药行为、睡眠情况（必要时可运用睡眠状况自评量表进行测评，详见附表9）是否规律，为日

常监护与观察、行为管理提供参考。

　　5. **自我管理能力评估**　糖尿病为终身性疾病,漫长的病程及严格的饮食控制等容易使老年人产生焦虑、抑郁等心理反应,对养老院的照护管理不能有效地应对,依从性较差。应详细评估老年人对糖尿病知识的了解程度及认知情况,有无焦虑、恐惧等心理变化,为制订针对性的服务计划提供参考。

　　(1) 心理状况评估　可运用焦虑抑郁量表检测心理状况,详见附表 6 和附表 7,必要时请专业人士进行评估。

　　(2) 意识状况评估　可根据老年人意识清晰的程度、意识障碍的范围、意识障碍内容的不同而有不同的表现,具体参照意识状况评估表,详见附表 1。

　　(3) 认知状态评估　通过询问老年人一些简单问题,具体参照简易精神状态检查(MMSE),详见附表 8,来评估老年人的认知能力情况。

(四) 评估结果

　　通过护理评估,护士了解糖尿病老年人的血糖控制、药物应用与并发症情况,并进行照护分级和制定相应的照护方案。

分值≤5

- 每日用药管理,皮肤管理,营养管理与运动管理
- 服药者每 2 周检测血尿酸值
- 伴有心血管疾病参照疾病管理要求进行管理
- 每年 1 次体检,测量尿微量蛋白、心电图、尿常规、神经病变、视网膜检查和足部检查

5 < 分值≤10

- 每日用药管理,皮肤管理,营养管理与运动管理
- 伴有心血管疾病参照疾病管理要求进行管理
- 服药者每 2 周检测血尿酸值,评估高尿酸血症治疗方案
- 每年 1 次体检,测量尿微量蛋白、心电图、尿常规、神经病变、视网膜检查和足部检查、血管超声、神经传导、肌电图

分值≥10

- 每日用药管理,皮肤管理,营养管理与运动管理
- 伴有心血管疾病参照疾病管理要求进行管理
- 出现难以控制的关节疼痛、并发症急性发作等情况,及时转院

四、日常管理

老年高尿酸血症日常管理旨在通过全面、连续和主动的管理,以达到降低心血管疾病发生的危险度,提升老年人舒适度和生活质量的目的。主要管理内容包括监控和保证老年人合理用药、饮食指导和急性并发症的发现与处理以及生活照顾的指导。

(一)合理用药

1. 高尿酸血症治疗路径 见下图。

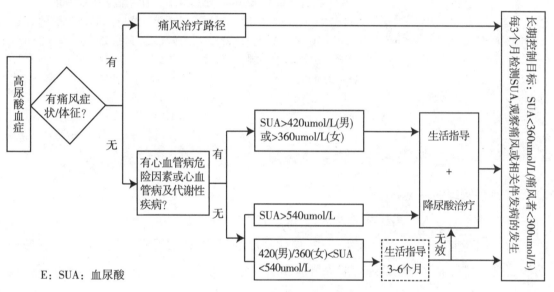

图 2-1 高尿酸血症治疗路径

2. 常用药物种类

(1)口服药物种类及服药时间见表 2-83。

表 2-83 高尿酸血症用药

药物种类	常见药物名称	服药时间	常见不良反应
抑制尿酸再吸收	苯溴马隆	成人起始剂量 50mg(1 片),每日 1 次,1~3 周后根据血尿酸水平调整剂量至 50mg/d 或 100mg/d,早餐后服用	应用时须碱化尿液,尤其已有肾功能不全,注意定期监测清晨第 1 次尿 pH,将尿 pH 维持在 6.2~6.9。同时保证每日饮水量 1500ml 以上 注意监测肝肾功能 由于促进尿酸排泄,可能引起尿酸盐晶体在尿路沉积,有尿酸结石的患者属于相对禁忌证

（续表）

药物种类	常见药物名称	服药时间	常见不良反应
碱化尿液	碳酸氢钠	用碳酸氢钠 3～6g/d，分 3 次口服，将尿 pH 维持在 6.2～6.9 最为适合	尿 pH＞7.0 易形成草酸钙及其他类结石
抑制尿酸合成	别嘌醇	成人初始剂量 1 次 50mg，每日 1 次或 2 次，每周可递增 50～100mg，至 1 日 200～300mg，分 2～3 次服，1 日最大量不得＞600mg	每 2 周测血尿酸水平，如已达正常水平，则不再增量。如仍高可再递增剂量，至血尿酸恢复到 357mol/L（6mg/dl）以下，后逐渐减量，用最小有效量维持较长时间 肾功能下降时达到能耐受的最低有效剂量即可，如 Ccr＜60ml/min，别嘌醇推荐剂量为 50～100mg/d，Ccr＜15ml/min 禁用 常见的不良反应为过敏，轻度过敏者（如皮疹）可以采用脱敏治疗，重度过敏者（迟发性血管炎、剥脱性皮炎）常致死，禁用

3. 用药管理注意点

（1）熟悉老年人所用药物的类型、剂量、用药方式、不良反应。

（2）用药前，应完成老年人用药史、老化程度的评估，评估胃肠功能、吞咽能力、吸收功能、心脏功能、中枢神经系统功能等可能影响用药的相关项目。通过对身体老化程度的评估决定用药管理方式。

（3）评估老年人阅读能力、记忆能力、理解能力、获取药物知识的能力等。判断老年人是否可以有能力为自己准备药物，包括药物的计量、获取、辨认等，以确定是否需要他人辅助给药。

（4）老年人自行服药者，因老年人记忆力减退，应及时提醒和督促老年人正确服药，防治药物意外事件发生。

（5）护士进行用药管理时，口服用药严格执行三查七对制度，保证老年人服药到口，防止出现错服、漏服。若老年人吞咽功能较差（评估见脑卒中章节），可将药物研磨至粉末，协助老年人服下，防止出现窒息。

（二）监控与观察

无症状型高尿素血症老年人应督促其改变生活方式，如健康饮食、戒烟酒、坚持运动和控制体重等。尽量避免使用可能导致尿酸增高的药物，如利尿剂（尤其噻嗪类）、皮质激素、胰岛素、环孢素、他克莫司、吡嗪酰胺、烟酸等。若需要服用此类药物,需要碱化尿液、多饮水,保持每日尿量在 2000ml 以上。

对于合并痛风等关节炎或需要服用药物降低尿酸的高尿酸血症患者,应注意定期观察以下几个内容:

1. 每 2 周血尿酸值监测,以评估药物治疗方案。

2. 服药期间,定期检查(每月)肝肾功能、血常规,如果肝肾功能和血细胞出现进行性下降需要停用药物。

3. 痛风性关节炎的护理

(1) 伴有痛风石的患者,如耳轮、足部等部位每日检查痛风石处皮肤红肿、有无破溃情况。

(2) 伴有关节畸形或活动受限的老年人,应评估老年人的活动范围、功能。保持患处皮肤清洁、避免摩擦、损伤。急性期关节避免负重。改变姿势,以保持受累关节舒适。

(3) 足部痛风石的老年人选择合适的鞋袜,避免足部受压。应选择轻巧柔软、前头宽大的鞋子,袜子以弹性好、透气及散热性好的棉毛质地为佳。

(三) 生活照护指导

1. 清洁照护

(1) 洗浴温度不宜过高,多为 35℃,可用手背先试一下水温,手背不觉得太凉或太热就是合适的温度。

(2) 清洁皮肤选用温和的洗浴液,避免刺激皮肤。动作轻柔,清洁后可涂润肤品。

(3) 指导护理员清洁前观察皮肤有无破损与感染。尤其伴有痛风型关节炎的老年人,其受损关节处皮肤应避免用力擦拭。

2. 饮食照护

(1) 依据营养师配置的糖尿病饮食指导护理员协助老年人进食。

(2) 观察有无噎食、呛咳等情况。

五、中医护理

(一) 操作目的与作用

中药离子导入法是通过离子导入的电泳作用和电趋向性,促进药物向休内有效转运,达到疏通经络、补气活血、扶正祛邪的功效。

(二) 操作方法

1. 核对老年人姓名,做好解释工作,取适当体位,充分暴露治疗部位。必要时屏风遮挡,保暖。

2. 治法　取中药药液倒入药杯摇匀,取纱布两块,折叠四层如电极板大小,放入药杯中充分浸湿。打开电源总开关,要药液纱布压敷在电极板上,将电极板固定在治疗部分。选择治疗时间、治疗部位,然后选择治疗处方,调节治疗强度和温度以老年人能承受为止。

3. 在治疗过程中,注意观察老年人局部及全身情况,询问其感受。

4. 治疗结束,取下电极,关闭电源。将配件清洗晾晒,备用。

六、饮食与运动

1. 高尿酸血症老年人饮食原则　以低嘌呤食物为主,严格控制肉类、海鲜和动物内脏等食物摄入,中等量减少乙类食物摄入,进食以甲类食物为主。

2. 嘌呤食物分类与饮食建议　见表2-84和表2-85。

表2-84　100g食物中嘌呤的含量

甲　类	乙　类	丙　类
0～15mg 除乙类以外的各种谷类、除乙类以外的各种蔬菜、糖类、果汁类、乳类、蛋类、乳酪、茶、咖啡、巧克力、干果、红酒	50～150mg 肉类、熏火腿、肉汁、鱼类、贝壳类、麦片、面包、粗粮、芦笋、菜花、菠菜、蘑菇、四季豆、青豆、豌豆、菜豆、黄豆类、豆腐	150～1000mg 动物内脏、浓肉汁、凤尾鱼、沙丁鱼、啤酒

表2-85　饮食注意事项

避　免	限　制	鼓　励
内脏等高嘌呤食物(肝、肾) 高果糖谷物糖浆的饮料(如汽水、果汁)或食物 酒精滥用(发作期或进展期者严格禁酒)	牛、羊、猪肉,富含嘌呤的海鲜 天然水果汁、糖、甜点、盐(包括酱油和调味汁) 酒精(尤其是啤酒,也包括白酒)	低脂或无脂食品 蔬菜

3. 饮食管理中注意依据老年人活动量、体重进行饮食选择。依据老年人的消化能力、肾功能选择食物,食物选择宜多样化。营养师根据糖尿病情况为老年人进行膳食制定,护士结合老年人常规饮食习惯给予建议。

4. 评估老年人的吞咽功能,老年人因为口腔问题,如牙齿缺失、口腔黏膜角化增加、唾液减少、吞咽困难等,消化功能减退(胃肠功能老化),故一般选择易消化、清淡的流质食物。

5. 每日饮食限量。口味宜淡,尽量采用低钠饮食,防止高血压的发生。一般每日限制食盐在 6g 以内为好。护理员协助老年人进食时,应提醒注意喂食安全。

6. 选择适合老年人的锻炼项目,以防止肥胖。如以长时间、低强度的有氧运动及小力量运动为主,如步行、慢跑、爬楼梯、舞蹈、乒乓球、小哑铃操等。可根据个人兴趣、爱好选择 2～3 项交替进行。

7. 老年人运动锻炼时要注意评估老年人体能与智能,正常体能者、老龄体弱者、肢体残障者、智能障碍者分别选择能进行、容易坚持的全身或肢体运动方式。

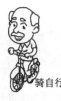
慢跑　　骑自行车　　　跳舞

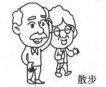
太极拳　　　散步

七、应急与处理

高尿酸血症老年人常出现急症情况,常见于有症状型患者,较为常见的是合并痛风的患者。尤其在老年人精神紧张、受寒、服用某些药物,如利尿剂等诱因下出现。在发作 24h 内开始治疗,发作前持续服用的降尿酸药物应继续服用(表 2-86)。

表 2-86　老年人高尿酸血症异常情况及处理

异常情况	处理措施	随访
轻度头痛或发热,关节肿痛,多在夜间,如凌晨 1～2 时出现,每次疼痛可在 24～48h 达到高峰	抬高患肢,避免负重 关节部位配合冰块外敷 遵医嘱给予秋水仙碱和糖皮质激素	紧急处理后转诊,并 2 周后随访

八、养老护理服务建议

见表 2-87。

表 2-87　养老服务建议

评估等级	□ 分值≤5	5 < 分值≤10	□ 分值 > 10
服务项目	服务内容	服务类型	服务频次
合理用药	遵医嘱给口服药物;指导老年人自行服药;防止药物不良反应发生	□ 自行服药 □ 护士给药	□ 每日
血尿酸监测	监测血尿酸变化	□ 送医院监测	□ 服药者每 2 周 1 次
皮肤管理	观察伴有痛风症状患者的皮肤有无破损、感染	□ 可自理 □ 护理员协助	□ 每日指导皮肤管理 □ 每日指导护理员观察与清洁

（续表）

评估等级	□ 分值≤5	□ 5＜分值≤10	□ 分值＞10
服务项目	服务内容	服务类型	服务频次
营养管理	了解老年人进食情况,有无食用高嘌呤食物的习惯	□ 自行进食 □ 辅助进食 □ 鼻饲	□ 每日指导 □ 每日指导护理员辅助饮食或喂食
运动锻炼管理	运动安全性评估与运动方式指导	□ 主动锻炼 □ 被动锻炼	□ 每日指导老年人运动或指导护理员协助老年人运动
健康教育	评估老年人认知状况,提升高尿酸血症管理能力	□ 认知能力正常 □ 认知能力下降	□ 每个月进行健康教育指导

参考文献

中华医学会内分泌学分会组. 高尿酸血症和痛风治疗的中国专家共识(2013 年版). 中华内分泌代谢杂志,2013,29(11):913－920.

第十二节　脑　卒　中

一、引言

　　脑卒中又称中风,是目前人类疾病的三大死因之一,是中老年人常见病、多发病,我国每年新发生中风 130 万人,死亡近 100 万人。其发病急且凶险,发病率高、致残率高,在幸存者中约 3/4 的人留下偏瘫等后遗症,部分患者丧失基本的劳动能力和生活能力,严重影响患者的生活质量和生命质量。在我国长期致残疾病中居首位。

　　我国医疗资源有限,多数脑卒中患者急性期在医院进行治疗,病情稳定后直接回归家庭。而脑卒中患者出院后的社区、养老院、家庭康复易被忽视,多数患者在家等待"自然恢复"。然而,患者及家属普遍缺乏脑卒中基本的康复知识和技能,难以得到系统和正规的康复治疗,致使康复护理实施不到位而错过了最佳康复时机,形成固定的畸形异常动作模式,这是导致本病致残率高的重要原因。因此,制订一套适合护理人员、家属和患者在医院、社区、养老院、家庭易于掌握和实施的康复护理方案势在必行,以期达到促进患者肢体运动功能的恢复,减少患者功能障碍,最大程度地提高其自我照顾的能力,改善脑卒中患者的生活质量,减轻国家、个人经济负担的目的。

二、疾病相关知识

见表 2-88。

表 2-88　脑卒中相关知识

病　　因	血管壁病变:高血压动脉硬化和动脉粥样硬化最常见
	血液流变学异常及血液成分改变:高血脂、高血糖
分　　型	中经络:病轻,无神志改变,仅表现为口眼歪斜、半身不遂、言语不利
	中脏腑:病重,主要表现神志不清、猝然昏仆、半身不遂、口舌歪斜,舌强失语
临床表现	头痛、头晕、半身不遂、吞咽困难、表达不清、运动能力丧失
并 发 症	肺部感染、尿路感染、急性消化道出血、压疮、脑心综合征等
常见治疗	急性期:以调整血压、控制脑水肿、防止并发症为主。恢复期:用脑细胞活化剂、血小板凝集抑制剂等药物

三、入院评估

脑卒中入院评估是通过对其中风相关因素进行评估的基础上,提高对老年人全身情况的了解,以制定个性化的中风管理方案和养老服务内容。

(一)评估意义

入住养老院的脑卒中老年人多为慢性病程,对其进行护理评估有助于护理人员了解老年人的整体情况,预知老年人可能存在的危险因素,制定个性化的脑卒中护理方案,同时为老年人的生活照护、康复运动和营养摄取提供参考。

(二)评估项目

养老机构脑卒中老人评估内容详见表 2-89。

表 2-89　养老机构脑卒中老人入院评估表

姓名:_____　　性别:□ 男　　□ 女　　年龄:_____岁
身高:_____cm　　体重:_____kg　　体质指数(BMI):_____

评估项目		评估内容与分级	
		0分	1分
基本情况	脑卒中类型	□ 缺血性	□ 出血性
	发病情况	□ 初次	□ 再次
	分期	□ 恢复期	□ 后遗症期
	既往发病史	□ 高血压　□ 高血脂　□ 冠心病	□ 以上均无

（续表）

评估项目		评估内容与分级	
		0 分	1 分
症状与并发症	症状	□ 半身不遂　□ 舌强语蹇　□ 吞咽困难　□ 便秘　□ 大小便失禁	□ 以上都无
	曾并发急性并发症	□ 消化道出血　□ 脑-心综合征　□ 肺部感染　□ 高渗性昏迷　□ 有	□ 无
	功能障碍症状	运动功能	
		言语功能　□ 有	□ 无
		皮肤情况　□ 有	□ 无
		吞咽功能　□ 有	□ 无
		感觉功能　□ 有	□ 无
		日常生活能力障碍　□ 有	□ 无
		其他:废用综合征、误用综合征、面神经功能障碍　□ 有	□ 无
血压值	随机血压(mmHg)	□ 1 级	□ 2 级 □ 3 级
量表评分	FMA 运动积分	□ Ⅲ　□ Ⅳ	□ Ⅰ　□ Ⅱ
	ADL 量表	□ <20 分　□ 20~40 分　□ 40~60 分	□ >60 分
	Brunnstrom6 阶段分期	□ Ⅲ　□ Ⅳ　□ Ⅴ	□ Ⅰ　□ Ⅱ
	Braden 压疮评分表	□ 1 分　□ 2 分	□ 3 分　□ 4 分
	言语功能严重程度	□ 3 级　□ 4 级	□ 0 级　□ 1 级 □ 2 级
	Glasgow 昏迷评分	□ <12~8 分　□ <8~3 分	□ 12-15 分
用药情况	药物种类	口服药物 高血压 □ 利尿药　□ β 受体阻滞剂　□ 钙通道阻滞剂　□ 血管紧张素转换酶抑制剂　□ 血管紧张素Ⅱ受体阻滞剂 糖尿病 □ 双胍类　□ 格列酮类　□ 磺脲类　□ 格列奈类　□ 二肽基肽酶-4(DPP-4)抑制剂　□ α 糖苷酶抑制剂 注射用药　□ 胰岛素制剂 心脏病 □ 抗心绞痛药　□ β 受体阻滞剂　□ 钙拮抗药　□ 血管紧张素转换酶抑制剂　□ 周围血管扩张药及脑激活剂　□ 抗凝抗血栓及纤溶剂	
	药物名称	1.　　　　2.　　　　3.　　　　4.	

（续表）

评估项目		评估内容与分级	
		0分	1分
行为方式	不良生活习惯	□ 吸烟　　□ 饮酒	□ 无
	睡眠情况	□ 较差	□ 一般 □ 良好
	锻炼方式	□ 散步　□ 太极拳　□ 游泳　□ 八段锦　□ 其他 一周锻炼次数　□ 1~2次　□ 3~4次　□ 5~6次	□ 无
	饮食情况	□ 严格按照医生要求执行　□ 基本照医生要求执行	□ 不控制
	服药行为	□ 遵医嘱　□ 不规律,时有漏服	□ 不服药
自我管理能力	心理状况	□ 正常	□ 焦虑 □ 抑郁 □ 烦躁 □ 恐惧
	意识状态	□ 清醒	□ 嗜睡 □ 意识模糊 □ 昏睡 □ 昏迷
	认知状况	简易精神状态检查:□ 正常意识障碍　□ 智力障碍 □ 记忆力障碍	□ 重度障碍 □ 中度障碍 □ 轻度障碍
总　　分			
评估者签名			

（三）评估方法与注意事项

1. 脑卒中患者基本情况评估　通过询问老年人及家属和查看相关病例资料了解老年人患病经过与治疗经过。测量老年人身高与体重。

2. 症状与并发症评估

（1）运动功能障碍的评估　主要评价运动模式的改变,评定采用 Brunnstrom6 阶段分期评估法、简式 Fugl-Meyer 法（表 2-90 和表 2-91）。

表 2-90　Brunnstrom6 阶段分期

阶段	特　　点	上　　肢	手	下　　肢
I	无随意运动	无任何运动	无任何运动	无任何运动
II	可引出联合反应共同运动	仅出现协同运动模式	仅有极细微的屈曲	仅有极少的随意运动

（续表）

阶段	特　点	上　肢	手	下　肢
Ⅲ	随意出现的共同运动	可随意发起协同运动	可有钩状抓握，但不能伸指	在坐和站立位上出现髋、膝、踝的协同性屈曲
Ⅳ	共同运动模式开始打破，开始出现分离运动	出现脱离协同运动的活动：肩0°，肘屈90°的条件下，前臂可旋前、旋后；肘伸直的情况下，肩可前屈90°	能侧捏及松开拇指，手臂可触及腰骶部，手指有半随意的小范围伸展	在座位上，可屈膝90°以上，足可向后滑动，在足跟不离地的情况下踝能背屈
Ⅴ	肌张力逐渐恢复，有分离精细运动	出现相对独立于协同运动的活动：肘伸直时肩可外展90°；但不能单独伸展肘伸直，肩前屈30°～90°时，前臂可旋前旋后；肘伸直，前臂中立位，上肢可举过头	可作球状和圆柱状抓握，手指同时伸展	健腿站，病腿可屈膝后伸髋；伸膝踝可背屈

表2-91　简式 Fugl-Meyer 运动功能评分法

上肢——坐位

项　目	0分	1分	2分
1. 有无反射活动			
（1）肱二头肌	不能引起反射活动		能引起反射活动
（2）肱三头肌	不能引起反射活动		能引起反射活动
2. 屈肌协同运动			
（3）肩上提	完全不能进行	部分完成	无停顿地充分完成
（4）肩后缩	完全不能进行	部分完成	无停顿地充分完成
（5）肩外展≥90°	完全不能进行	部分完成	无停顿地充分完成
（6）肩外旋	完全不能进行	部分完成	无停顿地充分完成
（7）肘屈曲	完全不能进行	部分完成	无停顿地充分完成
（8）前臂旋后	完全不能进行	部分完成	无停顿地充分完成
3. 伸肌协同运动			
（9）肩内收、内旋	完全不能进行	部分完成	无停顿地充分完成
（10）肘伸展	完全不能进行	部分完成	无停顿地充分完成
（11）前臂旋前	完全不能进行	部分完成	无停顿地充分完成

（续表）

项　　目	0分	1分	2分
4. 伴协同运动的活动			
（12）手触腰椎	没有明显活动	手仅可向后越过髂前上棘	能顺利完成
（13）肩关节屈曲90°,前臂旋前、旋后	开始时手臂立即外展或肘关节屈曲	在接近规定位置时肩关节外展或肘关节屈曲	能顺利充分完成
（14）肩0°,屈肘90°,前臂旋前、旋后	不能屈肘或前臂,不能旋前	肩、肘位正确,基本能旋前、旋后	顺利完成
5. 脱离协同运动的活动			
（15）肩关节外展90°肘伸直,前臂旋前	开始时肘就屈曲,前臂偏离方向不能旋前	部分完成动作或肘关节屈曲或前臂不能旋前	
（16）肩关节前屈举臂过头肘伸直前臂中立位	开始时肘关节屈曲或肩关节外展	肩屈曲中途,肘关节屈曲,肩关节外展	
（17）肩屈曲30°~90°肘伸直前臂旋前旋后	前臂旋前旋后完全不能或肩肘位不正确	肩肘位置正确基本能完成旋前旋后	
6. 反射亢进			
（18）查肱二头肌、肱三头肌、指屈肌3反射	至少2~3个反射明显亢进	1个反射明显亢进或至少2个反射活跃	活跃反射≤1个且无反射亢进
7. 腕稳定性			
（19）肩0°,肘屈90°腕背屈	不能背屈腕关节达15°	可完成腕背屈,但不能抗拒阻力	施加轻微阻力仍可保持腕背屈
（20）肩0°,肘屈90°腕屈伸	不能随意屈伸	不能在全关节范围内主动活动腕关节	不停顿进行
8. 肘伸直,肩前屈30°时			
（21）腕背屈	不能背屈腕关节达15°	可完成腕背屈,但不能抗拒阻力	施加轻微阻力可保持腕背屈
（22）腕屈伸	不能随意屈伸	不能在全关节范围内主动活动腕关节	能平滑不停顿的进行
（23）腕环行运动	不能进行	活动费力或不完全	正常完成
9. 手指			
（24）集团屈曲	不能屈曲	能屈曲但不充分,能放松主动屈曲的手指	能完成主动屈曲和伸展
（25）集团伸展	不能伸展	能放松主动屈曲的手指	能完全主动伸展

（续表）

项　目	0分	1分	2分
（26）钩状抓握	不能保持要求位置	握力微弱	能抵抗相当大阻力
（27）侧捏	完全不能	捏力微弱	能抵抗相当大阻力
（28）圆柱状抓握	不能保持要求位置	握力微弱	能抵抗相当大阻力
（29）球形抓握	不能保持要求位置	握力微弱	能抵抗相当大阻力
10. 协同能力与速度（手指指鼻试验连续5次）			
（30）震颤	明显震颤	轻度震颤	无震颤
（31）辨距障碍	明显或不规则	轻度或规则	无
（32）速度	较健侧长6s	较健侧长2~5s	两侧差别<2s

下肢

项　目	0分	1分	2分
1. 有无反射活动（仰卧位）			
（1）跟腱反射	无反射活动		有反射活动
（2）膝腱反射	无反射活动		有反射活动
2. 屈肌协同运动（仰卧位）			
（3）髋关节屈曲	不能进行	部分进行	充分进行
（4）膝关节屈曲	不能进行	部分进行	充分进行
（5）踝关节屈曲	不能进行	部分进行	充分进行
3. 伸肌协同运动（仰卧位）			
（6）髋关节伸展	没有运动	微弱运动	几乎与对侧相同
（7）膝关节伸展	没有运动	微弱运动	几乎与对侧相同
（8）踝关节伸展	没有运动	微弱运动	几乎与对侧相同
（9）踝关节屈曲坐位	没有运动	微弱运动	几乎与对侧相同
4. 伴协同运动的活动（坐位）			
（10）膝关节屈曲	无主动运动	膝关节能从微伸位屈曲，但<90°	屈曲>90°
（11）踝关节背曲	不能主动背屈	主动背屈不全	正常背屈站立
5. 脱离协同运动的活动（站位）			
（12）膝关节背屈	在髋关节伸展位时不能屈膝	髋关节0°时膝关节能屈曲<90°，或进行时髋屈曲	能自如运动
（13）踝关节背屈坐位	不能自主活动	能部分背屈	能充分背屈

（续表）

项 目	0分	1分	2分
6. 反射亢进(坐位)			
（14） 查跟腱、膝和膝屈肌三张反射	2~3个明显亢进	1个反射亢进或2个反射活跃	活跃的反射≤1
7. 协调能力和速度(跟－膝－胫试验,快速连续作5次)(仰卧位)			
（15） 震颤	明显震颤	轻度震颤	无震颤
（16） 辨距障碍	明显不规则	轻度规则	无
（17） 速度	比健侧长6s	比健侧长2~5s	比健侧长2s

FMA运动积分的临床意义

运动评分	分 级	临床意义
<50分	Ⅰ	严重运动障碍
50~84分	Ⅱ	明显运动障碍
85~95分	Ⅲ	中度运动障碍
96~99分	Ⅳ	轻度运动障碍

上肢运动功能评定总分:66分;下肢运动功能评定总分:34分。

（2） 言语功能严重程度分级

0级:缺乏有意义的言语或听理解能力。

1级:言语交流中有不连续的言语表达,但大部分需要听者去推测、询问和猜测;可交流的信息范围有限,听者在言语交流中感到困难。

2级:在听者的帮助下,可能进行熟悉话题的交流,但对陌生话题常常不能表达出自己的思想,使患者与评定者都感到进行言语交流有困难。

3级:在仅需少量帮助下或无帮助下,患者可以讨论几乎所有的日常问题,但由于言语或理解力的减弱,使某些谈话出现困难或不大可能进行。

4级:言语流利,但可观察到有理解障碍,思想和言语表达尚无明显限制。

5级:有极少的可分辨得出的言语障碍,患者主观上可能感到有些困难,但听者不一定能明显察觉到。

（3） 皮肤情况 评估老年人皮肤是否存在发生压疮的可能,参照Braden压疮评分表,详见附表2。

（4） 吞咽功能评估 参照标准吞咽功能评价量表(SSA),详见附表4。

（5） 感觉功能

1） 触觉和痛觉功能评估 嘱老年人闭目,检查者用棉签头部依次接触其面部、颈部、

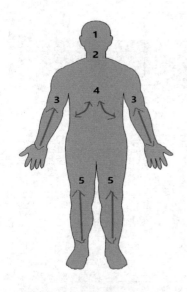

上肢、躯干、下肢,询问有无感觉,并进行对称比较。检查四肢时刺激的方向应与长轴平行,检查胸腹部的方向应与肋骨平行。若患者痛觉减退,应从有障碍的部位向正常的部位进行检查;若患者对痛觉过敏,应从正常的部位向有障碍的部位进行检查。

2) 温度觉功能评估　用冷水(5℃~19℃)、热水(40℃~45℃)交替接触皮肤2~3s,询问老年人有无冷、热感觉。

3) 运动觉功能评估　嘱老年人闭目,检查者用手指夹住患者手指或足趾两侧,上下移动5°左右,让患者辨别是否有移动和移动方向,双侧对比,如不明确可加大幅度或测试较大关节。

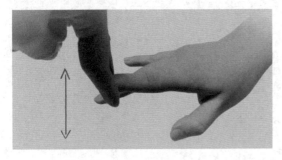

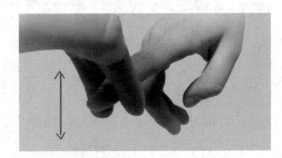

4) 位置觉功能评估　嘱老年人闭目,将老年人手指、脚趾或一侧肢体被动摆在一个位置上,让老年人睁眼后模仿出相同的动作。

(6) 日常生活能力评估　参照老年人的日常生活活动能力评估表(Barthel)进行评估,详见附表5。

(7) 其他

1) 误用综合征　是指不正确的治疗所造成的人为的综合征。在脑卒中患者中常见的误用综合征有对关节不合理用力所致炎症和韧带损伤。

2) 废用综合征　指患者因长期卧床不活动,或活动量不足及各种刺激减少,全身或局部的生理功能衰退,出现了关节挛缩、肺部感染、压疮、深静脉血栓、便秘。

3) 面神经障碍　如口角流涎、口眼歪斜、面部表情怪异。

3. 用药情况评估　详细评估老年人的用药史,通过对既往和现在所用药物的服用记录、药物不良反应以及老年人对药物的了解程度等内容的评估建立用药记录。

4. 行为方式评估　了解老年人是否存在吸烟、喝酒等不良生活习惯,锻炼行为、服药行为、睡眠情况(必要时可运用睡眠状况自评量表进行测评,详见附表9)是否规律,为日常监护与观察、行为管理提供参考。

5. 自我管理能力评估　脑卒中致残率高、死亡率高,所以患者在治疗过程会产生焦虑、自卑、抑郁等心理反应。对养老院的照护管理不能有效地应对,依从性较差。应详细评估老年人对脑卒中知识的了解程度及认知情况,有无焦虑、恐惧等心理变化,为制定针对性的服务计划提供参考。

（1）认知功能评估　通过询问老年人一些简单问题,具体参照简易智力状态检查（MMSE）,详见附表8,来评估老年人的认知能力情况。或通过简易精神状态检查表Glasgow昏迷评分表进行评测（表2-92）。

表2-92　Glasgow昏迷评分表

睁眼活动	计分	运动功能	计分	语言功能	计分
自动睁眼	4	能听从指令活动	6	语言切题	5
闻声后睁眼	3	局部痛刺激有反应	5	语不达意	4
痛刺激后睁眼	2	正常回缩反应	4	语言错乱	3
从不睁眼	1	屈曲性姿势	3	糊涂发音	2
		伸直性姿势	2	无语言	1
		无运动反应	1		

注:最高15分,表示意识清醒,8分以下为昏迷,最低3分,分数越低表明意识障碍越严重。

在进行评估前务必排除干扰因素,保证生命体征、生化检查、水电解质代谢、颅内压正常;排除镇静剂、抗癫痫、抗惊厥药物等对意识的影响。

（2）意识状况评估　可根据老年人意识清晰的程度、意识障碍的范围、意识障碍内容的不同而有不同的表现,具体参照意识状况评估表,详见附表1。

（四）评估结果

通过护理评估,护士了解患者的血压、血脂、血糖控制、药物应用与并发症情况,以判断日常监控等级与制定相应的照护方案,具体如下:

分值≤5

- 每日用药管理、皮肤管理、营养管理与运动管理。
- 每周1次测量血压(9am/3pm);每年4次血脂全套、糖化血红蛋白测定及血压评估;每年1次体检,脑电图、尿微量蛋白测量、神经病变、CT检查。

5<分值≤10

- 每日用药管理,皮肤管理、营养管理与运动管理。每周2次测量血压;每年4次脑卒中症状、体征、糖化血红蛋白测定、脑卒中治疗情况评估；每年 2 次体检，测量血脂全套、尿微量蛋白、脑电图、尿常规、神经病变、CT 检查。

分值 >10

● 每日用药管理，皮肤管理、营养管理与运动管理；每天 2 次血压监测。出现再次脑卒中的先兆及时转院。

四、日常管理

日常管理旨在通过全面、连续和主动的管理，以达到延缓病程，提升患者舒适度和生活质量的目的。主要管理内容包括饮食管理、安全用药、血压管理、适量运动等。

（一）环境

居室温度 25℃ 左右，湿度 50% ~60%，室内空气新鲜，光线柔和，避免噪声、强光等一切不良刺激，指导护工每天进行自然通风 2 次，每次 15 ~20min，冬季注意做好患者的保暖准备，热水袋水温不宜太高，一般以 50 ~60℃ 为宜，需及时增加衣被。

（二）饮食管理

选择清淡易消化、低脂、低盐、低糖饮食，每餐不要吃得过饱。多吃富含维生素和优质蛋白质的食物，如新鲜蔬菜、水果、鱼、鸡蛋、瘦肉等。一般米面类 300g，食盐量不超过 5g，烹调用油少于 25g，1 份高蛋白质食物如蛋、豆、鱼、虾、瘦肉，500g 蔬菜和水果，6 ~8 杯水，脂肪不超过 20g。

（三）日常生活自理能力训练

1. **进食** 患者取坐位进食，应对餐具进行改造。如有挡的盘子，防止食物撒到外面；盘底加防滑垫，患者坐在桌旁，将患手放在桌面上，用健手使用饭勺或筷子进食。

2. **修饰** 洗脸：用健手持毛巾洗脸，将毛巾套在水龙头上，或搭在患侧手臂上，用健手拧干毛巾；用健手拿拧干的毛巾擦脸；洗手时，健手可以带动患手洗。梳头用长柄梳子。

3. **更衣** 穿上衣：患者取坐位，用健手将一侧衣袖穿进患侧上肢，拉至肩部，用健手将另一侧衣袖拉到健侧并穿进健侧上肢，整理衣服，扣上扣子。脱上衣：患者取坐位，先脱健侧衣袖，再用健手脱下患侧衣袖。衣服以宽松为宜。穿裤子：有良好立位平衡能力的患者可取椅坐位，患侧下肢搭在健侧，用健手将裤管穿过患侧下肢，拉至膝部，将另一侧裤腿穿过健侧下肢，起立，将裤子提至腰部。立位平衡能力较差的患者可取长坐位，将裤子提至腰部。

4. 转移　从床转移至椅子患者坐于床边,椅子放在床旁。辅助者面对患者,以双膝抵住患者双膝,双手把住患者肩甲。患者前臂搭在辅助者肩上,在辅助者帮助下身体向前倾,重心移至脚上,臀部离开床面,然后以健脚为轴,旋转身体,将臀部对准椅面坐下。患者也可交叉握双手上身向前下伸,重心移到双脚上时,抬起臀部,顺势站起,再将重心放到健腿上,转身,坐下。从床转移到轮椅上时轮椅置于患者健侧,与床成 30°～45°角,拉好手刹。利用健侧上肢支撑站起后,以健侧下肢为轴旋转身体,臀部对准轮椅,最后躯干充分前驱后再缓缓坐下。

5. 如厕　厕所墙面最宜安装扶手。患者轮椅靠近坐便器,拉好手刹;用健手抓住扶手;双腿靠近坐便器;以健腿支撑,调整位置,解开裤子并脱到臀部以下(但不要过膝盖)然后坐下。

6. 坐起训练　被动坐起:发病后早期初次坐起或长期卧床要坐起时,为避免产生直立性低血压,应采取逐渐增加角度的被动坐起的方法。可先将床头摇起 15°～30°,休息 3～5min,逐渐加大角度,每次增加 10°～15°,增加坐位时间 5～10min,经过 2～3d 的练习,在床上坐直达到 90°。当患者可坐直 90°并能保持 30min 后,即可开始练习独立坐位及转移动作等。

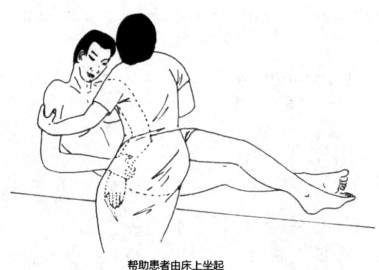

帮助患者由床上坐起

注意:患者在坐起的过程中如果出现面色苍白、出冷汗、头晕等症状时,应立即恢复平卧位,然后再酌情调低坐起的角度,逐渐增加患者身体耐受力。要注意检查练习前后的血压和脉搏变化,逐渐增加角度的被动坐起。若没有可摇起的床时,可用木板支起床头或用被子顶住后背,膝下垫枕头的方法进行坐起练习,并按以上要求逐渐增加角度直到 90°坐位。在上半身坐起 30°以上后,用枕头等垫于膝下,保持屈膝 20°～30°。

坐起训练

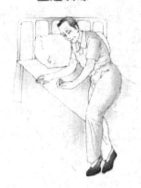 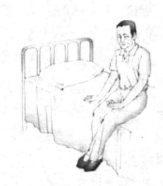

（1）辅助患侧坐起训练　首先将患者移至床边，患侧靠近床边，将患膝屈曲，小腿垂在床边外。令患者用健手支撑起上身至床边坐位，辅助者辅助躯干抬起。

（2）独立健侧坐起训练　令患者将健足插到患足下，翻身至半侧卧位，用健腿将患腿移至床边，垂下小腿，再用健侧肘撑起上身，伸直上肢至床边。

7. 转移训练　从床转移至轮椅上的训练方法：将轮椅放在患者的健侧床边，刹住；患者坐于床边，双脚放于地面上，辅助者面对患者，用下肢固定患侧下肢，患者的健侧手绕在辅助者脖子上或搭肩上，辅助者把住患者腰背部，使患者身体向前，将重心移至脚上，臀部离开床面；然后以健脚为轴，旋转身体，将臀部对准椅面坐下，整理好坐姿。可逐渐减少辅助量，尽早使患者自己完成。

床 - 椅子的转移训练

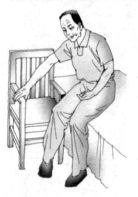 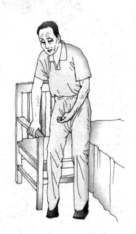

（1）从轮椅转移至床上的训练方法　患者从健侧接近床边，轮椅与床成 45°左右的角度，拉好手刹。患者身体向前移动，移开踏板，辅助者将一只脚放入患者双脚之间，用手扶住患者腰背部，让患者站起，以健脚为轴，半转动身体，坐到床沿上，辅助者再用单手插入患者膝下，用另一只手托住患者脖子，让患者躺下。

还可以让患者从健侧接近床边，轮椅与床成 45°左右的角度，拉好手刹。患者身体向前移动,移开踏板,用健手扶住轮椅扶手站起;若患者能力不足,可让患者向前移动臀部,辅助者在腰部抓住裤子或皮带,用另一只手按住患者膝关节,辅助患者站起来,用健手够向床面,半转身坐在床边。再用健侧脚勾起患侧脚,抬到床上,顺势改变支撑手而躺下。

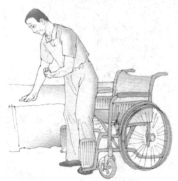

轮椅－床的转移训练

8. 更衣指导　条件:①患者应具备有坐位和控制平衡的能力;②患者具备基本的活动能力,有一定协调性和准确性。

（1）训练指导

1）宣传训练穿衣服在 ADL 中的重要性。

2）准备适合偏瘫患者穿着的衣裤,上衣应首选开衫散口方扣或圆扣的衣服,如果功能较好的患者也可选用鸡心领口套头衣服;裤子选用带松紧带的。

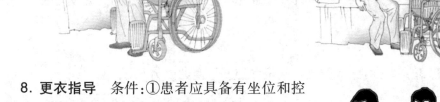

3）教会患者正确的穿衣顺序　穿衣时,先穿患侧,后穿健侧;脱衣时,先脱健侧,后脱患侧;穿上衣时,患者坐好,用健手将衣袖穿进患侧上肢,拉至肩部,用健手将另一衣袖拉到健侧斜上方,穿进健侧上肢,整理衣服系扣。脱上衣时患者坐好,先脱下健侧衣袖,再用健手脱下患侧衣袖。

4）训练穿裤子时,先穿患侧至大腿处,再穿健侧至大腿处,再缓慢站起把裤子提至腰部,整理好。脱裤子时,先脱健侧,后脱患侧。

5）每天可利用各种机会让患者练习穿衣服,不要失去每次可练习的机会,偏瘫患者的各种训练需要反复多次,循序渐进。

6）护士可以先示范穿着,再让患者自己尝试训练,每日训练 3～4 次,并注意督促患者练习。

（2）注意点

1）选择衣裤,质地要软、平滑有弹性和防潮性,穿着舒适,更换方便。

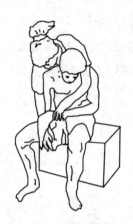 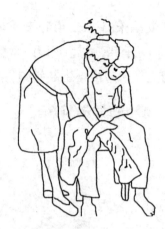

2）应首选开衫散口方扣或圆扣的衣服,如果功能较好的患者也可选用鸡心领口套头衣服;裤子选用带松紧带的。

3）训练时患者和护士都要有信心。

9. **穿脱袜子、鞋**　条件:患者应具备坐位和控制平衡的能力。

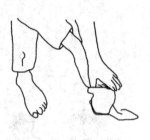 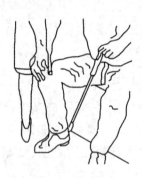

（1）训练指导

1）穿袜子时,患者坐好,将患足放在矮凳上,用健手将袜子套在患侧脚上,用健手上提,穿好袜子,再穿健侧袜子。用健手穿鞋,鞋子尽量选择高帮搭扣旅游鞋,鞋子不要太小或太紧,偏瘫患者感觉不好,损伤后患者却不知晓,防止足内翻。

2）患者坐在床上或椅子上,将双下肢屈曲,用健手脱鞋袜。

3）偏瘫患者的 ADL 能力的提高没有捷径,只有坚持练习,循序渐进。

（2）注意点

1）训练时,旁边要有人保护。

2）训练时患者和护士都要有信心。

（四）肢体功能锻炼

1. 良肢位的摆放和保持、体位变换

（1）仰卧位　上肢伸展位。将患侧上肢放在枕头上,肩外展50°,内旋15°,屈40°,肘

腕、手指诸关节轻度伸展，手握健身球或纱布卷。患侧下肢及膝关节略曲，膝下放一小枕，腿外侧放沙袋，防外展、外旋。髋取中间位，足下放垫袋，防止足下垂。

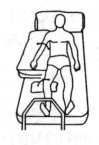

（2）健侧卧位　健侧在下，患侧在上的侧卧位。患侧上肢自然屈或伸，放于软枕上，下肢取轻度屈曲位，放于长枕上，保持舒适性。

（3）患侧卧位　后方放一软枕，重心向后，健侧在上，患侧在下，患侧上肢外展，伸展位，患侧下肢轻度屈曲位，放在床上，健侧下肢向前跨过患侧放于长枕上，健侧上肢放松，不要压迫患肢。

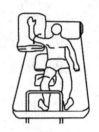

2. 锻炼方法　以按摩、推拿、患肢的被动运动为主。

（1）按摩　对瘫痪肌予按摩揉捏，用手指揉捏手指、手掌、小腿、前臂部位，在上臂、大腿和背部用手的大小鱼际旋转的环行掌捏法按摩；对拮抗肌予安抚性按摩，由轻到重，由小到大，每次 5～10min，全身按摩 20～30min。

（2）推拿　推法是用手指或手掌循环经络走行向前推进，由慢到快；拿法是用手指提拿肌肉，结合穴位提拿，每个穴位提拿 2～3 次，以发酸胀感为宜。

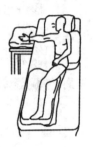

（3）患肢被动运动　肩外展、外旋→肘关节的伸直→膝关节屈曲→踝背屈→一手抓住患侧腕关节→另一手抓住指尖呈波浪形运动（从拇指到小指逐个进行）先大关节，后小关节。

3. 语言功能锻炼　包括发音训练、短语训练、会话训练、朗读训练、文字识别、指出物品名称、执行命令以及图片、实物配对等练习。对完全性失语患者要从简单的发音开始，从简单到复杂。从视、听、说三方面反复练习。这些练习越早进行越好。

4. 情绪管理　充足睡眠，少生气，心态平和，精神放松愉快。

5. 预防感染

（1）加强口腔、皮肤及会阴的处理　能自理的患者鼓励其自己刷牙、漱口，保持口腔清洁、湿润，预防口腔感染等并发症；对长期卧床、久病体弱的患者应注意定期用温水擦洗全身，以促进血液循环，利于疾病的恢复。

（2）压疮护理　勤翻身、勤按摩、勤整理、勤擦洗，保持皮肤清洁舒适，保持床单清洁干燥无皱褶。对长期卧床，久病体弱的患者，应给予 2～3h 翻身一次，翻身时禁止拖、拉、推、擦等动作，避免摩擦。

（3）防肺部感染　对长期卧床患者，要 2～3h 叩拍背部，喂食时要特别小心，尽可能防止肺炎发生。叩背方法：将五指并拢，指关节微曲，掌呈凹状，自然成 120°～150°，指腹与大小鱼际着落，利用腕关节用力，频率为每分钟 40～50 次。由下而上，自边缘到中间，有节奏地拍背。每次5min,以防肺部感染。

(4) 预防尿路感染　鼓励患者多喝水,尽量自己排尿,预防尿路感染。

五、中医护理

养老机构作为老年人群聚集的场所,是发生脑卒中的高危机构。中医药在治疗脑卒中后偏瘫具有独有的优势。但脑卒中疾病的复杂性,单用一种中医治疗方法很难获取满意的治疗效果,故从临床角度及患者的实际情况出发,采用耳穴埋豆、拔罐、疏经通络操这三种中医适宜技术。通过以上方法达到内外结合、主动与被动相结合,达到阴阳协调、畅达气血、促进患者肢体功能康复的目的。

(一) 耳穴贴压

1. 操作目的与作用　耳穴贴压法是采用王不留行籽、莱菔籽等丸状物贴压于耳郭上的穴位或反应点,通过其疏通经络,调整脏腑气血功能,促进机体的阴阳平衡,达到防治疾病、改善症状的一种操作方法,属于耳针技术范畴。适用于减轻脑卒中所致的眩晕、头晕、头痛、便秘等症状。

2. 操作方法

(1) 核对医嘱,评估患者,做好解释。

(2) 备齐用物,携至床旁。

(3) 协助患者取合理、舒适体位。

(4) 遵照医嘱,探查耳穴敏感点,确定贴压部位。

(5) 75%乙醇(酒精)自上而下、由内到外、从前到后消毒耳部皮肤。

(6) 选用质硬而光滑的王不留行籽或莱菔籽等丸状物黏附在0.7cm×0.7cm大小的胶布中央,用止血钳或镊子夹住贴敷于选好耳穴的部位上,并给予适当按压(揉),使患者有热、麻、胀、痛感觉,即"得气"。

(7) 观察患者局部皮肤,询问有无不适感。

(8) 常用按压手法

1) 对压法　用示指和拇指的指腹置于患者耳郭的正面和背面,相对按压,至出现热、麻、胀、痛等感觉。示指和拇指可边压边左右移动,或做圆形移动,一旦找到敏感点,则持续对压20~30s。对内脏痉挛性疼痛、躯体疼痛有较好的镇痛作用。

2) 直压法　用指尖垂直按压耳穴,至患者产生胀痛感,持续按压20~30s,间隔少许,重复按压,每次按压3~5min。

3) 点压法　用指尖一压一松地按压耳穴,每次间隔0.5s。本法以患者感到胀而略沉重刺痛为宜,用力不宜过重。一般每次每穴可按压27下,具体可视病情而定。

（9）操作完毕,安排舒适体位,整理床单位。

（10）注意事项

1）耳郭局部有炎症、冻疮或表面皮肤有溃破者、有习惯性流产史的孕妇不宜施行。

2）耳穴贴压每次选择一侧耳穴,双侧耳穴轮流使用。夏季易出汗,留置时间1～3d,冬季留置3～7d。

3）观察患者耳部皮肤情况,留置期间应防止胶布脱落或污染;对普通胶布过敏者改用脱敏胶布。

4）患者侧卧位耳部感觉不适时,可适当调整。

（二）拔罐

1. **操作目的与作用**　拔罐技术是以罐为工具,利用燃烧、抽吸、蒸汽等方法形成罐内负压,使罐吸附于腧穴或相应体表部位,使局部皮肤充血或瘀血,达到温通经络、祛风散寒、消肿止痛、吸毒排脓等防治疾病的中医外治技术,包括留罐法、闪罐法及走罐法。适应于脑卒中所致头痛、腰背痛、颈肩痛、失眠及风寒型感冒所致咳嗽等症状。

2. **操作方法**　以玻璃罐为例。

（1）核对医嘱,根据拔罐部位选择火罐的大小及数量,检查罐口周围是否光滑,有无缺损裂痕。排空大小便,做好解释。

（2）备齐用物,携至床旁。

（3）协助患者取合理、舒适体位。

（4）充分暴露拔罐部位,注意保暖及保护隐私。

（5）使用闪火法、投火法或贴棉法将罐体吸附在选定部位上。

（6）观察罐体吸附情况和皮肤颜色,询问有无不适感。

（7）起罐时,左手轻按罐具,向左倾斜,右手示指或拇指按住罐口右侧皮肤,使罐口与皮肤之间形成空隙,空气进入罐内,顺势将罐取下。不可硬行上提或旋转提拔。

（8）操作完毕,协助患者整理衣着,安置舒适体位,整理床单位。

（9）常用拔罐手法

1）闪罐　以闪火法或抽气法使罐吸附于皮肤后,立即拔起,反复吸拔多次,直至皮肤潮红发热的拔罐方法,以皮肤潮红、充血或瘀血为度。适用于感冒、皮肤麻木、面部病症、中风后遗症或虚弱病症。

2）走罐　又称推罐,先在罐口或吸拔部位上涂一层润滑剂,将罐吸拔于皮肤上,再以手握住罐底,稍倾斜罐体,前后推拉,或做环形旋转运动,如此反复数次,至皮肤潮红、深红或起痧点为止。适用于急性热病或深部组织气血瘀滞之疼痛、外感风寒、神经痛、风湿痹痛及较大范围疼痛等。

3）留罐 又称坐罐,即火罐吸拔在应拔部位后留置 10～15min。适用于临床大部分病症。

（10）注意事项

1）凝血机制障碍、呼吸衰竭、重度心脏病、严重消瘦、孕妇的腹部、腰骶部及严重水肿等不宜拔罐。

2）拔罐时要选择适当体位和肌肉丰满的部位,骨骼凹凸不平及毛发较多的部位均不适宜。

3）面部、年老体弱者拔罐的吸附力不宜过大。

4）拔罐时要根据不同部位选择大小适宜的罐,检查罐口周围是否光滑,罐体有无裂痕。

5）拔罐和留罐中要注意观察患者的反应,患者如有不适感,应立即起罐;严重者可让患者平卧,保暖并饮热水或糖水,还可按揉内关、合谷、太阳、足三里等穴。

6）起罐后,皮肤会出现与罐口相当大小的紫红色瘀斑,为正常表现,数日方可消除,如出现小水疱不必处理,可自行吸收,如水泡较大,消毒局部皮肤后,用注射器吸出液体,覆盖消毒敷料。

7）嘱患者保持体位相对固定;保证罐口光滑无破损;操作中防止点燃后乙醇下滴烫伤皮肤;点燃乙醇棉球后,切勿较长时间停留于罐口及罐内,以免将火罐烧热烫伤皮肤。拔罐过程中注意防火。

8）闪罐:操作手法纯熟,动作轻、快、准;至少选择 3 个口径相同的火罐轮换使用,以免罐口烧热烫伤皮肤。

9）走罐:选用口径较大、罐壁较厚且光滑的玻璃罐;施术部位应面积宽大、肌肉丰厚,如胸背、腰部、腹部、大腿等。

10）留罐:凡在肌肉薄弱处或吸拔力较强时,则留罐时间不宜过长。

（三）疏经通络操

疏经通络操是一套汲取了五禽戏、八段锦等我国传统养生健身法精髓的康复操,本套操重在疏通经络,通过对应的经络与穴位来调理脏腑的功能,改善患者血液、淋巴循环,协调各组织器官的功能,使机体新陈代谢水平有所提高。这种方法使患者关注的焦点不再拘泥于疾病和药物上,而是在积极寻求健康行为上,有利于患者肢体恢复,提高生活自理能力。既可单式练习,又可整套练习,更适合群体练习,可根据自己的身体状况选择。Ⅰ级、Ⅱ级、Ⅲ级肌力由责任护士或家属协助完成,Ⅳ级在护士指导下由患者主动完成。早晚各一次,每次锻炼时间为 20～30min。

疏经通络操

＜上　肢　操＞

第一节　肘　部　运　动

❖ 功效:增加肘关节灵活度及坐位平衡度。

❖ 操作方法:双手交叉互握,肘伸直,双臂尽量往前伸直。双手肘关节同时向右旋转,右手手心保持向上,回到中间,然后上半身向右转动,再做左侧,重复操作5~10次。

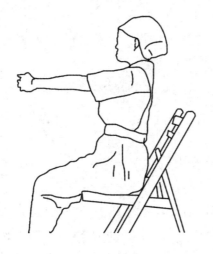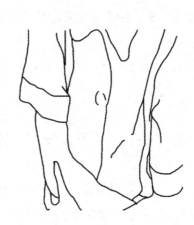

第二节　按　揉　曲　池

❖ 功效:治疗肩臂挛痛,上肢不遂,高血压,腹痛等。

❖ 操作方法:右手大拇指微曲,按压左侧曲池穴,用同样的方法按压对侧。力度由轻至重,每次持续用力3~5s。

❖ 位置:屈肘成直角,在肘横纹外侧端与肱骨外上髁连线中点。

第三节　按　揉　手　三　里

❖ 功效:治疗手臂无力,上肢不遂。

❖ 操作方法:右手大拇指微曲,按压手三里左侧穴,用同样的方法按压对侧。力度由轻至重,每次持续用力3~5s。

❖ 位置:在前臂背面桡侧,当阳溪与曲池连线上,肘横纹下2寸处。

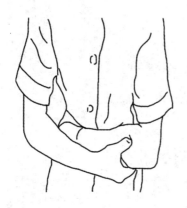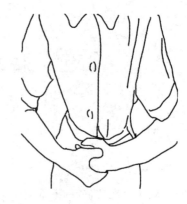

第四节　按　揉　合　谷

❖ 功效:合谷穴是预防脑中风及老年痴呆的第一要穴。

❖ 操作方法:用拇指按揉合谷,用同样的方法按压对侧。力度由轻至重,每次持续用力 3 ~ 5s。

❖ 位置:在手背,第 1、第 2 掌骨间,当第 2 掌骨桡侧的中点处。

第五节　手　指　操

❖ 功效:对改善双手无力、双手的功能部分丧失等状况很有帮助,能提高双手的灵活性。

❖ 操作方法:双手握固(拇指在内,四指在外)在手掌和手指充分放松以后,将手掌变拳逐渐握紧,并逐渐越握越紧,这样每一次握紧为一个节拍,持续握紧 1 ~ 2 个 8 拍后开始逐渐放松。

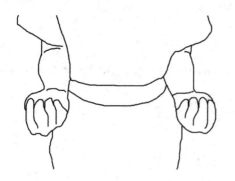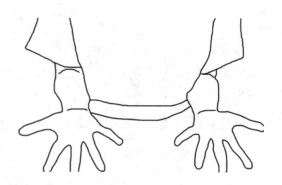

第六节　手指关节拉伸法

❖ 功效:增强和改善双手的功能,提高双手的灵活性。

❖ 操作方法:用右手拉伸左手每根手指关节,用同样的方法拉伸右手手指关节。

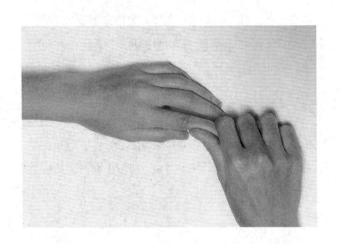
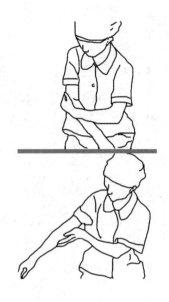

第七节　上肢部拍打法

❖ 功效:上肢为"手三阴手三阳之脉"的要道,是内连脏腑外络肢节的重要部位。

❖ 操作方法:即从上内侧腋下肢部位至腕部内侧;从外侧腕部至肩部,此法有疏通上肢经脉、调和气血之功效。每日早晚拍打各60次。

＜下　肢　操＞

第一节　下　肢　准　备

❖ 功效:放松腿部肌肉。

❖ 操作方法:两手臂抱住右膝,右大腿努力贴近胸部,双腿交替进行,各做5次。

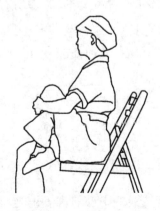
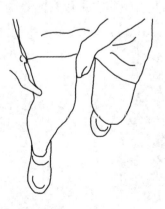

第二节　按揉梁丘穴

❖ 功效:膝肿痛,下肢不遂,胃痉挛等。该穴位人体足阳明胃经上的重要穴道之一。

❖ 操作方法:操作者用拇指点揉梁丘穴,也可用空拳有节律地叩击梁丘穴。

❖ 位置:伸展膝盖用力时,筋肉凸出处的凹洼。

第三节　按揉血海穴

❖ 功效:改善膝盖疼痛。该穴为人体足太阴脾经上的重要穴道之一。

❖ 操作方法:用拇指点揉血海穴,使患者有酸胀麻感。力度由轻至重,每次持续用力3~5秒。

❖ 位置:在髌骨内上缘上2寸。

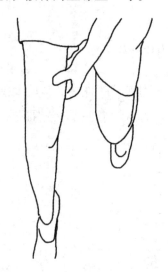 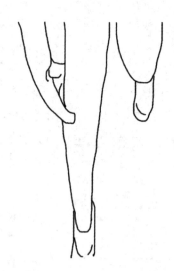

第四节　按揉足三里

❖ 功效:足三里是自古以来的养生要穴,长期拍打足三里,可以调理所有与脾胃有关的疾病与症状,还能预防脑卒中。

❖ 操作方法:拇指垂直下按,增加揉的动作,力度要大,做4个八拍。

❖ 位置:小腿前外侧,当犊鼻下3寸,距胫骨前缘外开一横指。

第五节　敲击太冲穴

❖ 功效:对卒中和脑瘫造成的下肢肌肉萎缩与肌无力等都很

有帮助。

❖ 操作方法:取坐位,右足足跟敲击左足太冲穴 40~80 次,同样方法敲击对侧。

六、应急与处理

(一) 脑卒中预兆

依次为:

(1) 头晕,特别是突然感到眩晕。

(2) 肢体麻木,突然感到一侧面部或手脚麻木,有的为舌麻、唇麻。

(3) 暂时性吐字不清或讲话不灵。

(4) 肢体无力或活动不灵。

(5) 与平时不同的头痛。

(6) 不明原因突然跌倒或晕倒。

(7) 短暂意识丧失或个性和智力的突然变化。

(8) 全身明显乏力,肢体软弱无力。

(9) 恶心呕吐或血压波动。

(10) 整天昏昏欲睡,处于嗜睡状态。

(11) 一侧或某一侧肢体不自主地抽动。

(12) 双眼突感一时看不清眼前出现的事物。

(二) 发生脑卒中注意事项

(1) 一旦发生卒中征兆,要迅速恢复冷静,拨打 120 急救电话。牢记"时间就是大脑",千万不要有"休息一下可能就好了"的想法。后者只会耽误诊治,失去最好的治疗时机。

(2) 切忌仰卧位,头应偏向一侧,及时清除口腔内异物,如呕吐物、假牙等,保持呼吸道通畅。

(3) 切忌自行服药,没有确诊前随意用药可能会加重病情。由神经科医生进行评估和治疗,在医师指导下吃药、随访。

七、养老院服务建议

见表 2-93。

表2-93　养老院中风老年人服务建议

姓名:_____　　性别:□男　　□女　　年龄:_____岁

身高:_____cm　　体重:_____kg　　体质指数(BMI):_____

评估分级		
服务项目	服务内容	服务类型
安全用药	遵医嘱给口服药物;指导老年人自行服药;防止药物不良反应发生	□ 自行服药 □ 护士给药
临床指标监测	监测血压	□ 每周2次　□ 每日2次
皮肤管理	观察皮肤有无破损、感染	□ 每日指导护理员观察与清洁
营养管理	了解老年人进食情况,有无吞咽困难及噎呛等情况发生	□ 每日指导护理员辅助饮食或喂食
运动锻炼管理	运动安全性评估与运动方式指导	□ 每日指导老年人运动或指导护理员协助老年人运动
健康教育	评估老年人认知状况,提升自我管理能力	每月进行健康教育指导

参考文献

[1] Liu XF, Bao CL, Dong GR. Using acupoint-to-acupoint penetrative needling to treat post-stroke spastic paralysis: a clinical progress review[J]. Joarnal of Integrative Medicine, 2014,12(03):276.

[2] Mozaffarian D, Benjamin EJ, Go AS, et al. Heart disease and stroke statistics-2015 update: a report from the American Heart Association[J]. Circulation,2015,131(4):e29-322.

[3] 脑卒中高危人群筛查和干预项目简介.http://www.cnstroke.com/中国心脑血管网,2013.

[4] 尤黎明,吴瑛.内科护理学.第5版.北京:人民卫生出版社,2014:854-872.

[5] 燕铁斌.康复护理学.北京:人民卫生出版社,2012:174-180.

[6] 鲁剑萍,张洁,周海燕,等."疏经通络操"对恢复期脑卒中患者运动康复的影响研究[J].护士进修杂志.2016,31(21):1937-1939.

第十三节　帕金森病

一、引言

帕金森病是一种常见的中老年人神经系统变性疾病,人口老龄化是导致帕金森病发病率增加的重要因素。在欧美地区,帕金森病患病率在 50 岁以上人群中为 1%,在 65 岁以上的人群中增加到 2%。我国的患病率低于西方国家,所报道的帕金森病患病率各地区不尽相同,据估计,到 2050 年我国帕金森病老年人的人数将由现在的 200 多万增加至将近 800 万,且有年轻化的趋势。伴随着社会经济的发展和医疗技术的提高以及人群期望寿命的延长,全球性老龄化的趋势愈加明显。帕金森病患病率的升高,严重影响了中老年人的健康和生活质量,并给社会和家庭造成巨大的经济负担。有研究指出,在临床治疗的同时,给予老年人持续的护理干预和康复指导能够在很大程度上提高老年人的生活质量。有资料显示社区是疾病早期预防和控制的主战场,合理的疾病预防措施可以有效减缓病情的发展,提高老年人的生活质量,降低医疗费用。由于帕金森病具体的发病原因尚不清楚,要做到完全预防帕金森病很难实现,但是老年人在发生震颤、肢体僵直、动作迟缓等明显帕金森病运动症状前会有一些临床前期症状,如嗅觉障碍、睡眠障碍、便秘、焦虑、抑郁等。对帕金森病实施社区预防策略,理论上将延缓帕金森病的进展;对帕金森病老年人进行疾病控制,可以预防各种并发症的发生,提高老年人的生活质量。

二、疾病相关知识

帕金森病(Parkinson's disease,PD)由英国医师 James Parkinson 于 1817 年首次报道,是一种多发于中老年人、以运动障碍为主要表现的神经系统退变性疾病。帕金森病的主要病理改变是黑质致密部多巴胺(dopamine,DA)能神经元变性、死亡,残存神经元胞浆内嗜酸性包涵体即路易小体形成。帕金森病典型临床症状为静止性震颤、肌僵直、运动迟缓和姿势平衡障碍(表 2 - 94)。

表 2 - 94　疾病相关知识

帕金森病类型	➢ 老年前(60 岁以前)帕金森病:偶有 20 多岁发病的少年型帕金森综合征 ➢ 老年后(60 岁以后)帕金森病:起病隐袭,缓慢进展,逐渐加剧
临床表现	➢ 静止性震颤 ➢ 运动迟缓 ➢ 肌强直 ➢ 姿势步态异常
筛查与诊断	➢ 脑脊液中的高香草酸(HVA)含量可以降低 ➢ 影像学 PET 或 SPECT 检查 ➢ 根据老年人的症状进行筛查
治　疗	➢ 药物治疗为主:需终身服药 ➢ 手术治疗 ➢ 其他治疗:基因治疗、康复治疗、中医药治疗等

三、入院评估

老年帕金森病的入院评估是通过对活动能力等相关因素进行评估的基础上,提高对老年人全身情况的了解,以制定个性化的帕金森病管理方案和养老服务内容。

(一) 评估意义

入住养老院的帕金森病老年人多存在知识缺乏的情况,对其进行护理评估有助于护理人员了解老年人的整体情况,预知老年人可能存在的风险,制定个性化的老年人护理方案,提高老年人的生活质量。

(二) 评估项目

老年帕金森病入院评估内容详见表2-95。

表2-95　养老院帕金森病入院评估

姓名:＿＿＿＿＿　　　　性别:□男　　□女　　　　年龄:＿＿＿＿＿岁
身高:＿＿＿＿＿cm　　体重:＿＿＿＿＿kg　　体质指数(BMI):＿＿＿＿＿

评估项目		评估内容与分级	
		1分	0分
基本情况	帕金森病类型	□老年后(≥65岁)	□老年前(<65岁)
	病程	□5~10年　□10~15年　□>15年	□<5年
临床表现与症状	运动障碍	□静止性震颤　□运动迟缓 □肌强直　□姿势步态异常	□无
	感觉障碍	□温度觉异常　□触痛觉异常	□无
	并发症	症状波动:□疗效减退　□"开-关"现象	□无
		□异动症	□无
		进食障碍:□咀嚼困难　□吞咽障碍　□恶心 □呕吐　□食欲不振　□胃食管反流	□无
		□排泄障碍　□便秘	□无
用药情况(此项不计分)	药物种类	□抗胆碱能药　□金刚烷胺　□复方左旋多巴抑制剂　□儿茶酚-氧位-甲基转移酶抑制剂	□DR激动剂　□MAO-B□其他
	药物名称	1.　　　2.　　　3.　　　4.	
行为方式	不良习惯	□吸烟　□饮酒	□无
	睡眠情况	□较差	□一般　□良好

（续表）

评估项目		评估内容与分级	
		1 分	0 分
行为方式	锻炼方式	□无	□散步　□太极拳 □其他 周锻炼次数 □1~2次　□3~4次 □5~6次
	服药行为	□不规律,时有漏服　□不服药	□遵医嘱
自我管理能力	心理状况	□焦虑　□抑郁　□烦躁　□恐惧	□正常
	意识状态	□嗜睡　□意识模糊　□昏睡　□昏迷	□清醒
	认知状况	简易精神状态检查:□重度障碍　□中度障碍 □轻度障碍	□正常
总　分			
评估者签名			

评分说明:①该评分表总分为 15 分;②用药情况不计分;③同一个单元格内的选项可多选,评分为 1 分或 0 分;④所有的分数即为总分。

（三）评估方法与注意点

1. 老年帕金森病基本情况评估　测量老年人身高与体重,测算其体质指数,了解老年人的营养情况,可参照老年人微型营养评估(MNA),详见附表 11。通过询问老年人及家属和查看相关病例资料了解老年人患病经过与治疗经过。老年帕金森病随着年龄和病程的增长,其疾病程度越重、并发症发生率增高,护理员要重点关注。

2. 临床表现与症状的评估

（1）运动障碍的评估　旨在了解老年人行动能力等情况,见以下两图。

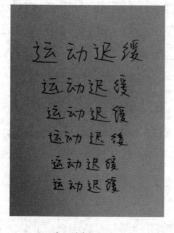

运动迟缓(小写症)

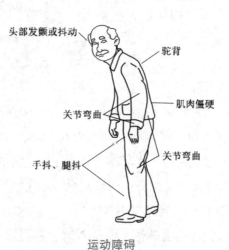

运动障碍

1）静止性震颤的评估　观察老年人是否出现拇指与示指"搓丸样"动作。

2）运动迟缓的评估　观察老年人是否出现起床、翻身、步行、变换方向等运动迟缓；观察老年人的面部表情，是否出现表情肌活动少，双眼凝视，瞬目减少，呈面具脸，常伴有流涎；观察老年人手指精细动作（扣纽、系鞋带等）是否出现困难，僵住；观察老年人有无起步困难；嘱老年人对同一词句进行反复书写，观察字体的大小。

3）肌强直的评估　检查老年人的关节在进行被动的弯曲等动作时是否存在阻力增高等现象。

4）姿势步态异常评估　嘱老年人转弯时观察是否出现躯干僵硬，用连续小步使躯干与头部一起转动；观察老年人自坐位、卧位起立时是否出现困难，小步前冲（慌张步态）。

（2）感觉障碍的评估　旨在了解老年人的皮肤感觉状况，评估老年人的自我防护能力。

1）触觉和痛觉功能评估　嘱老年人闭目，用棉签头部从上到下依次接触老年人的皮肤，询问有无感觉，并进行痛觉的对称比较。

2）温度觉功能评估　用冷水（5～19℃）、热水（40～45℃）交替接触皮肤2～3s，询问老年人有无冷、热感觉。

（3）并发症的评估

1）症状波动的评估

疗效减退：观察老年人每次服药后药物作用时间有无逐渐缩短，症状是否发生规律性波动。

开-关现象：观察老年人的症状在突然缓解（开期，常伴异动症）与加重（关期）两种状态之间有无波动。

2）异动症的评估　通过询问和观察，老年人是否出现不自主的舞蹈样或手足徐动样等。

3）进食障碍的评估　观察老年人有无咀嚼困难、吞咽障碍、恶心、呕吐及食欲不振等。胃食管反流的评估：观察老年人有无反酸、胸痛、咽部异物感、咳嗽、哮喘等进食障碍的症状。

4）排泄障碍的评估　观察老年人是否出现便秘的情况。

3.用药情况评估　详细评估老年人的用药史，通过对既往和现在所用药物的服用记录、药物不良反应以及老年人对药物的了解程度等内容的评估建立用药记录。

4.行为方式评估　了解老年人是否存在吸烟、喝酒等不良生活习惯，锻炼行为、服药行为、睡眠情况（必要时可运用睡眠状况自评量表进行测评，详见附表9）是否规律，为日常监护与观察、行为管理提供参考。

5.自我管理能力评估　帕金森病患者需规律服药，并且终身用药，如果老年人产生焦虑、抑郁等心理反应,将出现用药不规律,依从性较差等情况,应详细评估老年人对帕金森病知识的了解程度及认知情况,有无焦虑、恐惧等心理变化,为制定针对性的服务计划提供参考。

（1）心理状况评估 可运用焦虑抑郁量表检测心理状况,详见附表6和附表7,必要时请专业人士进行评估。

（2）意识状况评估 可根据老年人意识清晰的程度、意识障碍的范围、意识障碍内容的不同而有不同的表现,具体参照意识状况评估表,详见附表1。

（3）认知状态评估 通过询问老年人一些简单问题,具体参照简易智力状态检查（MMSE）,详见附表8,来评估老年人的认知能力情况。

（四）评估结果

通过护理评估,护理员了解帕金森老年人的基本情况、行动能力、并发症、药物使用、生活习惯以及精神状态等情况,可进行照护分级和制定相应的照护方案。

分值≤5

- 每日用药管理、营养管理与运动管理
- 每3个月1次评估帕金森病患者的运动症状、感觉症状、开关现象、疗效减退、异动症
- 每年1次体检,检查血常规、脑脊液、生化、电生理、神经影像

5＜分值＜10

- 每日用药管理、营养管理与运动管理
- 每个月1次评估帕金森病患者的运动症状、感觉症状、开关现象、疗效减退、异动症
- 每半年1次体检,检查血常规、脑脊液、生化、电生理、神经影像

分值≥10

- 每日用药管理、营养管理与运动管理
- 每2周1次帕金森病患者的运动症状、感觉症状、开关现象、疗效减退、异动症
- 出现开－关现象、疗效减退、异动症等药物不良反应时,及时转院

四、日常管理

老年帕金森病的日常管理旨在通过全面的评估,了解老年人的状况,从而采取个体化的护理方案以达到延缓病程、提高老年人生活质量的目的。主要管理内容包括监控和保证老年人安全用药、药物并发症的发现与处理以及生活照护等方面的指导。

（一）合理用药

1. 帕金森病治疗方案　见下图。

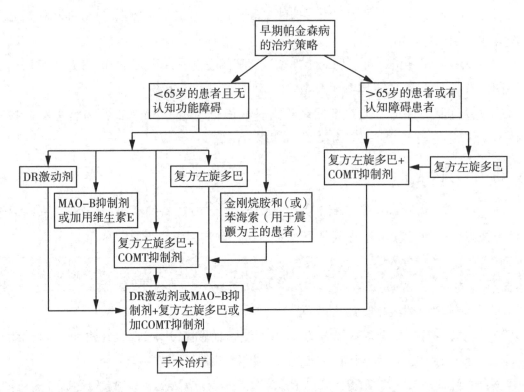

2. 常用药物种类　见表 2-96。

表 2-96　常用药物

药物种类	常见药物名称	服药注意事项	常见不良反应
左旋多巴（LD）	美多芭、息宁	饭前或后 1h 服用	恶心、呕吐、食欲不振、开-关现象
抗胆碱能药物（Text）	安坦	老年患者限制剂量	口干、视物模糊、嗜睡、记忆力下降
单胺氧化酶-B 抑制剂（MAO-B）	司来吉兰	饭后 0.5h	精神病老年人慎用，不宜与氟西汀联用
多巴胺受体激动剂（Text）	溴隐亭	小剂量开始，遵医嘱增加剂量	恶心、呕吐、头痛、眩晕、异动症
儿茶酚-氧位-甲基转移酶抑制剂（COMT）	托卡朋（答是美）	常为联合用药	恶心、呕吐、神志混乱

3. 用药的注意事项

（1）熟悉老年人所用药物的类型、剂量、用药方式、不良反应。

（2）用药前，应完成老年人用药史、老化程度的评估，评估胃肠功能、吞咽能力、吸收功能、心脏功能、中枢神经系统功能等可能影响用药的相关项目。通过对身体老化程度的评估决定用药管理方式。

（3）评估老年人阅读能力、记忆能力、理解能力、获取药物知识的能力等。判断老年人是否可以有能力为自己准备药物，包括药物的计量、获取、辨认等，以确定是否需要他人辅助给药。

（4）老年人自行服药者，因老年人记忆力减退，应及时提醒和督促老年人正确服药，防治药物意外事件发生。

（5）进行用药管理时，口服用药严格三查七对制度，保证老年人服药到口，防止出现错服、漏服；若老年人吞咽功能较差（评估见脑卒中章节），可将药物研磨至粉末，协助老年人服下，防止出现窒息。

（6）帕金森药物使用的注意点：从小剂量开始，逐步缓慢加量直达有效维持；服药期间尽量避免使用维生素 B_6、氯氮䓬、利血平、氯丙嗪、奋乃静等药物，以免降低药物疗效或导致直立性低血压。

（二）监控与观察

疗效观察是帕金森管理中非常重要的环节，老年人因各器官功能减退，在进行自我监控中可能存在困难，护理员应做好其监控。在老年人服药过程中观察震颤、肌强直、其他运动功能和语言功能的改善程度，观察患者起坐的速度、步行的姿态、讲话的音调与流利程度、写字、梳头、扣纽扣、系鞋带以及进食动作等，以确定药物疗效。

（三）生活照护指导

1. 咀嚼、吞咽困难的照护

（1）给老年人充足的进餐时间和安静的进食环境，不催促、打扰老年人进食。

（2）进餐时尽量保持坐位或半坐位。

（3）流涎过多的老年人可使用吸管吸食流质。

（4）食物制作应以细软为主，便于咀嚼吞咽、易消化，少食多餐。

（5）可少量多次吞咽，避免吃坚硬、滑溜及圆形的食物如汤圆等。

（6）每口食物尽量为同一质感，不可混杂。

（7）选用薄而小的勺子，食团以一汤匙大小为宜，尽量把食物放在舌根部，进食后再进行几次空吞咽，以保证食物无残留。

（8）指导老年人于三餐前进行咀嚼、吞咽功能训练：①发声训练法，即老年人发"a""i""u""f"音，或做吹灯、吹哨子动作；②舌肌、咀嚼肌训练法，即尽量向前伸舌头，之后左右运动至口角，再用舌尖舔下唇、上唇，然后牙齿叩击、咀嚼；③深呼吸训练法，即深吸气后憋气再咳出;④咽部冷刺激训练法,即用浸过冰水的长柄圆汤匙轻拍以前腭为中心的部位,每个左右相同部位交替轻拍 10 下后,做空吞咽动作,从而诱发吞咽反射。

（9） 坚持训练,有利于咀嚼、吞咽功能的恢复。

2. 便秘的照护

（1） 指导老年人腹部按摩、腹式呼吸和日常活动,加强腹壁肌和提肛肌收缩力的练习,以增强老年人骨骼肌的运动,抑制胃肠道痉挛而防止便秘的发生。

（2） 少食多餐,尽量多摄入高纤维素食物,多饮水,以增加肠蠕动次数,有助于防止便秘的发生;脂肪食物可使大便柔滑,其所含的脂肪酸可刺激肠道平滑肌而使肠蠕动加快,可适当增加花生油、豆油等油脂的摄入。

（3） 尽量在饭后或与进餐同时服药,以减少对胃肠道的刺激;多巴胺建议安排在饭前 30 ~ 60min 服用,注意减少脂肪的摄入。

（4） 饮食上给予软、烂、温、易消化的食物,注意营养搭配、少食多餐。

（5） 适当食用含粗纤维多的蔬菜、水果,如韭菜、芹菜、丝瓜、藕、葡萄、苹果、香蕉、猕猴桃、番茄等;烹饪时应注意不要太细,防止纤维被破坏。

（6） 指导老年人经常食用玉米、红薯等食物,无糖尿病老年人可定时喝蜂蜜水以助软化食物残渣、晨起喝温开水 200ml。

（7） 指导老年人建立健康的生活方式,每天晨起、早饭后或睡前按时解大便。

3. 安全照护

（1） 避免让老年人进食带骨刺的食物和使用易碎的器皿,可备金属餐具。

（2） 老年人如厕下蹲及起步困难时,予以高位坐厕。

（3） 体位性低血压老年人睡眠时应该抬高床头,避免快速坐起或下床活动,防止跌倒。

（4） 卧室及卫生间的地面须防滑,浴缸处设安全扶手,浴缸底部放上防滑垫。

（5） 居室内物品摆放固定、有序,光线充足,避免灯光直射。

（6） 老年人鞋子尽量采用防滑鞋底。

（7） 建议将坐浴与淋浴结合,浴室内安放固定的高脚凳,方便坐着洗澡和穿脱衣服。

（8） 运动锻炼时注意适宜的运动量与幅度,避免过劳。

（9） 老年人外出活动或沐浴时,应有人陪护在旁给予帮助。

五、中医护理

（一） 操作目的

耳穴埋豆疗法治疗帕金森病是采用王不留行籽刺激耳郭上的穴位或反应点,通过经络传导而达到临床治疗疾病的目的。

（二）操作方法

1. 取穴 见下图。

主穴:肝、脾。

配穴:膝、髋、指、跟、肘、腕、颈椎、神门、交感。

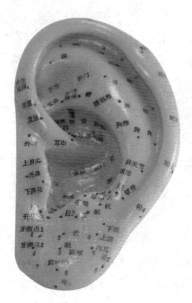
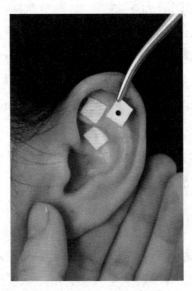

耳穴取穴

2. 治法

主穴每次取 1~2 穴,配穴取 3~4 穴。将王不留行籽 1 粒,置于 0.7cm×0.7cm 的小方胶布上。在选定耳穴上寻得敏感点后,贴敷其上,用示指、拇指捻压至酸、沉、麻或疼痛为得气,此后每日自行按压 3 次,以有上述感觉为宜。每次贴一侧耳,两耳交替。每周贴敷 2 次,10 次为一疗程。疗程间隔 5~7d。

六、营养管理与康复锻炼

（一）营养管理

1. 老年人帕金森病营养要求 老年帕金森患者因为吞咽困难、饮食减少和肌强直、震颤所致机体消耗量增加往往较容易出现营养失调,因此要依据老年人活动量、体重进行热量配比。依据老年人的消化能力、肾功能选择食物,食物选择宜多样化。

（1）主食以五谷类为主,多选粗食,多食新鲜蔬菜、水果,多喝水（每日 2000ml）,减轻腹胀,防止便秘。

（2）适当的奶制品（2 杯脱脂奶）和肉类（全瘦）、家禽（去皮）、蛋、豆类。

（3）少吃油、盐、糖。

（4）钙质有利于防止骨质疏松,每天应补充 1000 ~ 1500mg 钙质。

2.营养管理的注意事项

（1）营养师根据帕金森病情况为老年人进行膳食制定,护理员结合老年人常规饮食习惯给予建议。

（2）评估老年人的吞咽功能,可参照标准吞咽功能评价量表(SSA),详见附表4。对于咀嚼能力和消化功能减退的老年人应给予易消化、易咀嚼的细软、无刺激性的软食或半流质,少量多餐;对于咀嚼和吞咽功能障碍的老年人应选用稀粥、面片、蒸蛋等精细制作的小块食物或黏稠不易反流的食物,并指导老年人少量分次吞咽,避免吃坚硬、滑溜及圆形的食物如汤圆等;对于进食困难、饮水反呛的患者要及时插胃管给予鼻饲,防止经口进食引起误吸、窒息或吸入性肺炎。

（3）进食方法　进食时摇高床头,保持坐位或半坐位;注意力集中,并给予老年人充足的时间和安静的进食环境,不催促、打扰老年人进食;对于流涎过多的老年人可使用吸管吸食流质。

（4）营养状况监测　评估老年人饮食和营养状况可参照老年人微型营养评估(MNA),详见附表11。注意每天进食量和食品的组成;了解老年人的精神状态和体重变化,评估老年人的皮肤、尿量及实验室指标变化情况。

（二）康复锻炼

帕金森病患者的康复锻炼项目如下:

1.放松和呼吸锻炼　全身放松,深呼吸(吸气时腹部鼓起),如此反复 5 ~ 15min。

2.面部动作锻炼　对着镜子,让面部表现出微笑、大笑、露齿而笑、噘嘴、吹口哨、鼓腮等。

3.头颈部锻炼　①上下运动:头向后仰,注视天花板 5s,再向下,下颌尽量触及胸部;②左右转动:头面部向右转并向右看 5s,然后再向左转并看 5s;③左右摆动:头尽量向左右肩侧靠,尽量用耳朵去触到肩膀;④下颌前后运动:前伸保持 5s,然后内收 5s。

4.躯干锻炼　通过身体侧弯、转体等运动,增强躯干腹背肌力量与协调性。

5.腹肌锻炼　平躺在地板或床上,两膝关节分别曲向胸部,持续数秒,然后双侧同时做这个动作。

6.手部锻炼　反复练习手指分开、合并的动作以及握拳和伸指的动作,防止手关节畸形。

7.上肢及肩部训练　两肩分别向耳朵位置耸起,而后使两肩下垂,蜷缩手臂,扬起过头并向后维持 10s;双手向下,在面前扣住,往后拉 5s,重复数次。手臂置头顶上,肘关节弯曲,用双手分别抓住对侧的肘部,身体交替向两侧弯曲。

8. 步态训练　步行时双眼直视,双上肢和下肢保持协同合拍动作,同时使足尖尽量抬高,以足跟先着地,尽量迈开步伐行走,并作左右转向和前后进退的训练。当老年人走马路遇到步僵时,先让老年人停下来,站直身体,鼓励其抬高一条腿,向前迈一大步;再换另一条腿,再抬高,向前迈大步,反复练习3~5次。

9. 舌运动的训练　舌头反复伸出、缩回、左右移动,并练习张嘴闭嘴、抿嘴、噘嘴等动作,随后可进行朗读锻炼和唱歌练习等。

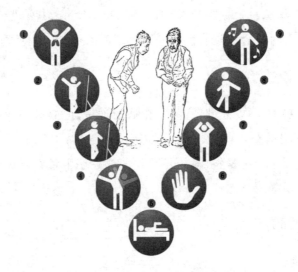

10. 其他锻炼　起病初期老年人主要表现为震颤,应指导老年人维持和增加业余爱好,鼓励老年人积极参与家居活动和参加社交活动,坚持适当运动锻炼,如养花、下棋、散步、太极拳、体操等,注意保持身体和各关节的活动强度与最大活动范围。

对于已出现某些功能障碍或坐起已感到困难的动作要有计划有目的地锻炼。告诉老年人知难而退或简单的家人包办只会加速其功能衰退。

(1) 如老年人感到从椅子上起立或坐下有困难,应每天做完一般运动后,反复多次练习起坐动作。

(2) 起步困难者可以在老年人脚前放置一个小的障碍物作为视觉提示,帮助起步。

老年人出现显著的运动障碍而卧床不起,应帮助老年人采取舒适体位,被动活动关节,按摩四肢肌肉,注意动作轻柔,勿造成老年人疼痛和骨折。

七、应急与处理

(一)噎呛的紧急处理

老年人如在进食过程中突然发生呛咳、呼吸困难,表现为双手乱抓、表情恐怖、面色青紫等症状,应立即想到噎呛,立刻进行急救处理。

第一步:疏通呼吸道。立即清除口咽部的分泌物,就地抢救。迅速用筷子、牙刷、压舌板等物分开口腔,清除口内积食。清醒的患者用上述物品刺激咽部催吐,同时轻怕患者背部,协助吐出食物;不清醒或者催吐无效的,要立即用示、中两指伸向口腔深部,将食物一点一点掏出,越快越好。

第二步:让老年人平躺在地板上可采用卧位的腹部冲击方法,使阻塞气管的食物上移并被驱出。

第三步:护理员在解除食道梗阻后,有呼吸心跳停止的老年人要迅速做心肺复苏,立即转院诊治。如老年人呼吸心跳没有恢复,在转院诊治的过程中持续进行心肺复苏。

(二) 跌倒的紧急处理

老年人如果意外跌倒,不要立即扶起,防止病情加重,应立即转院诊治,搬运时保持平卧。如有出血,应立即止血,同时头侧偏,清理口鼻分泌物,保持老年人呼吸道通畅,意识清醒的老年人可检查有无口角歪斜、言语不清、手脚无力等脑卒中表现、有无腰背部疼痛或大小便失禁等腰椎损害情形。

八、养老护理服务建议

见表2-97。

表2-97　养老护理服务建议

评估等级	□ 分值≤5	□ 5＜分值＜10	□ 分值≥10
服务项目	服务内容	服务类型	服务频次
生活起居管理	观察皮肤有无破损、感染 观察有无便秘发生	□ 自理 □ 护理员协助	□ 每日指导皮肤管理 □ 每日指导排便管理 □ 每日指导护理员观察及清洁 □ 每日指导护理员协助排便
用药管理	遵医嘱给口服药物;指导老年人自行服药;防止药物不良反应的发生	□ 自行服药 □ 护理员给药	□ 每日指导正确用药 □ 每日指导护理员观察不良反应
营养管理	了解老年人进食情况,有无噎呛、营养不良等情况发生	□ 自行进食 □ 辅助进食 □ 鼻饲	□ 每日指导护理员辅助进食或喂食
运动锻炼管理	运动安全性评估与运动方式指导	□ 主动锻炼 □ 被动锻炼	□ 每日指导老年人运动或指导护理员协助老年人运动
健康教育	评估老年人认知状况,提升帕金森管理能力	□ 认知能力正常 □ 认知能力下降	□ 每个月进行健康教育指导

第十四节　肺　　癌

一、引言

近年的流行病学调查数据显示,肺癌为我国癌症发病率和死亡率上升最快的肿瘤,已经接近发达国家的水平。肺癌的发病率增长迅速一个很重要的因素就是人口老龄化,有文献报道 58% 的肿瘤患者年龄超过 65 岁,30% 以上的肿瘤患者死亡年龄大于或等于 80 岁。肺癌在确诊之前往往已有症状开始出现,并且有症状重、持续时间长的特点,例如,长期的咳嗽咳痰、疼痛、恶化等。不仅日益拖垮老年人的身体,增加家属及老年人的经济负担,而且给其带来巨大的精神压力,严重降低老年人的生活质量。养老院作为一个老年人集中的机构,需要加强对老年人肺癌的护理与管理。通过制定详细的老年肺癌患者护理方案,有效地缓解肺癌带来的不适症状以及控制并发症的发生、发展,提高肺癌老年人的生活质量。

二、疾病相关知识

老年人肺癌绝大多数源于支气管黏膜上皮或腺体,常有区域性淋巴转移和血行播散。尤其在 40 岁以上,发病年龄一般自 50 岁后迅速上升,在 70 岁达高峰,70 岁以后略下降。男性患者多于女性患者(表 2 – 98)。

表 2 –98　疾病相关知识

肺癌的病因	吸烟	80% ~90% 男性老年肺癌,19% ~40% 女性老年肺癌与其有关
	空气污染	被动吸烟、燃料燃烧
	职业因素	曾在工业生产中接触与肺癌发病有关的特殊物质有石棉、烟草的加热产物、镭等放射性物质等
	不良饮食习惯	缺乏蔬菜水果,维生素摄入不足 喜食油炸、腌制食品
	慢性肺部疾病	肺结核、硅肺、尘肺
	心理因素	精神压抑、易激怒、适应力差等
肺癌的分类	解剖学分类	中央型肺癌:多为鳞状上皮癌和小细胞未分化癌
		周围型肺癌:多发生在段气管以下的小支气管,以腺癌多见
	组织病理学分类	非小细胞肺癌:主要为鳞状细胞癌、腺癌、大细胞癌等。其中鳞癌最常见
		小细胞肺癌:恶性程度高,多见于男性。好发于肺门附近的主支气管

（续表）

肺癌的分期	T 原发肿瘤	T_0:无原发肿瘤证据
		T_1:肿瘤直径≤3cm,周围被肺组织或脏层胸膜包裹,支气管镜检查未累及叶支气管以上
		T_2:肿瘤直径>3cm但≤7cm,或者符合以下任意一点:累及主支气管,累及脏层胸膜
		T_3:肿瘤最大直径>7cm,或任何大小肿瘤直接侵犯下列结构之一:胸壁、膈肌、心包等
		T_4:任何大小的肿瘤直接侵犯下列结构之一:纵隔、心脏、大血管、气管、食管、椎体等;全肺的肺不张或阻塞性炎症
	N 区域性淋巴结侵犯	N_0:未发现局部淋巴结侵犯
		N_1:同侧支气管周围的和(或)同侧肺门淋巴结转移
		N_2:同侧纵隔淋巴结和(或)隆突下淋巴结转移
		N_3:对侧纵隔淋巴结,对侧肺门淋巴结,同侧对侧斜角肌淋巴结或锁骨上淋巴结转移
	M 远处转移	M_0:没有远处转移
		M_1:有远处转移
		M_{1a}:对侧肺叶出现的肿瘤结节、胸膜结节、恶性胸腔积液或恶性心包积液
		M_{1b}:远处器官转移
肺癌的临床表现	局部症状	咳嗽、咳痰、咯血、胸闷气急、胸痛
	全身症状	发热、消瘦、乏力、恶心、呕吐
	肺外症状	杵状指(趾)、肥大性骨关节病、低钠血症(水肿、嗜睡)、高血钙、低血磷(多尿、烦渴)
	转移症状	淋巴结转移、胸膜受侵和转移、肾脏、消化道转移、颅脑转移、骨转移
	并发症	胸腔积液、声音嘶哑、上腔静脉综合征、疼痛
肺癌的治疗	手术治疗	肺叶切除、单侧全肺切除等
	放射治疗	用于手术后残留病灶的处理和联合化疗的综合疗法
	化学治疗	对于局部肺内病灶及经血道和淋巴道的微转移病灶均有用
	靶向治疗	主要用于接受过化疗的晚期或转移性非小细胞癌的治疗
	中医疗法	中药治疗及中医外治法,如:穴位敷贴、耳穴埋豆、五行音乐

三、入院评估

(一) 评估的意义

对肺癌老年人身心状况的评估,是制定每个患有肺癌的老年人个体化护理的前提,评估可以帮助护理人员了解老年人的整体状况,预知老年人可能存在肺癌并发症的风险项目。评估应贯穿护理的全过程,以便于评估疗效,调整护理方案,制定出合理的、科学的、有实践意义的肺癌护理方案。

(二) 评估项目

老年肺癌入院评估内容详见表2-99。

表2-99 养老机构肺癌老人入院评估

姓名:＿＿＿＿＿＿＿　　性别:□ 男　　□ 女　　年龄:＿＿＿＿＿＿＿岁

身高:＿＿＿＿＿＿cm　　体重:＿＿＿＿＿＿kg

评估项目		评估内容与分级	
		1 分	0 分
基本情况	不良习惯	□ 吸烟　□ 喝酒　□ 晚睡	□ 无
	老年人年龄	□ <70 岁	□ ≥70 岁
	病程	□ ≥5 年	□ <5 年
肺癌的分期	T 原发肿瘤	□ T_2　□ T_3　□ T_4	□ T_0　□ T_1
	N 区域性淋巴结侵犯	□ N_1　□ N_2　□ N_3	□ N_0
	M 远处转移	□ M_1	□ M_0
肺癌的症状	局部症状	□ 咳嗽　□ 咳痰　□ 咯血　□ 胸闷气急　□ 胸痛	□ 无
	全身症状	□ 发热　□ 消瘦　□ 乏力　□ 恶心、呕吐	□ 无
	肺外症状	□ 杵状指(趾)　□ 肥大性骨关节病　□ 低钠血症　□ 高血钙、低血磷	□ 无
	并发症	□ Horner 综合征　□ 胸腔积液　□ 上腔静脉综合征　□ 呼吸衰竭	□ 无
用药情况	用药情况	□ 口服化疗药　□ 口服靶向药　□ 镇咳药　□ 止疼药　□ 其他	□ 无
	药物不良反应	□ 曾有	□ 无

（续表）

评估项目		评估内容与分级	
		1分	0分
自我管理	认知状况	☐ 重度障碍　☐ 中度障碍　☐ 轻度障碍	☐ 正常
	意识状态	☐ 嗜睡　☐ 意识模糊　☐ 昏睡　☐ 昏迷	☐ 清醒
行为方式	服药行为	☐ 不规律,时有漏服　☐ 不服药	☐ 遵医嘱
	不良习惯	☐ 吸烟　☐ 饮酒	☐ 无
	睡眠情况	☐ 较差	☐ 一般　☐ 良好
	饮食情况	☐ 不控制　☐ 不规律	☐ 严格按照医生要求
	锻炼方式	☐ 无	☐ 散步　☐ 益气养肺功　☐ 太极拳
	周锻炼次数	☐ 0	☐ 1～2　☐ 3～4　☐ 5～6
总　分			
评估者签名			

填表说明:本表总计共20分。如单个评估项目出现多条问题,仍以1分计算。如该老年人有"咳嗽"同时也有"胸痛"此项计分为1分,而非2分。以此类推,最后累计相加得出评估总分。

（三）评估方法及注意点

1. 老年肺癌基本情况评估　老年人入院时通过询问家属或者是查看以往病历,了解老年人肺癌所属的分期、病程长短、治疗情况。掌握老年人基本的身体状况,入院时需要测身高、体重、测算其体质指数,测量生命体征,肺癌老年人尤其注重体温的检测。体温过高不仅是肺癌的临床表现,而且持续的高温提示肺部感染的可能,需要引起注意。

2. 症状与并发症的评估

（1）局部症状评估　主要评估老年人是否有咳嗽、咳痰、咯血、胸闷气急、胸痛的一些肺癌典型症状的出现。

1）咳嗽、咳痰　注意评估老年人咳嗽的性质,肺癌老年人出现咳嗽症状一般是癌肿刺激支气管黏膜而出现的阵发性干咳、刺激性呛咳。肿瘤增大导致支气管狭窄,咳嗽可带高音调金属音。注意评估老年人咳痰的色、质、量。

2）咯血　老年人出现咯血时,首先注意咯血量的区分,痰中带血;少量咯血<100ml/d;中等量咯血100～400ml/d;大量咯血>500ml/d或300～500ml/d。及时记录患者咯血的色、质、量。大咯血的主要症状是胸痛、胸闷,出现并发症后还会有低血压、休克、呼吸衰竭等相应症状。

3）胸闷气急 注意观察老年人是否出现吸气性呼吸困难,提示肿瘤压迫大气管;观察气促症状是否进行性加重,发绀加重。

4）胸痛 主要评估疼痛的部位、性质、程度、持续时间和使用止痛药物后疼痛症状有无缓解。

（2）全身症状评估

1）发热 每日测量体温一次。体温高于37.5℃,每日测3次,体温高于39℃,每4h测量一次,直至正常。

2）消瘦 关注老年人近3个月内有无明显的体重变化,评估老年人的食欲情况,体质指数等。体重减轻计算公式:体重减轻(%)=（平时体重–现在实际体重)/平时体重×100%,结果>5%提示体重减轻。若进行性体重减轻,判断为消瘦。

3）恶心、呕吐 主要通过询问老年人的食欲情况以及查阅老年人服用的药物是否有胃肠道的不适反应。

（3）肺癌肺外表现的评估

1）杵状指（趾） 观察老年人的手指或脚趾是否手指外形像棒槌,指端膨大。

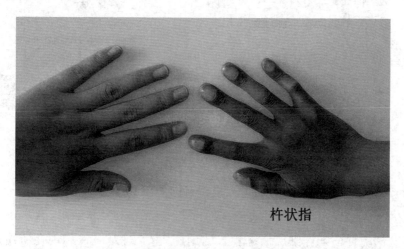

杵状指

2）低钠、高钙、低磷血症 主要通过观察血液指标的报告判断老年人是否存在电解质的紊乱。

（4）并发症评估 通过询问老年人本人或者其家属了解老年人的既往史,以及检查报告的结果,判断老年人有哪些并发症的存在。下面列举常见并发症的表现。

1）胸腔积液 可观察老年人是否胸痛、呼吸困难、患侧饱满且胸壁运动受限、有气短及胸闷感,甚至呈端坐呼吸,高热等表现。

2）上腔静脉阻塞征 观察老年人头面部或上半身有无淤血水肿,颈部肿胀、颈静脉怒张,询问老年人有无领口进行性变紧的感受。

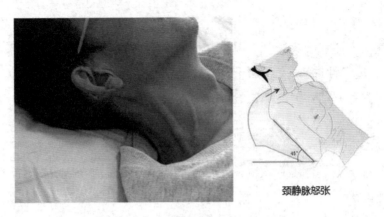

颈静脉怒张

颈静脉怒张

3）呼吸困难　评估老年人的呼吸频率,有无呼吸困难、口唇发绀等情况。呼吸衰竭发作严重时可出现三凹征,即胸骨上窝、锁骨上窝和肋间隙明显凹陷。

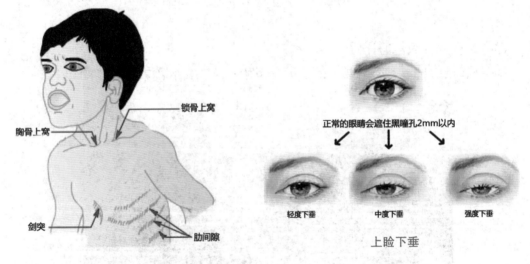

4）Horner 综合征　主要评估老年人是否有同侧瞳孔缩小、上眼睑下垂、眼球内陷、发汗减少等症状。

（5）用药情况评估　详细评估老年人的用药史,通过对既往和现在所用药物的服用记录、药物不良反应以及老年人对药物的了解程度等。

（6）行为方式评估　了解老年人是否存在吸烟、喝酒等不良生活习惯,锻炼行为、服药行为、睡眠情况（必要时可运用睡眠状况自评量表进行测评,详见附表9）是否规律,为日常监护与观察、行为管理提供参考。

（7）自我管理情况评估

1）认知状态评估　通过询问老年人一些简单问题,具体参照简易智力状态检查（MMSE）,详见附表8,来评估老年人的认知能力情况。

2）意识状况评估　可根据老年人意识清晰的程度、意识障碍的范围、意识障碍内容的不同而有不同的表现,具体参照意识状况评估表,详见附表1。

（8）行为方式评估　了解老年人是否存在吸烟、喝酒等不良生活习惯,锻炼行为、服药行为、睡眠情况(必要时可运用睡眠状况自评量表进行测评,详见附表9)是否规律,为日常监护与观察、行为管理提供参考。

（四）评估结果

通过护理评估,护士了解肺癌老年人的症状表现、病情轻重、心理状况等,并进行照护分级和制定相应的照护方案。

分值≤5

- 每日用药管理、营养管理与卫生管理。
- 隔日对老年人进行穴位敷贴,并观察疗效。
- 协助老年人完成每周2~3次的运动锻炼。
- 指导老年人每周聆听五行音乐。

5<分值<10

- 每日用药管理、营养管理与运动管理。
- 对不同症状(咳嗽、发热、胸痛等),给予对症的护理措施。
- 对于有手术或者放、化疗病史的老年人尤其注意并发症的护理,例如恶心、呕吐、感染、骨髓抑制等。

分值≥10

- 每日用药管理、营养管理与运动管理。
- 对于肺癌有产生严重并发症危险的老年人要加强观察、巡视,注意老年人的安全,防止压疮、坠床等意外的发生。
- 严重并发症,如大咯血、休克、重度呼吸衰竭,立即转院治疗。

四、日常管理

老年肺癌日常管理主要通过全面、连续和主动的管理,以达到延缓病程、减轻痛苦,从而提升生活质量的目的。主要管理的内容包括生活照护、用药指导、并发症的观察及护理。

（一）生活照护

1. **咳嗽、咳痰**　观察呼吸、咳嗽状况,痰液的色、质、量;保持老年人居住环境的空气新鲜、温湿度适宜,温度在18~22℃,湿度50%~60%;痰液黏稠的老年人可用雾化吸入稀化痰液帮助祛痰,同时保持口腔清洁,每天软毛刷刷牙两次;每日穴位敷贴4h。

2. **咯血** 密切观察咯血的色、质、量及伴随症状,少量咯血静卧休息;大量咯血绝对卧床,头低脚高,头偏向健侧。及时清除老年人口腔内的积血,用淡盐水漱口。

3. **发热** 注意观察老年人体温的变化,协助卧床休息,多饮水;及时帮助老年人擦干汗液、更换内衣。

4. **胸闷气促** 将老年人扶起,呈半卧位或坐位,减少疲劳和耗氧,给予持续中低流量吸氧,改善缺氧状况。

5. **胸痛** 协助老年人患侧卧位;剧烈咳嗽时用手按住胸痛部位,以减轻疼痛;在舒缓音乐的背景下,指导老年人缓慢呼吸,帮助其转移注意力。

6. **恶心、呕吐** 保持口腔及床单位的整洁,协助淡盐水漱口;体质虚弱的老年人呕吐时应将将头偏向一侧,以免呕吐物误入气管,引起窒息。

(二) 饮食护理

1. 指导老年人进食止咳的食物,如山药、白果等。当老年人持续咳嗽时,可用薄荷叶泡水喝来缓解咽部的刺激。

2. 发热的老年人进食清热生津之品,如苦瓜、冬瓜等,忌食辛辣刺激食物。

3. 恶心呕吐时应选择易消化的食物,如蔬菜、水果、小米、百合等,避免进食易产气的食物。少食多餐(每天4~6餐);呕吐后不要立即进食,可先进食清淡的半流质,休息片刻后再进食;如老年人频繁呕吐,宜进食富含电解质水果,补充水分和电解质。

4. 咯血的老年人如果出血量少可进食凉血养血、甘凉滋养之品,如黑木耳、茄子等。如果大量出血应禁食。

5. 接受过化疗或靶向治疗不久的老年人饮食上要注意增加营养,高蛋白质、高维生素饮食,以增强抵抗力。多饮水,每日饮水1000~2000ml,有助于排出药物毒素。

(三) 用药护理

肺癌老年人常使用的药物包括针对症状的镇咳化痰药物(详见第二章第八节慢性阻塞性肺疾病),还包括针对肿瘤的化疗药、靶向药等。

1. 老年人服用激素类药物化痰止咳时,要做到发药到口,注意尽量饭后服药,因激素类药物对胃黏膜的刺激性较大。使用过程中注意观察病情的变化,以免诱发感染。

2. 老年人在外院接受化疗后再次回到养老院,护理员要注意观察老年人是否有化疗后的不良反应,如恶心、呕吐、便秘等胃肠道反应、骨髓抑制、脱发等(表2-100)。

表2－100　化疗药常见不良反应

消化道	食欲减退、恶心、呕吐、腹泻、便秘、腹痛等胃肠道反应。重度呕吐可导致脱水、电解质紊乱
骨髓抑制	外周白细胞迅速减少，其次是血小板、红细胞。严重骨髓抑制可出血或感染
脱发	是化疗一种很常见的毒副反应，是化疗药物损伤毛囊的结果，通常与化疗药物的浓度和剂量有关

3. 使用化疗药物后，身体免疫力差，因此注意预防口腔感染和泌尿道感染，要生活有规律、劳逸结合，并保证充足的睡眠。除了病重卧床外，老年人要进行适当的锻炼，以增强机体的抗病能力，尽量避免出现感染性疾病。

4. 发给老年人的口服药按次数分别包好，写清楚服药的时间，以免造成误服。对于阿片类药物要做到单剂量发药，护理人员在规定的服药时间将该顿口服剂量经过认真的核对，注意药物间的相互作用，将药物发至患者口中，并确定服用。

（四）情志护理

1. 指导老年人倾听五音中的商调音乐，抒发情感，缓解紧张焦虑的心情，达到调理气血阴阳的作用。

2. 在体力允许的情况下尽早开始锻炼，例如散步、益气养肺功、简化太极拳等。

3. 多与老年人沟通，了解其心理状态，及时予以心理疏导。

（五）监控与观察

肺癌患者定期疾病监测　见表2－101。

表2－101　肺癌患者定期监测

早期手术后	第1年	每3个月复查1次，胸部增强CT或平扫，检测血中肿瘤标志物，血常规
	第2年	每半年复查1次，项目同上。每次都要询问是否戒烟，吸烟量变化，并指导戒烟
	第3年始	每年复查1次，项目同上
肺癌晚期	稳定期	每1~3个月复查1次，查血清肿瘤标志物，血常规。每2~4个月复查1次胸部CT和转移部位影像
	急性期	如有症状及时复查

五、中医护理

穴位敷贴是肺癌的中医特色治疗。穴位敷贴技术是将白芥子、甘遂、细辛、生姜汁等制成一定制剂，敷贴到人体穴位，通过刺激穴位，激发经气，达到通经活络、清热解毒、活血化瘀、消肿止痛、行气消痞、扶正强身的一种操作方法。

（一）取穴

1. **天突**　位于胸骨上窝正中。
2. **大椎**　位于第七颈椎棘突下凹陷处。

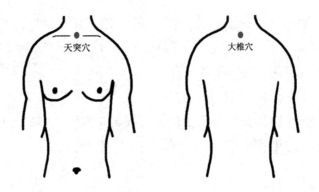

（二）操作方法

1. 核对医嘱，评估患者，做好解释，注意保暖。

2. 备齐用物，携至床旁。根据敷药部位，协助患者取适宜的体位，充分暴露患处，必要时屏风遮挡患者。

3. 更换敷料，以生理盐水或温水擦洗皮肤上的药液，观察创面情况及敷药效果。

4. 根据敷药面积，取大小合适的薄胶纸，用一次性镊子将药球放于薄纸中央凹陷处，并均匀地平摊于薄胶纸上，厚薄适中。

5. 将已摊好药物的薄胶纸敷于患处，药饼对准穴位，以免药液受热溢出污染衣物。

6. 观察患者局部皮肤，询问有无不适感。

7. 操作完毕后擦净局部皮肤，协助患者着衣，安排舒适体位。

8. 隔日敷贴 1 次，一次 4～6h 取下，6 次为一个疗程。

（三）注意事项

1. 孕妇脐部、腹部、腰骶部及某些敏感穴位，如合谷、三阴交等处都不宜敷贴，以免局部刺激引起流产。

2. 药物应均匀涂抹于绵纸中央，厚薄一般以 0.2～0.5cm 为宜，覆盖敷料大小适宜。

3. 敷贴部位应交替使用，不宜单个部位连续敷贴。

4. 对于残留在皮肤上的药物不宜采用或刺激性物品擦洗。

5. 操作前告知患者若出现皮肤微红是正常现象。

6. 使用敷药后,如出现红疹、瘙痒、水疱等过敏现象,应暂停使用,报告医生,配合处理。

7. 如遇感冒、发热、哮喘急性发作时暂停使用。

8. 穴位敷贴期间禁忌食生冷食品。当天忌游泳和洗冷水澡。

六、专科护理

(一)五行音乐

中医的五行音乐是辅助治疗癌症的最佳选择,可改善临床最痛苦的乏力、疼痛、失眠、抑郁等症状。

肺在身体里是管理呼吸的器官,全身的血液里携带的氧气都要通过肺对外进行气体交换,然后输送到全身各处。肺部常见不适:咳嗽、气喘、疼痛、出汗等。属于肺的音阶:商音,相当于简谱中的"Re"。商调式乐曲风格高亢悲壮,铿锵雄伟,具有"金"之特性,可入肺。

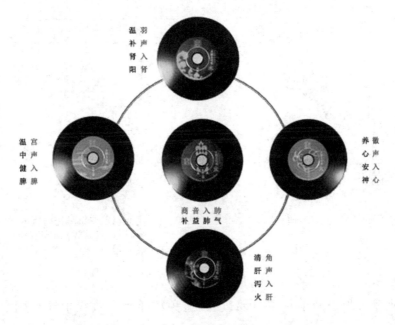

最佳曲目:《阳春白雪》《山丹丹开花红艳艳》等,这些曲子曲调高昂,包括属于土的宫音和属于火的徵音,可以通过音乐将肺从里到外梳理一遍。

最佳欣赏时间:15:00 – 19:00,体内的肺气在这个时间段比较旺盛,随着曲子的旋律,一呼一吸之间,事半功倍。伴茶:准备 1 杯白水,里面放少许红茶,以起到生肺补气,同时清除肺中杂质的效果。

注意:音乐治疗可以每日 1 次,每次治疗时间最好控制在 30min 左右,最多不能超过

40min。时间过长容易产生疲劳,达不到预期的目的。此外,音量的大小也应掌握在适当的程度,以70分贝以下疗效最佳。

(二) 雾化吸入

1. 目的 雾化吸入法是将药液以气雾状喷出,由呼吸道吸入的方法。具有治疗呼吸道感染、消除炎症和水肿、解痉、稀化痰液,帮助祛痰的作用。

2. 操作方法 压力型简易雾化器的使用。

(1)嘱患者清洁漱口。将患者置于舒适的体位。

(2)用蒸馏水5ml稀释药物,注入雾化器内。

(3)将雾化器一端接在输送氧气管上。氧气流量调节至6~8L/min。

(4)患者手持雾化器,把喷气管放入口中,紧闭口唇,吸气时用手指堵住"出气口",呼气时松开手指,直到药液喷完为止,一般需10~15min。雾化期间若需暂停休息,可松开堵住"出气口"的手指,停歇休息。

(5)喷药完毕后关闭氧气筒,取出雾化器,清理用物。

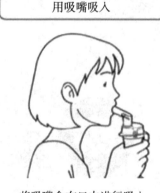

用吸嘴吸入

将吸嘴含在口中进行吸入

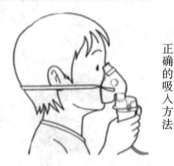

用吸入面罩(小)吸入

正确的吸入方法

用面罩罩住口鼻进行吸入
*喷雾量过多时,请安装药液瓶盖

3. 注意事项

(1)雾化吸入半小时前尽量不要进食,避免雾化吸入过程中气雾刺激气道,引起呕吐。

(2)避免让雾化液进入眼睛,否则会引起眼部不适。

(3)雾化前不要抹油性面霜。

(4)雾化过程中,应密切观察患者的面色、呼吸情况、神志等。如有面色苍白、异常烦躁及缺氧症状应立即停止治疗。

(5)每次雾化吸入后,可以用生理盐水或温开水漱口,并清洗面部。

（6）建议雾化器单人使用,雾化结束后,雾化罐可用温水及时清洁,应注意附件的消毒,晾干后再使用。

七、应急与处理

发生急性呼吸衰竭时,保持呼吸道的通畅,清除口、咽、喉呼吸道分泌物;解除气道痉挛,可选用气道吸入剂(详见第二章第八节);给予高流量吸氧,情况稳定后,持续低流量吸氧;症状仍不能缓解,及时转院治疗。

发生少量咯血时保持绝对安静,不需特殊治疗,卧床休息,注意观察病情。中等量咯血时让患者向患侧卧位,床脚抬高。心血管病引起者取半坐位,保持呼吸道通畅,使积血易于咯出。大咯血时告诉患者不要用力吸气、屏气、剧咳,喉间有痰轻轻咳出,并及时送医院抢救。

八、养老护理服务建议

见表 2 – 102。

表 2 – 102　养老机构肺癌护理服务建议

评估等级	□ 分值<5	□ 分值 5~10	□ 分值>10
服务项目	服务内容	服务类型	服务频次
合理用药	评估老年人服药能力,坚持发药到口的原则	□ 自行给药 □ 护士给药	□ 每日
运动锻炼	指导老年人进行有益肺功能的锻炼,并确保安全性	□ 主动锻炼 □ 被动锻炼	□ 每周 1 次 □ 每日 3~4 次
五行音乐	选取合适的环境,指导老年人聆听曲目	□ 自行欣赏 □ 护理员指导	□ 每周 1 次
雾化吸入	指导有需要的老年人雾化吸入的方法,确保安全	□ 护士协助 □ 护理员协助	□ 从不协助 □ 按需协助
皮肤管理	观察皮肤有无破损、感染	□ 可自理 □ 护理员协助	□ 每日指导皮肤管理 □ 每日指导护理员观察与清洁
中医护理	给予老年人穴位敷贴,并观察使用效果	□ 护士指导 □ 护理员指导	□ 隔日 1 次
健康教育	评估老年人的认知能力,提升肺癌老年人自我管理能力	□ 健康讲座 □ 茶话会	□ 每月 1 次

注：请您在符合的情况中打"√"。

第十五节　肠　　癌

一、引言

肠癌为常见的消化道恶性肿瘤之一,据我国 2001 年统计,其发病率在我国位于恶性肿瘤第 3 位,发病年龄趋老年化,男女之比为 1.65∶1,尤其以 60 岁以后大肠癌的发病率及病死率均显著增加。因此,结合中西医护理理论,构建面向社区和老年护理院的肠癌护理标准方案,并用于实践指导,有利于提高社区护理技术水平,增强社区护士的专业素质,从而进一步改善社区护理院老年人的生活质量。

二、疾病相关知识

肠癌是以排便习惯和粪便性状改变为首先出现的症状,多表现为大便次数增多、粪便不成形或稀便。属于中医的"积聚"病证范畴(表 2 – 103)。

表 2 – 103　疾病相关知识

发病因素或诱发因素	◆ 饮食高脂肪、低纤维饮食 ◆ 遗传因素 ◆ 癌前病变:大肠慢性炎症、大肠腺瘤 ◆ 其他因素:血吸虫病、盆腔放射、环境因素(如土壤中缺钼)、吸烟等
典型临床表现	◆ 早期:消化不良、大便潜血 ◆ 右半结肠癌:主要表现为食欲不振、恶心、呕吐、贫血、疲劳、腹痛、缺铁性贫血 ◆ 左半结肠癌:主要表现为完全或部分性肠梗阻。大便习惯改变,出现便秘、便血、腹泻、腹痛、腹部痉挛、腹胀等 ◆ 直肠癌:主要表现为便血、排便习惯改变及梗阻。主要为解黏液脓血便,粪柱变形、变细,晚期表现为不全性梗阻 ◆ 肿瘤浸润及转移症状:肛门失禁、下腹及腰骶部持续疼痛,指检可扪及肿块,腹腔积液
并发症	◆ 肠梗阻 ◆ 贫血
常见治疗(处理)措施	◆ 手术治疗 ◆ 同时配合化疗、放疗等综合治疗 ◆ 清淡饮食 ◆ 放松情绪

三、入院评估

（一）评估意义

养老院入住的肠癌老年人可为手术治疗后患者或非手术治疗患者,对其进行护理评估可以帮助护理人员了解老年人的整体情况,预知老年人可能存在的疾病风险等,为老年人在院期间的护理工作做好前期准备,从而实现"因需施护、因人施护、因病施护"的目的。

评估主要目的是明确肠癌患者的诊断和治疗方式,观察患者的排便情况,筛查肠癌术后并发症,记录药物使用情况,制定护理与管理计划。

（二）评估项目

老年肠癌患者入院评估内容详见表2-104。

表2-104 肠癌患者基本信息与评估

姓名:_____ 性别:□男 □女 年龄:_____岁
身高:_____cm 体重:_____kg 体质指数(BMI):_____
诊断:_____ 家庭住址:_____街道_____号
随访方式:_____ 1)门诊 2)家庭 3)电话 4)短信 5)其他
本次随访状态:_____ 1)继续随访 2)暂时性失访
　　　　　　　　　　　　3)失访(□1.死亡 □2.迁出 □3.拒访 □4.其他)

评估项目		评估内容与分级	
		1分	0分
基本情况	年龄	□60~69岁 □70~79岁 □≥80岁	□<60岁
	病程	□5~10年 □10~15年 □≥15年	□<5年
	自理能力	□不能自理 □部分自理	□完全自理
	进食	□喂食	□自行进食
大便情况（此项不计分）	次数	□_____天/次 或 □_____次/天	□便秘腹泻交替
	性状	□软便 □糊状 □水样便 □混有血液 □混有黏液 □混有脓液 □粪柱变形或变细	
症状与并发症	腹痛	□有	□无
	腹胀	□有	□无
	排便不尽	□有	□无
	排便费力	□有	□无

（续表）

评估项目		评估内容与分级	
		1分	0分
症状与并发症	肛门阻塞感	□有	□无
	造瘘口情况	□有	□无
		□出血　□水肿　□感染　□回缩　□狭窄　□坏死　□皮肤黏膜分离　□造口旁疝　□肠管脱垂　□造口周围皮肤炎	
	并发症	□消化系统异常　□高危险	□无
		□神经病变　□高危险	□无
		□肝脏病变　□高危险	□无
血清铁值		□血浆　数值　□正常　□良好	□一般　□不良　□极其不良
用药情况（此项不计分）	药物种类	□缓泻剂　□口服化疗药　□静脉化疗药　□肠腔化疗药　□中药调理　□其他	
	药物名称	1.　　　2.　　　3.　　　4.	
行为方式	不良习惯	□吸烟　□饮酒	□无
	睡眠情况	□较差	□一般
	锻炼方式	□无	□散步　□太极拳　□八段锦　□其他　一周锻炼次数_____次
	饮食依从性	□不依从　□部分依从（喂食者无需填此项）	□完全依从
	服药依从性	□不依从　□部分依从（喂食者无需填此项）	□完全依从
自我管理能力	心理状况	□焦虑　□抑郁　□烦躁　□恐惧	□正常
	意识状态	□嗜睡　□意识模糊　□昏睡　□昏迷	□清醒
	认知状况	□重度障碍　□中度障碍　□轻度障碍	□正常
	管理效能	□8~24 效能不足　□25~48 效能一般	□49~80 效能良好
总　　分			
评估者签名			

（三）评估方法与注意点

在对肠癌老年人采取干预性措施前、后,对老年人进行量表测评,量表评测人员应经正规培训,熟悉量表内容,对调查对象的提问无任何导向性。量表的评估和录入工作由两名护士共同完成,保证量表测评时应准确、客观、无遗漏。

1. 一般资料及病史 评估病史的时候,护士应使用询问或查询病例资料的方式了解。注意:①取得老年人信任;②正确应用沟通技巧,语言通俗易懂,避免诱问病史;③合理安排病史采集时间、环境,对重要的问题可重复提问一遍。

2. 症状与并发症评估

（1）症状评估 观察和询问老年人有无腹痛、腹胀、排便时是否费力、排便后是否仍有未排干净的感觉,有造瘘口的患者还应观察造瘘口有无水肿、出血、感染、回缩及狭窄等情况,观察老年人粪便的色、质、量和每日大便次数,并记录。

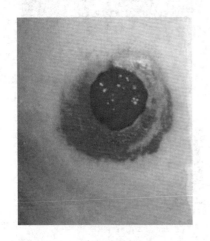

造口渗血

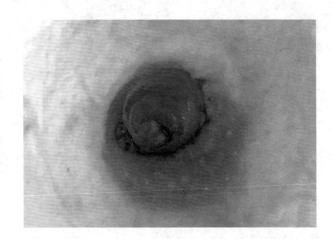

造口狭窄

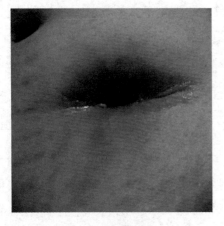

造口回缩内陷

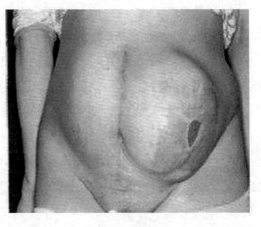

造口旁疝

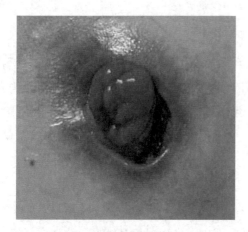

造口皮肤黏膜分离

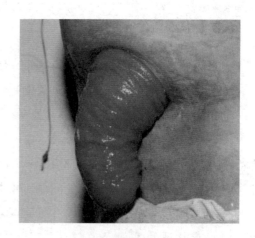

肠管脱垂

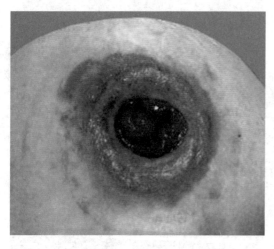

造口周围炎

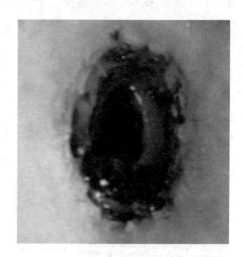

肠管坏死

（2）并发症评估

1）消化系统异常　①嗳气:老年人饭后是否有打嗝、消化不良的症状。②食欲不振:老年人是否有进食欲望降低的表现。③肠梗阻:观察老年人是否出现腹痛、呕吐、腹胀,无大便和无肛门排气。特别注意老年人是否出现钠离子、钾离子电解质紊乱、脱水、腹部绞痛。如出现,立即通知医师进行紧急处理。④肠道肿瘤:粪便检查是否有大便潜血试验阳性,观察是否大便带血,脓血便、黏液血便。是否有里急后重(腹痛很急切想排出大便却又排不出)、大便变细、变形、大便习惯改变(大便次数增加或腹泻、便秘)、体重下降。

2）神经病变　①记忆力下降:迫切渴望知识更新,却常常感到力不从心,或感觉对事物的记忆减退,进而感到工作紧张、焦虑、易怒。②注意力分散:老年人出现容易分心,静不下来,易受干扰。③阿尔兹海默症:记忆障碍、失语、失用、失认、视空间技能损害、执行功能障碍以及人格和行为改变等全面性痴呆表现为特征。

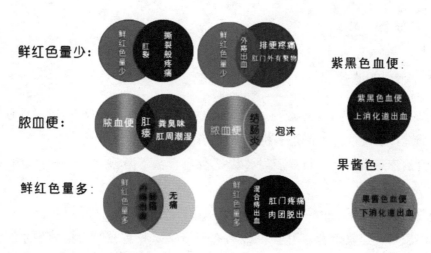

3）肝脏病变 ①肝细胞损害：实验室血液检查红细胞、血红蛋白、红细胞压积变化，如有必要，进行腹腔穿刺检查。②肝性脑病：观察老年人是否出现性格改变（外向变内向、内向变外向）、行为改变（"不拘小节"、无意义随意动作）、睡眠颠倒，如出现上述前驱症状，立即查血氨、脑电图。并发症情况评估旨在通过既往病史、体征和相关检查了解老年人是否存在心血管疾病、高血脂等，以评估心脑血管病变风险。

4）血液系统异常 贫血：必要时进行血象监测，参照贫血分度，详见附表10。

3. 用药情况评估 详细评估老年人的用药史，通过对既往和现在所用药物的服用记录、药物不良反应以及老年人对药物的了解程度等内容的评估建立用药记录。

4. 行为方式评估 了解老年人是否存在吸烟、喝酒等不良生活习惯，锻炼行为、服药行为、睡眠情况（必要时可运用睡眠状况自评量表进行测评，详见附表9）是否规律，为日常监护与观察、行为管理提供参考。

5. 自我管理能力评估 老年功能性便秘，病程漫长及容易反复等容易使老年人产生焦虑、抑郁等心理反应，对社区护理的照护管理不能有效地应对，依从性较差。应详细评估老年人对便秘知识的了解程度及认知情况，有无焦虑、恐惧等心理变化，为制定针对性的服务计划提供参考。

（1）心理状况评估 可运用焦虑抑郁量表检测心理状况，详见附表6和附表7，必要时请专业人士进行评估。

（2）意识状况评估 可根据老年人意识清晰的程度、意识障碍的范围、意识障碍内容的不同而有不同的表现，具体参照意识状况评估表，详见附表1。

（3）认知状态评估 通过询问老年人一些简单问题，具体参照简易精神状态检查（MMSE），详见附表8，来评估老年人的认知能力情况。

（4）健康行为自我效能评估 详见附表3。

四、日常管理

（一）饮食护理

1. 保肛手术者　多吃新鲜蔬菜、水果,多饮水,避免高脂肪及辛辣、刺激性食物。

2. 行肠造口者　注意控制过多粗纤维食物以及过稀、可致胀气的食物。

3. 综合治疗患者　多吃新鲜蔬菜水果,若伴有食欲不振、恶心、呕吐症状时,应摄取清淡、易消化吸收的食物。

4. 晚期患者　以粥、面等半流质饮食为主。

5. 腹泻患者　建议患者食用苹果酱、香蕉及米饭。只有在医生指导下才能服用泻药或止泻药。

（二）运动指导

参加适量体育锻炼,生活规律,保持心情舒畅。避免自我封闭,应尽可能地融入正常的生活、工作和社交活动中。有条件者,可参加造口患者联谊会,学习交流彼此的经验和体会,重拾自信。

（三）用药护理

（1）遵医嘱按时、按量、准确给药　对于晚期肠癌难以控制的疼痛时,应尽可能在痛前给药。

（2）中药宜温服　服中药期间禁忌大温大热之品,以免再伤脾胃,助湿生热。

（四）健康指导

1. 结肠造口的护理　观察造瘘口肠黏膜的血液循环,有无回缩、出血及坏死。要定期扩张造口,防止造瘘口狭窄。经常保持造瘘口局部清洁、干燥。可涂氧化锌软膏保护,选择合适的肠造口用具,如有粪便外溢、污染衣服应及时更换。训练患者养成定时排便习惯,每日清晨喝1杯凉开水,刺激排便。

2. 指导患者正确进行造口灌洗　灌洗期间注意观察,若感腹部膨胀或腹痛时,放慢灌洗速度或暂停灌洗。灌洗间隔时间可每日1次或每2日1次,时间应相对固定。

3. 焦虑、紧张　与老年人多交谈,给予关心、体贴、疏导,向老年人及家属讲解有关的疾病知识,使老年人能正确对待、合理饮食、保持乐观的心情、安心休养,养成每天定时排便的习惯,积极配合治疗与护理,中医情志疗法可用五志相胜法、发泄悲郁法、清心静养法、移情易性。

4. **复查** 每 3~6 个月定期门诊复查。行永久性结肠造口患者,若发现腹痛、腹胀、排便困难等造口狭窄征象时应及时到医院就诊,行化学治疗。放射治疗患者,定期检查血常规,出现白细胞和血小板计数明显减少时,遵医嘱及时暂停化学治疗和放射治疗。

(五) 造瘘口护理

(1) 观察造口肠黏膜的血液循环,肠造口有无回缩、出血及坏死。

(2) 术后早期勤换药,肠管周围用凡士林纱布保护,直至切口完全愈合。

(3) 使用造口袋后,应观察造口袋内液体的颜色、性质和量,如造口袋内有气及排泄物,说明肠蠕动恢复,可开始进流质。

(4) 造口处拆线后,每日进行扩肛 1 次,防止造口狭窄。

(5) 保护造口周围皮肤,减少肠液的刺激及湿疹的出现,常用氧化锌软膏或防漏膏保护皮肤。

(六) 中医养生保健指导

1. 生活起居

(1) 保证充足的睡眠和休息,防止感冒。

(2) 指导患者有序进行八段锦、简化太极拳锻炼。

2. 饮食指导
饮食宜清淡,忌烟酒、肥甘厚味、甜腻和易胀气的食品。

(1) 脾肾阳虚证:宜食温阳健脾的食品,如山药、桂圆、大枣、南瓜等。忌生冷瓜果、寒凉食品。食疗方:桂圆大枣粥。

(2) 肝肾阴虚证:宜食滋阴补肝肾的食品,如芝麻、银耳、胡萝卜、桑椹等。忌温热之品。食疗方:银耳羹。

(3) 气血两亏证:宜食益气养血的食品,如大枣、桂圆、莲子、鸡蛋等。食疗方:桂圆莲子汤。

(4) 痰湿内停证:宜食化痰利湿的食品,如白萝卜、莲子、薏苡仁、赤小豆等。忌大温大热之品。食疗方:赤小豆薏苡仁粥。

(5) 瘀毒内结证:宜食化瘀软坚的食品,如桃仁、紫菜、苋菜、油菜等。禁食酸敛类果品,如柿子、杨梅、石榴等。食疗方:桃仁紫菜汤。

(6) 急性腹痛患者诊断未明确时应暂禁食;腹泻患者宜食健脾养胃及健脾利湿的食品,如胡萝卜、薏苡仁等。严重腹泻者适量饮淡盐水。

3. 情志调理

(1) 多与患者沟通,及时予以心理疏导。

（2）鼓励家属多陪伴患者，亲朋好友给予情感支持。

（3）指导采用暗示疗法、认知疗法、移情调志法，建立积极的情志状态。

（4）人工造瘘患者自我形象紊乱突出，帮助患者重新认识自我并鼓励其参加社会活动。

4. 症状护理

（1）脾虚气滞证　如有腹胀，可按揉脘腹，有理气宽中、健脾润肠的作用。

（2）淤毒内阻证　如有腹胀腹痛者，遵医嘱可采取局部敷贴疗法、达到消肿解毒、行气化滞、通络止痛的作用。

（3）肝肾阴虚证　有头晕目眩，腰酸耳鸣者应卧床休息，防止跌倒、坠床等意外发生。

5. 起居调护

（1）湿热蕴结证　保持室内空气流通。如大便次数增多、肛门灼热者，保持便后清洁，干燥，防止肛门周围红肿、湿疹。

（2）阴虚体质与湿热体质者　居住环境宜安静，选择坐南朝北的房子。保证充足的睡眠时间，以藏养阴气。

（七）监控与观察

向患者传授关于美国癌症协会指南中对于肠癌的筛选，包括像每年 1 次的直肠指检纳入常规体检中。监控指标见表 2 - 105。

表 2 - 105　肠癌监控指标

筛选方法	频　次
大便隐血试验	每年 1 次
乙状结肠镜	每 5 年 1 次
肠镜	每 10 年 1 次
双重对比钡灌肠检查	每 5 年 1 次

（八）切口感染

有肠造口者密切观察切口有无充血、水肿、剧烈疼痛及生命体征的变化，及时更换辅料、及早就医。

（九）异常情况的处理

见表 2 - 106。

表2-106 异常情况的处理

异常情况	识 别	处理措施
贫 血	头昏、耳鸣、头痛、失眠、多梦、记忆减退、注意力不集中、皮肤黏膜苍白	重度贫血应限制活动、多卧床休息,结合贫血原因补充缺乏物质和调整饮食。遵医嘱给予贫血药物
肠梗阻	腹痛、恶心、呕吐、腹胀及停止排气排便	给予半卧位,使腹肌放松,改善呼吸、暂时禁食、及时转诊就医
造瘘口坏死	肠造口出现暗红色或淡紫色提示造瘘口黏膜缺血;若局部或全部肠管变黑,提示肠管缺血坏死	疑似造瘘口坏死,及时转诊就医

五、中医护理

(一) 穴位按摩

1. 操作目的与作用 穴位按摩能够疏通人体经络,调节阴阳,从而调整脏腑功能,选用一定的按摩手法,将"气"和"力"沿经络渗到体内,达到刺激神经反射,调整消化道功能的目的,进而促进排便,缓解老年便秘相关症状。

2. 操作方法

(1) 选取天枢、大横、腹衰、足三里等穴,气虚者加取关元、气海等穴进行手法按摩。

(2) 用手掌缓缓按摩,由中脘穴顺时针按摩至对侧天枢穴到气海穴到近侧天枢穴,再回到中脘穴,环形按摩约5min;拇指穴位按摩中脘穴。

(3) 两侧天枢穴、气海穴各按摩30次;拇指穴位按摩上巨虚穴约3s,1次/天。

(4) 手法由轻到重,用力均匀,老年人出现酸、麻、胀、痛为宜,以老年人能耐受为度。

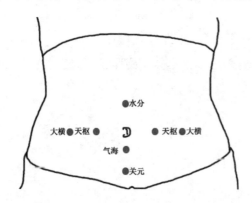
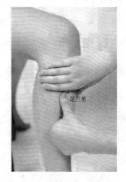

3. 注意事项

(1) 如老年人出现疼痛难忍或出冷汗等现象,立即停止操作。

（2）操作中勿损伤老年人皮肤。如老年人出现皮肤破损,立即通知医师处理。

（二）耳穴埋豆

1. 操作目的与作用　耳穴埋豆法通过刺激耳部穴位,清热润肠、顺气导滞、健脾益气,进而促进排便,缓解老年便秘相关症状。

2. 操作方法

（1）选取便秘点、大肠、内分泌等穴位进行耳穴埋豆操作。

（2）操作方法:用探棒在所选穴区找到敏感点,耳穴皮肤先用安尔碘消毒后,贴上耳穴贴(华佗牌耳穴磁疗贴,苏州医疗用品厂有限公司,规格:每贴胶布 7mm×7mm,磁珠约 2mm),固定于上述耳穴上,并给予适当按压,嘱每日按压 4~5 次,每次约 5min。

（3）按至耳郭有发热、胀痛感为宜,并以老年人耐受为度。每次先做一边耳朵,先从左耳开始,3d 更换 1 次耳穴磁贴。再选择右耳上述穴位贴压,两耳交替贴压,10d 为 1 个疗程。

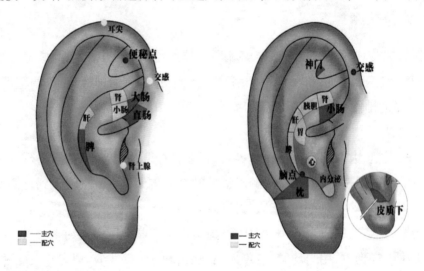

3. 注意事项

（1）如老年人出现疼痛难忍或出冷汗等现象,立即停止操作。

（2）操作中注意手的力度和方向,勿损伤老年人皮肤及耳膜、勿使磁珠落入耳腔,如出现上述不良事件,请立即停止操作,通知医师一同处理。

（3）勿用菜籽进行耳穴埋豆。

六、专科护理

（一）饮食护理

（1）早期肠癌患者应重视调理大便,在饮食中摄入含粗纤维较多的食品,如土豆、红薯、香蕉、嫩叶青菜等,但加工要细致,避免食物过分粗糙对肿瘤部位的刺激。含纤维素丰富的食品,可以使大便有一定的容量,既可以预防便秘,又可在一定程度上防止腹泻,并能保持每日的规律排便。晚期肠癌患者由于肿瘤恶性生长侵入肠道内造成肠道狭窄,不同程度地阻塞排便,并减少对食物的容纳。这时应注意给予患者营养丰富、少粗纤维的食物,如蛋类、瘦肉、豆制品和嫩叶蔬菜等;并嘱患者多喝蜂蜜水和多吃香蕉、梨等,其中以蜂蜜通便效果最佳。

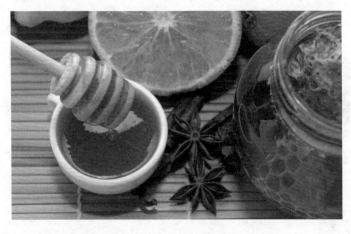

（2）术后患者待肠蠕动恢复后方可进食,以易消化食物为主,避免太稀或粗纤维太多的食物,多食豆制品、蛋、鱼类等,使大便干燥,便于清洁处理。

（3）老年人因为口腔问题,如牙齿缺失、口腔黏膜角化增加、唾液减少、吞咽困难等,消化功能减退（胃肠功能老化）,故一般选择易消化、清淡的流质食物。护士应提醒进行合理搭配,并提醒护理员注意喂食安全。

（二）生活起居护理

（1）指导患者保持良好的生活作息习惯,营造安静、舒适的生活环境,有助于恢复身心健康。

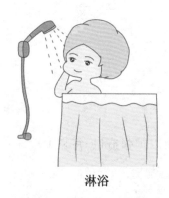

淋浴

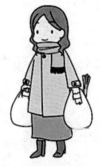

避免提重物

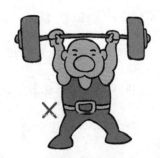

避免激烈运动

（2）指导患者胃肠减压至肠蠕动恢复后可进食,饮食应循序渐进。从流质开始慢慢适应,渐渐过渡到少渣饮食,再吃普食。少量多餐,加强营养,促进伤口恢复。

（3）告知患者保持造瘘口周围皮肤清洁干燥,可涂氧化锌软膏或紫草油。

（4）指导患者做好人工肛门的护理。教会患者适当掌握活动强度,避免过多活动增加腹压而引起人工肛门黏膜脱出,保持造口处清洁干燥,可用氧化锌软膏涂于造口周围,保护皮肤及黏膜。

（三）腹部按摩

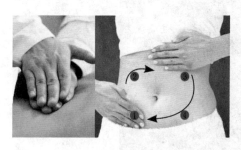

腹部按摩法指用双手示指、中指、无名指重叠在腹部,依肠走行方向,顺时针做环行(右下腹→右上腹→左上腹→左下腹)按摩,每次按摩时间 10～15min,手法由轻渐重,起到刺激肠蠕动、促使肠内容物流通、帮助排便的作用。可在吃完早餐 30min 后进行,也可根据排便习惯,在排便前 20min 进行。

七、应急与处理

预防造口及其周围常见并发症。

（一）造口出血

多见于肠造口黏膜与皮肤连接处的毛细血管及小静脉出血,出血量少时可用棉球和纱布稍加压迫;出血量多可用 1% 肾上腺素溶液浸润的纱布压迫或用云南白药粉外敷;大量出血时需缝扎止血。

（二）造口缺血坏死

正常造口应为粉色,若色泽变暗、发黑,需及时转诊就医。

（三）造口狭窄

观察患者是否出现腹痛、腹胀、恶心、停止排气、排便等。

（四）肠梗阻症状

可在造口处拆线愈合后,将示指、中指缓慢插入造口肠管,以扩张造口,每日 1 次。

（五）造口回缩

正常造口应突出体表,如肠管内陷,需手术重建造口。

（六）粪水性皮炎

多由于造口位置差难贴造口袋、自我护理时底板开口裁剪过大等导致大便长时间刺激皮肤所致。针对患者情况，指导患者使用合适的造口用品及正确护理造口。

（七）造口旁疝

指导患者避免增加腹压，如避免提举重物、治疗慢性咳嗽、停止结肠灌洗并佩戴特制的疝气带，旁疝严重者需行手术修补。

八、养老护理服务建议

见表2-107。

表2-107 养老机构肠癌老年人服务建议

评估等级	□ 分值≤5	□ 5＜分值≤10	□ 分值≥10
服务项目	服务内容	服务类型	服务频次
排便表现	观察、记录排便色、质、量、频率	□ 自行记录 □ 护士记录	□ 每日1次 □ 每日3次
造瘘口检查	造瘘口是否炎症、皮肤有无破损、瘘管出现	□ 护士检查 □ 护理员协助	□ 每日1次 □ 每周1次
营养管理	了解老年人进食情况，指导进行富含膳食纤维食物，有无营养不良情况	□ 自行进食 □ 辅助进食 □ 鼻饲	□ 每日指导老年人进食 □ 每日指导护理员辅助进食或喂食
血压监测	测量上肢肱动脉血压	□ 护士测量 □ 护理员协助	□ 每日1次（无高血压者） □ 每日3次（高血压者）
穴位按摩	选天枢、大横、腹衰、足三里进行手法按摩	□ 护士操作 □ 护理员协助	□ 每日1次 □ 每周3次
耳穴埋豆	选便秘点、大肠、内分泌穴位进行耳穴埋豆	□ 护士操作 □ 护理员协助	□ 每周1次 □ 每周3次
腹部按摩	用双手示指、中指、环指重叠在腹部，或用大小鱼际肌在脐周，沿顺时针方向依肠走行方向环行按摩	□ 护士操作 □ 护理员协助	□ 每日2次 □ 每日1次 □ 每周3次
运动锻炼管理	运动安全性评估与运动方式指导	□ 主动锻炼 □ 被动锻炼	□ 每日指导老年人运动 □ 指导护理员协助老年人运动
健康教育	评估老年人认知状况，养成定时排便的习惯	□ 认知能力正常 □ 认知能力下降	□ 每周进行健康教育指导 □ 每月进行健康教育指导

注：请您在符合的情况中打"√"。

参考文献

[1] 中国营养学会.中国居民膳食指南(2016).北京:人民卫生出版社,2016.

[2] 马燕兰,侯惠如.老年疾病护理指南.北京:人民军医出版社,2013.

[3] 钱晓璐,余剑珍.临床护理教程.第2版.上海:复旦大学出版社,2011.

[4] 中华医学会消化病学分会胃肠动力学组,外科学分会结直肠肛门外科学组.中国慢性便秘诊治指南(2013,武汉)[J].中华消化杂志,2013,33(5):291-297.

[5] 李乐之,路潜.外科护理学.第5版.北京:人民卫生出版社,2012.

[6] 利平科特(美).老年专业照护.上海:上海世界图书出版公司,2016.

第三章
老年人常见症状护理

第一节 老年功能性便秘

一、引言

功能性便秘是最常见的慢性便秘类型,据流行病学统计,社区 60 岁及以上老年人慢性便秘很常见,其患病率可高达 41.0%。功能性便秘不直接导致死亡,但易诱发急性心肌梗死、脑血管意外等疾病,过度用力排便甚至可以导致死亡。据统计,美国每年用于便秘的泻剂费用超过 8.2 亿美元,给社会和家庭增添经济负担。因此,结合中西医护理理论,构建面向养老机构的功能性便秘护理标准方案,并用于实践指导,有利于提高养老机构的护理技术水平,增强护士的专业素质,从而进一步改善老年人的生活质量。

二、疾病相关知识

(一)疾病的概念

功能性便秘是一组以排便次数减少、粪便质地改变、排便困难或排便不尽感为主要表现的一类疾病,并且经过各种检查排除器质性病变,属于中医的"便秘"范畴。

(二)疾病相关知识

见表 3 - 1。

表3-1　疾病相关知识

发病因素或诱发因素	辛辣刺激饮食、运动量减少、排便习惯改变、紧张焦虑
典型临床表现	大便干结、排便有肛门直肠阻塞感、排便次数减少、需用手帮助排便
并发症	肛肠疾患、消化异常、心脑血管病变、神经病变、肝脏病变
常见治疗(处理)措施	清淡饮食、增加饮水量、适度运动、纠正排便习惯、放松情绪

三、入院评估

(一) 评估意义

养老机构入住的便秘老年人多为慢性病程,对其进行护理评估可以帮助护理人员了解老年人的整体情况,预知老年人可能存在的疾病风险,为老年人在院期间的护理工作做好前期准备,从而实现"因需施护、因人施护、因病施护"的目的。

评估主要目的是明确便秘的诊断和分型,筛查便秘并发症,记录药物使用情况,制定护理与管理计划。

(二) 评估项目

见表3-2。

表3-2　老年功能性便秘基本信息与评估

姓名:＿＿＿＿＿＿＿　　　性别:□男　　□女　　　年龄:＿＿＿＿＿＿岁

身高:＿＿＿＿＿＿cm　　体重:＿＿＿＿＿＿kg　　体质指数(BMI):＿＿＿＿＿＿

诊断:＿＿＿＿＿＿　　　家庭住址:＿＿＿＿＿＿＿＿＿＿＿＿街道＿＿＿＿＿号

随访方式:＿＿＿＿＿＿　1)门诊　2)家庭　3)电话　4)短信　5)其他

本次随访状态:＿＿＿＿　1)继续随访　2)暂时性失访

　　　　　　　　　　　　3)失访(□1.死亡　□2.迁出　□3.拒访　□4.其他)

评估项目		评估内容与分级	
		1分	0分
基本情况	性别	□女	□男
	年龄	□60～69岁　□70～79岁　□≥80岁	□<60岁
	病程	□5～10年　□10～15年　□≥15年	□<5年
	自理能力	□不能自理　□部分自理	□完全自理
	进食	□喂食	□自行进食
大便次数		□＿＿＿＿＿日/次　或　□＿＿＿＿＿次/日	

（续表）

评估项目		评估内容与分级	
		1 分	0 分
大便性状 （此项不计分）		☐1 型　☐2 型　☐3 型　☐4 型　☐5 型　☐6 型　☐7 型 （参考布里斯托大便分类法）	
症状 与并 发症	腹痛	☐有	☐无
	腹胀	☐有	☐无
	嗳气	☐有	☐无
	排便不尽	☐有	☐无
	排便费力	☐有	☐无
	肛门阻塞感	☐有	☐无
	并发症	☐肛肠疾患　☐高危险	☐无
		☐消化异常　☐高危险	☐无
		☐心脑血管病变　☐高危险	☐无
		☐神经病变　☐高危险	☐无
		☐肝脏病变　☐高危险	☐无
大便次数		☐＿＿＿＿天/次　或　☐＿＿＿＿次/天	
用药 情况 （此项 不计 分）	药物种类	☐容积性泻药　☐渗透性泻药　☐刺激性泻药　☐灌肠药和栓剂 ☐润滑性泻药　☐促动力药　☐促分泌药	
	药物名称	1.　　　　2.　　　　3.　　　　4.	
行为 方式	不良习惯	☐吸烟　☐饮酒	☐无
	睡眠情况	☐较差	☐一般
	锻炼方式	☐无	☐散步　☐太极拳
	饮食依从性	☐不依从　☐部分依从(喂食者无需填此项)	☐完全依从
	服药依从性	☐不依从　☐部分依从(喂食者无需填此项)	☐完全依从
自我 管理 能力	心理状况	☐焦虑　☐抑郁　☐烦躁　☐恐惧	☐正常
	意识状态	☐嗜睡　☐意识模糊　☐昏睡　☐昏迷	☐清醒
	认知状况	☐重度障碍　☐中度障碍　☐轻度障碍	☐正常
	管理效能	☐8~24 效能不足　☐25~48 效能一般	☐49~80 效能良好
总　　分			
评估者签名			

（三）评估方法与注意点

在对便秘老年人采取干预性措施前、后，对老年人进行量表测评，量表测评人员应经正规培训，熟悉量表内容，对调查对象的提问无任何导向性。量表的评估和录入工作由两名护士共同完成，保证测评的准确、客观、无遗漏。

1. 一般资料及病史　护士可使用询问或查询病例资料的方式了解老年人的病史。评估时注意：①取得老年人信任；②正确应用沟通技巧，语言通俗易懂，避免诱导性语句；③合理安排病史采集时间、环境，对重要的问题可重复询问。

2. 症状与并发症评估

（1）症状评估　观察和询问老年人有无腹痛、腹胀、打嗝，是否感觉肛门、下腹部有粪便阻塞的感觉，排便时是否费力、排便后是否仍有未排干净的感觉，排便时是否需要盆底支持或用手指帮助抠出粪便，观察老年人粪便的色、质、量和每日大便次数，并记录。

（2）并发症评估

1）肛肠疾患　①肛周炎症：观察老年人肛门周围皮肤是否发红，询问其肛门周围是否有痒感，必要时进行血常规检查，是否有白细胞、中性粒细胞改变。②肛裂：观察、询问老年人排便时是否有疼痛（典型的肛裂疼痛过程是：疼痛－缓解－高峰－缓解－再疼痛），看排便后厕纸上是否有鲜血。位于肛门的前后正中位置，轻轻把肛门牵开，看裂口是否新鲜，深度如何。有时会看到裂口内是白色的，这说明比较深，已经裂到内括约肌表面的筋膜组织。③痔疮：观察老年人是否有便血，便血的性质可为无痛、间歇性、便后鲜血，便时滴血或手纸上带血，便秘、饮酒或进食刺激性食物后加重，是否有肿物脱出肛门。询问肛周是否有疼痛、坠胀感、瘙痒感。④直肠癌：粪便检查是否有大便潜血试验阳性，观察是否大便带血，脓血便、黏液血便。是否有里急后重（腹痛很急切想排出大便却又排不出）、大便变细、变形、大便习惯改变（大便次数增加或腹泻、便秘）、体重下降。

2）消化道功能异常　①嗳气：老年人饭后是否有打嗝、消化不良的症状。②食欲不振：老年人是否有进食欲望降低的表现。③粪性溃疡：腹痛一般开始于左下腹，逐渐累及全腹，排便活动往往致腹痛突然加剧，大多数有腹膜炎表现（腹痛、腹胀、恶心呕吐、发热）。④肠梗阻：观察老年人是否出现腹痛、呕吐、腹胀，无大便和无肛门排气。特别注意老年人是否出现钠离子和钾离子电解质紊乱、脱水、腹部绞痛。如出现，立即通知医师进行紧急处理。

3）心脑血管病变　①心绞痛：胸前区阵发性、压榨性疼痛，可伴有其他症状，疼痛主要位于胸骨后部，可放射至心前区与左上肢，一般在情绪激动或用力排便后发生，每次发作持续 3～5min。②急性心肌梗死：剧烈而持久的胸骨后疼痛，休息及硝酸酯类药物不能完全缓解，伴有血清心肌酶活性增高及进行性心电图变化，因可并发心律失常、休克或心力衰竭,常可危及生命。一旦出现此症状,立即通知医师紧急处理。③脑缺血:观察老年人是否出现突然头晕、肢体麻木、吐字不清、言语不利、短暂意识缺失等症状,进一步脑血管造影检查。④脑出血:冬春季易发,通常在活动和情绪激动时发病,出血前多无预兆,老年人常出现剧烈头痛,常见呕吐,出血后血压明显升高,临床症状常在数分钟至数小时达到高峰,具体表现因出血部位及出血量不同而异,基底核、丘脑与内囊出血引起轻偏瘫是常见的早期症状;少数病例出现癫痫性发作,常为局灶性;重症者迅速陷入意识模糊或昏迷。

4)神经病变 ①记忆力下降:迫切渴望知识更新,却常常感到力不从心,或感觉对事物的记忆减退,从而出现紧张、焦虑、易怒。②注意力分散:老年人出现容易分心,静不下来,易受干扰。③阿尔兹海默症:记忆障碍、失语、失用、失认、视空间技能损害、执行功能障碍以及人格和行为改变等全面性痴呆表现为特征。

5)肝脏病变 ①肝细胞损害:实验室血液检查红细胞、血红蛋白、红细胞压积变化,如有必要,进行腹腔穿刺检查。②肝性脑病:观察老年人是否出现性格改变(外向变内向、内向变外向)、行为改变("不拘小节"无意义随意动作)、睡眠颠倒。如出现上述前驱症状,立即查血氨、脑电图。

并发症情况评估:旨在通过既往病史、体征和相关检查了解老年人是否存在心血管疾病、高血脂等,以评估心脑血管病变风险。

3. 用药情况评估 详细评估老年人的用药史,通过对既往和现在所用药物的服用记录、药物不良反应以及老年人对药物的了解程度等内容的评估建立用药记录。

4. 行为方式评估 了解老年人是否存在吸烟、喝酒等不良生活习惯,锻炼行为、服药行为、睡眠情况(必要时可运用睡眠状况自评量表进行测评,详见附表9)是否规律,为日常监护与观察、行为管理提供参考。

5. 自我管理能力评估 老年功能性便秘病程漫长及容易反复等使老年人产生焦虑、抑郁等心理反应,对社区护理的照护管理不能有效地应对,依从性较差。应详细评估老年人对便秘知识的了解程度及认知情况,有无焦虑、恐惧等心理变化,为制定针对性的服务计划提供参考。

(1)心理状况评估 可运用焦虑抑郁量表检测心理状况(详见附表6和附表7),必要时请专业人士进行评估。

(2)意识状况评估 可根据老年人意识清晰的程度、意识障碍的范围、意识障碍内容进行评估。具体参照意识状况评估表(详见附表1)。

(3)认知状态评估 通过询问老年人一些简单问题,具体参照简易智力状态检查(MMSE)(详见附表8),来评估老年人的认知能力情况。

(4)健康行为自我效能评估 详见附表3。

四、日常管理

（一）饮食护理

1. **大便干结、口干舌燥** 主动少量多次饮水,每次 50 ~ 100ml,清晨 1 杯温开水,睡前 1 ~ 2h 1 杯水,不应在感到口渴时才饮水,应养成定时和主动饮水的习惯。老年人每天的饮水量应不低于 1200ml,以 1500 ~ 1700ml 为宜。饮水首选温热的白开水;根据个人情况,也可选择饮用淡茶水。

2. **大便干结、质硬、出血** 禁忌食用辛辣、生冷、油炸、油腻等食物。

3. **排便费力、需要手法帮助排便** 增加富含膳食纤维的食物,每日摄入膳食纤维 25 ~ 35g,多吃全谷物、蔬菜、菌藻类和水果(糖尿病老年人血糖控制稳定、餐后 2h 血糖在 9.99mmol/L 以下)。或多食富含益生菌的发酵食物,如每天喝 1 杯酸奶。

4. **排便有肛门直肠阻塞感或梗阻感** 油脂具有润肠通便的作用,可适当增加花生油、芝麻油或油脂含量高的芝麻、葵花子、核桃的摄入。

（二）运动指导

1. **有便意但排便困难** 鼓励老年人适量运动,避免久坐少动。下床活动的老年人,每天早晚饭后活动 30 ~ 60min,如散步、打太极拳、八段锦。

2. **针对行动不便者** 每日 4 次在床上进行被动运动(举臂、抬腿),每次 10 ~ 15min,每日饭后在床上坐起 30 ~ 60min。

3. **提高肛门括约肌收缩力** 排便后提肛运动:排便后,肛门收缩 2 ~ 3 次、松弛 2 ~ 3 次。

4. **排便困难、排便次数减少** 定时改变体位,每 2h 翻身 1 次。

5. **排便费力** 呼吸肌训练:采用腹式呼吸,老年人取平卧位,肌肉放松,双手置于前胸及上腹部,吸气用鼻子自然吸,再用口将气慢慢呼出,吸呼时间比为 1:2 或 1:3,每天 2 次,每次可重复做 6 ~ 8 次。

（三）用药护理

1. **常用通便泄泻药物** 如:润滑剂、渗透性泻药、刺激性泻药、促动力剂、微生态剂,不滥用泻药。服药后应注意观察大便次数、性状和量。

2. **容积性泻药** 如:车前番泻复合颗粒;渗透性泻药,如:硫酸镁散;润滑性泻药,如:石蜡油;促胃肠动力药,如:莫沙必利。服药后易引起腹胀、腹痛,结肠乏力的老年人应慎用。

3. **润滑性泻药** 刺激性强,易引起腹痛;促胃肠动力药易引起胃肠功能紊乱;尽量少用或不用大黄、酚酞片等刺激性药,可引起大便失禁、代谢紊乱、结肠黑变病;西沙必利、莫沙必利易诱发心律失常的危险,不宜常规应用。

4. 长时间使用灌肠剂、泻药会影响排便反射,损伤直肠黏膜,导致腹泻和大便失禁、电解质紊乱、腹胀、腹部痉挛,应注意观察和对症处理。

5. 肠道实热者中药汤剂宜偏凉服用,以饭前空腹及临睡前服用为佳,亦可用番泻叶或生大黄泡水代茶饮。

6. 脾虚气弱者身体极度虚弱、排便无力,平时宜服用补气药,如党参茶、黄精茶等,不宜用泻药。

7. 阴虚肠燥者治疗多用滋阴通便药物,中药汤剂宜温服,适当增加服药次数和数量,频频饮服,达到润肠通便的目的。

详见表 3-3。

表 3-3 慢性便秘治疗药物分类

药物分类	适应证	代表药物	特 点
容积性泻药(膨松剂)	轻度便秘老年人的治疗	欧车前、聚卡波非钙、麦麸等	经济、安全,但摄入过多会发生胃肠胀气
渗透性泻药	轻、中度便秘老年人的治疗	聚乙二醇、不被吸收的糖类(乳果糖)和盐类泻药(硫酸镁)	聚乙二醇口服后不引起肠道净离子的吸收或丢失,不良反应少。乳果糖在结肠可被分解为乳酸和醋酸,有利于促进生理性细菌的生长。过量应用盐类泻药可引起电解质紊乱,老年人以及肾功能减退者应慎用
刺激性泻药	习惯性顽固性便秘	比沙可啶、酚酞、蒽醌类药物等	短期服用比沙可啶是安全有效的。长期使用蒽醌类泻药可引起结肠黑变病。后者与肿瘤的关系尚存争议。因此,建议短期、间断使用刺激性泻药,老年人尽量避免使用此类药物
润滑性泻药	老年人及痔疮、肛门手术老年人	液体石蜡、甘油、多库酯钠及其他植物油等	口感差、作用弱,长期服用则可能影响脂溶性维生素及钙、磷的吸收及引起肛周油脂渗漏等不良反应。妊娠、月经期、腹痛、恶心呕吐者禁用
促动力药	慢传输型便秘	普芦卡必利	普芦卡必利的主要不良反应是腹泻、腹痛、恶心和头痛,但多数持续时间短暂
促分泌药	便秘	鲁比前列酮、利那洛肽	鲁比前列酮能够增加自发性排便的次数,改善粪便性状、减轻便秘症状的严重程度。其不良反应主要有恶心、头痛等。利那洛肽可促进结肠传输,改善便秘的各项症状,且不良反应少
灌肠药和栓剂	老年便秘	甘油制剂,如:开塞露	甘油制剂适用于大便硬结及粪便嵌塞老年人的临时使用。灌肠也是治疗便秘的一种方法,可与其他药物合用,且十分安全,主要适用于有严重动力问题的便秘老年人

（四）健康指导

1. 宣教便秘预防及护理知识　向老年人及家属宣教不良生活方式和饮食习惯、运动量不足、滥用药物、精神因素等与便秘的关系，指导老年人的生活起居，注意寒温，劳逸适度，适当运动，保持心情舒畅。

2. 指导排便习惯　指导老年人养成定时排便的习惯，克服忍便的不良做法，并纠正老年人错误的排便姿势，告知老年人不应养成服药通便的依赖思想，应从多方面调治，指导及协助老年人或家属做腹部按摩。

3. 减缓焦虑、紧张　与老年人多交谈，给予关心、体贴、疏导，向老年人及家属讲解有关的疾病知识，解释便秘对身体及疾病的不良影响，使老年人能正确对待、合理饮食、保持乐观的心情、安心休养，养成每天定时排便的习惯，积极配合治疗与护理，中医情志疗法可用五志相胜法、发泄悲郁法、清心静养法、移情易性。

（五）中医养生保健指导

1. 精神调理

（1）痰湿体质者　性格偏温和，稳重恭谦，和达，多善于忍耐。适当增加社会交往活动，多参加集体公益活动。培养广泛的兴趣爱好，合理安排休闲时光。

（2）阴虚体质与湿热体质者　性情较急躁，外向好动，活泼，常常心烦易怒，释放不良情绪，安神定志，舒缓情志。正确对待喜与忧、苦与乐、顺境与逆境。

2. 起居调护

（1）痰湿体质者　居室应该朝阳，保持居室干燥。应多进行户外活动，以舒展阳气，通达气机。衣着应透湿散气，经常晒太阳或进行日光浴。湿冷的气候条件下，减少户外活动，避免受寒淋雨。

（2）阴虚体质与湿热体质者　居住环境宜安静，选择坐南朝北的房子。保证充足的睡眠时间，以藏养阴气。

（六）监控与观察

自我监控是功能性便秘管理中非常重要的环节，老年人因各器官功能减退，在进行自我监控中可能存在困难，护士应做好其监控与观察。监控指标见表 3 − 4。

（七）急性心肌梗死的预防

老年人多患有动脉硬化或高血压，便秘可导致排便过度用力，心脏负担加重或血压突然增高，导致致命性并发症的发生。护士应：

表3-4　监控与观察

项　目	内　容	频　次
排便表现	排便色、质、量、频率	每次排便后
肛周检查	肛周是否发炎、皮肤有无破损、瘘管出现	每周1次
血压值	测量上肢肱动脉血压	血压正常者1次/日;高血压史老年人≥3次/日

（1）在健康宣教中加强勿排便怒挣的教育,嘱老年人排便过程中勿用力屏气。

（2）定期监测血压,观察老年人血压有无异常升高情况发生,督促高血压老年人遵医嘱按时服药。

（3）定期血液生化监测,观察血脂、血胆固醇指标有无异常升高,督促高脂血症、高胆固醇血症老年人遵医嘱按时服药。

（4）注意饮食控制,每日食盐量不超过4g,每日胆固醇摄入量不超过300mg,休息情况下,每天供给热量以100~120kJ/kg体重为宜。

（5）季节或气温变换时,及时添加衣物,避免受寒。

（6）适当运动,可饭后散步或太极拳、八段锦等适度锻炼。

（7）保持良好的心情,避免老年人突然情绪激动以及过大的情绪起伏。

（8）观察老年人,尤其是排便后,有无出现胸痛、胸闷、腹痛、牙痛等症状,一旦发生,立即协助老年人平卧,通知医师紧急处理。

（八）异常情况的处理

见表3-5。

表3-5　异常情况的处理

异常情况	识　别	处理措施
脑出血	头痛剧烈、呕吐、血压升高、语言障碍、意识障碍	解开老年人衣领、裤袋及假牙。清理呼吸道分泌物,头高脚低搬运老年人进一步处理
心绞痛、急性心肌梗死	胸骨体上段或中段之后闷痛、压榨性疼痛、上腹痛、左上肢疼痛	立即停止一切活动,就地休息,服用速效救心丸,放松紧张心情
其他病变:肝性脑病等	性格改变(内外向转变)、行为异常(不拘小节)、睡眠倒错、肝臭	疑似肝性脑病,及时转诊

五、中医护理

（一）穴位按摩

1. 操作目的与作用　穴位按摩能够疏通人体经络,调节阴阳,从而调整脏腑功能,选用一定的按摩手法,将"气"和"力"沿经络渗到体内,达到刺激神经反射、调整消化道功能的目的,进而缓解老年功能性便秘相关症状。

2. 操作方法

(1)取穴　选取天枢穴、上巨虚、中脘、气海进行手法按摩。

(2)操作方法　用手掌缓缓按摩,由中脘穴顺时针按摩至对侧天枢穴到气海穴到近侧天枢穴,再回到中脘穴,环形按摩约5min;拇指穴位按摩中脘穴。

(3)两侧天枢穴、气海穴各30次;拇指穴位按摩上巨虚穴约3s,1次/天。

(4)手法由轻到重,用力均匀,以出现酸、麻、胀、痛为宜,以老年人耐受为度。

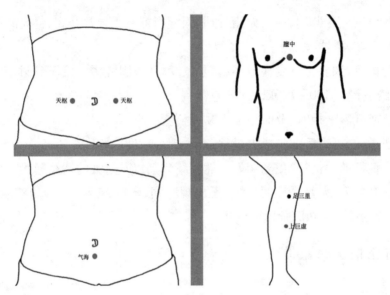

3. 注意事项

(1)如老年人出现疼痛难忍或出冷汗等现象,立即停止操作。

(2)操作中勿损伤老年人皮肤。如老年人出现皮肤破损,立即通知医师处理。

(二)耳穴埋豆

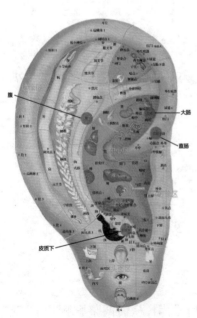

1. 操作目的与作用　耳穴埋豆法通过刺激耳部穴位,清热润肠、顺气导滞、健脾益气,进而缓解老年功能性便秘相关症状。

2. 操作方法

(1)选取大肠、腹、直肠、皮质下穴位进行耳穴埋豆操作。

（2）操作方法:用探棒在所选穴区找到敏感点,耳穴皮肤先用安尔碘消毒后,贴上耳穴贴(华佗牌耳穴磁疗贴,苏州医疗用品厂有限公司,规格:每贴胶布7mm×7mm,磁珠约2mm),固定于上述耳穴上,并给予适当按压,嘱每日按压4~5次,每次约5min。

（3）按至耳郭有发热、胀痛感为宜,并以老年人耐受为度。每次先做一边耳朵,先从左耳开始,3d更换1次耳穴磁贴,再选择右耳上述穴位贴压,两耳交替贴压,10d为1个疗程。

3. 注意事项

（1）如老年人出现疼痛难忍或出冷汗等现象,立即停止操作。

（2）操作中注意手的力度和方向,勿损伤老年人皮肤及耳膜、勿使磁珠落入耳腔,如出现上述不良事件,请立即停止操作,通知医师一同处理。

（3）勿用菜籽进行耳穴埋豆。

六、专科护理

1. 饮食护理

（1）增加富含膳食纤维的食物,多吃全谷物、蔬菜和菌藻类,增加新鲜水果摄入,推荐每天摄入膳食纤维25~35g。

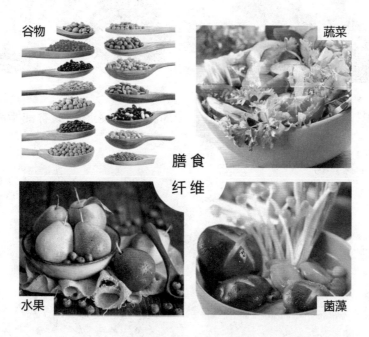

（2）增加饮水,养成定时饮水的良好习惯,尤其是每天清晨饮1杯温开水或蜂蜜水,可刺激胃结肠反射,促进肠蠕动;老年人每天的饮水量应不低于1200ml,以1500~1700ml为宜。饮水首选温热的白开水;根据个人情况,也可选择饮用淡茶水。

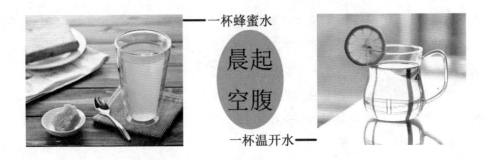

（3）多吃富含益生菌的发酵食物，如酸奶，维持健康的肠道菌群。

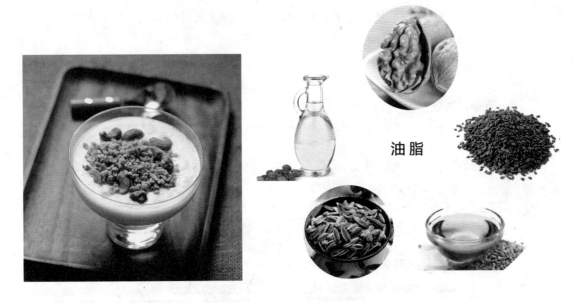

（4）油脂具有润肠通便的作用，可适当增加花生油、芝麻油或含油脂高的芝麻、葵花子、核桃的摄入。

（5）少食辛辣食物。

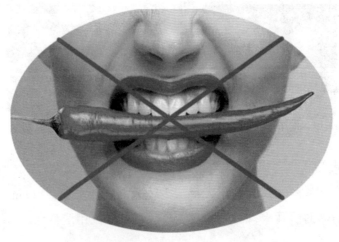

（6）注意事项 ①营养师根据老年人情况进行膳食制定,护士结合老年人常规饮食习惯给予建议。②老年人因为口腔问题,如牙齿缺失、口腔黏膜角化增加、唾液减少、吞咽困难等,消化功能减退(胃肠道功能老化),故一般选择易消化、清淡的流质食物,护士应提醒进行合理搭配,并提醒护理员注意喂食安全。

2. 运动锻炼 指导老年人适当增加运动,如散步、打太极拳、八段锦,避免久坐。

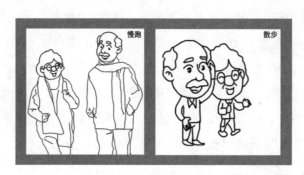

注意事项:①评估老年人体能与智能,正常体能者、老龄体弱者、肢体残障者、智能障碍者分别选择能进行、容易坚持的全身或肢体运动方式。②运动前需进行运动安全性评估,如跌倒风险评估。运动前选择合适的运动鞋,检查鞋内有无异物和破损。③步行速度宜中等偏快,全身放松,每次持续 15～30min。慢跑的运动强度比步行大,慢跑需要有全身大部分肌肉协调参与完成。跑步要与呼吸相配合,如跑 2～3 步一呼,2～3 步一吸。跑步的速度也要掌握好,应循序渐进。跑步的道路宜宽阔平坦,同时要安全,最好在运动塑胶场地或公园等地进行。④太极拳、八段锦要根据老年人的自身状况进行练习。

3. 腹部按摩 指用双手示指、中指、环指重叠在腹部,依肠道走行方向,顺时针做环行(右下腹→右上腹→左上腹→左下腹)按摩,每次按摩时间 10～15min,手法由轻渐重,起到刺激肠蠕动,促使肠内容物流通,帮助排便的作用。可在吃完早餐 30min 后进行,也可根据排便习惯,在排便前 20min 进行。

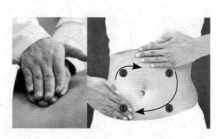

4. 脐周按摩 指使老年人仰卧或半卧位,腹部自然放松,操作者用手的大小鱼际肌在老年人脐周沿顺时针方向(右下腹→右上腹→左上腹→左下腹)按摩,每次 10～15min 或者 100 次,早晚各 1 次,也可在便前 20min 或餐后 2h 进行,冬天可先腹部热敷 10～15min 再腹部按摩。

5. 建立良好的排便习惯 结肠活动在晨醒和餐后时最为活跃,建议老年人在晨起或餐后 2h 内尝试排便,排

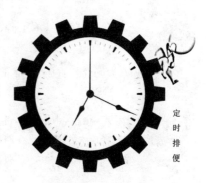

定时排便

便时集中注意力,减少外界因素的干扰,每天定时排便,只有建立良好的排便习惯,才能真正完全解决便秘问题。

七、应急与处理

对粪便嵌塞者,应首先清除嵌塞的粪便。便秘严重者可遵医嘱使用润滑肠道的各种栓剂,如开塞露、甘油栓等,必要时给予灌肠或戴手套协助抠出硬结大便,以缓解便秘。

灌肠一般使用温生理盐水500~1000ml,年老体弱的老年人使用1:2:3溶液(50%硫酸镁30ml、甘油60ml、温开水90ml),灌肠时要注意灌肠筒高度适当,以免压力过大,溶液温度一般以39~41℃为宜。液体流入速度不得过快过猛,操作宜轻柔,防止损伤肛门、直肠,应注意灌肠只是一种临时性治疗措施,长期使用会使肠道丧失正常的排便功能。

如果不能缓解,应及时报告给医师或联系家属及时转院治疗。

八、养老护理服务建议

见表3-6。

表3-6 养老机构便秘老年人服务建议

评估等级	□ 分值≤5	□ 5 < 分值≤10	□ 分值 > 10
服务项目	服务内容	服务类型	服务频次
排便表现	观察、记录排便色、质、量、频率	□ 自行记录 □ 护士记录	□ 每日1次 □ 每日3次
肛周检查	肛周是否炎症、皮肤有无破损、瘘管出现	□ 护士检查 □ 护理员协助	□ 每日1次 □ 每周1次
营养管理	了解老年人进食情况,指导进行富含膳食纤维食物,有无营养不良情况	□ 自行进食 □ 辅助进食 □ 鼻饲	□ 每日指导老年人进食 □ 每日指导护理员辅助进食或喂食
血压监测	测量上肢肱动脉血压	□ 护士测量 □ 护理员协助	□ 每日1次(无高血压者) □ 每日3次(高血压者)
穴位按摩	选天枢穴、上巨虚、中脘、气海进行手法按摩	□ 护士操作 □ 护理员协助	□ 每日1次 □ 每周3次
耳穴埋豆	选大肠、腹、直肠、皮质下穴位进行耳穴埋豆	□ 护士操作 □ 护理员协助	□ 每周1次 □ 每周3次
腹部按摩	用双手示指、中指、无名指重叠在腹部,或用大小鱼际肌在脐周,沿顺时针方向依肠道走行方向环行按摩	□ 护士操作 □ 护理员协助	□ 每日2次 □ 每日1次 □ 每周3次

（续表）

评估等级	□ 分值≤5	□ 5＜分值≤10	□ 分值＞10
服务项目	服务内容	服务类型	服务频次
运动锻炼管理	运动安全性评估与运动方式指导	□ 主动锻炼 □ 被动锻炼	□ 每日指导老年人运动 □ 指导护理员协助老年人运动
健康教育	评估老年人认知状况，养成定时排便的习惯	□ 认知能力正常 □ 认知能力下降	□ 每周进行健康教育指导 □ 每月进行健康教育指导

参考文献

［1］中国营养学会. 中国居民膳食指南. 北京：人民卫生出版社，2016.

［2］马燕兰，侯惠如. 老年疾病护理指南. 北京：人民军医出版社，2013.

［3］钱晓璐，余剑珍. 临床护理教程. 第2版. 上海：复旦大学出版社，2011.

［4］中华医学会消化病学分会胃肠动力学组，外科学分会结直肠肛门外科学组. 中国慢性便秘诊治指南. 中华消化杂志，2013，33（5）：291～297.

第二节　疼　　痛

一、引言

老年人的疼痛是一个常见的重大健康问题。疼痛是老年人常见症状。疼痛会影响老年人的情绪和活动能力，导致自理能力下降，社交活动减少，又可引起食欲减退，导致营养不良，对疾病的抵抗能力下降等，进而造成老年人认知和感觉功能受损、抑郁。尤其是对癌症老人，疼痛可以引发或加剧其抑郁、焦虑、失眠等症状，是影响生活质量的首要因素。随着人口老龄化和社会经济的发展，养老院是老年人集中的地方。养老院应当具备预防和缓解老年人疼痛问题的能力。为此需要一个科学的、合理的、先进的老年人疼痛护理标准，指导养老院护士及其他护理人员预防和缓解老年人疼痛，提高老年人生活质量。

二、疾病相关知识

（一）疼痛的定义

世界卫生组织（WHO）和国际疼痛研究协会（IASP）为疼痛所下的定义是："疼痛是组

织损伤或潜在组织损伤所引起的不愉快感觉和情感体验。"对于个体而言,疼痛是机体面临刺激或疾病产生的信号,因为疼痛是多种疾病的共同的特征,它警告机体正在遭受某种伤害性刺激,提醒机体摆脱这种刺激的伤害。

(二)疼痛相关知识

见表3-7。

表3-7　疼痛相关知识

疼痛的类型	急性疼痛	<3个月 通常发生于伤害刺激性之后的疼痛
	慢性疼痛	疼痛持续3个月 无明显组织损伤 可产生抑郁和焦虑的情绪
	癌痛	由癌症、癌症相关性病变及抗癌治疗所致的疼痛 多为慢性疼痛
影响因素	客观因素	年龄:老年人对疼痛的敏感度降低
		宗教信仰与文化:有些文化中视忍痛为一种美德
		环境变化:噪声、温度、光线都影响个体对疼痛的感受
		社会支持:良好的社会支持、家人的陪伴与鼓励
		行为作用:行为具有暗示作用,可以影响个体对疼痛的认知
	主观因素	以往的疼痛经验:疼痛经验是个体自身既往对刺激体验所获得的感受,现今从行为中表现出来
		注意力:对疼痛的注意程度影响其疼痛感受
		情绪:情绪和疼痛是相互影响的
		对待疼痛的态度:乐观态度减轻疼痛,悲观态度加剧疼痛
疼痛的分级	0级	无疼痛
	Ⅰ级(轻度)	有疼痛但可忍受,生活正常,睡眠无干扰
	Ⅱ级(中度)	疼痛明显,不能忍受,要求服用镇痛药物,睡眠受干扰
	Ⅲ级(重度)	疼痛剧烈,不能忍受,需用镇痛药物 睡眠受严重干扰可伴自主神经功能紊乱或被动体位
并发症	交感神经	烦躁不安、心率加快、呼吸加快、视物模糊、耳鸣
	精神状态	恐惧、愤怒、抑郁、焦虑、失眠
	药物治疗	便秘、恶心呕吐、尿潴留

（续表）

疼痛的治疗	药物治疗		是疼痛治疗中重要的内容,研究表明,75%～80%的癌痛患者以及50%～60%的慢性疼痛患者采用药物治疗
	物理疗法	冷疗	它可以减少出血、渗出;缓解痉挛 阻滞炎症反应;降低痛阈;减少疼痛介质的释放
		热疗	用于疼痛并肌肉痉挛、关节活动障碍性疾患 包括石蜡疗法等。
	手术治疗		阻滞感觉神经,可阻断痛觉的传导,消除疼痛
	中医疗法		包括穴位按摩、艾灸、音乐疗法等
控制疼痛的标准			数字评估法的疼痛强度 < 3 分 24h 内出现突发性疼痛和需要使用解救性止疼药的次数 < 3 次

三、入院评估

（一）评估的意义

疼痛评估是疼痛治疗的前提,帮助发现疼痛,定位疼痛的部位和性质,以采取恰当的干预措施。疼痛评估贯穿治疗的全过程,以便于评估疗效、调整治疗方案、了解治疗后疼痛缓解程度和变化特点。如果不能正确地评估疼痛就不能恰当地缓解疼痛。

（二）评估项目

老年疼痛入院评估内容详见表3-8。

表3-8 老年疼痛入院评估

姓名:_____ 性别:□男 □女 年龄:_____岁
身高:_____cm 体重:_____kg

评估项目		评估内容与分级	
		1 分	0 分
基本情况	疼痛类型	□急性疼痛 □慢性疼痛 □癌痛	□无
	老年人年龄	□ < 70 岁	□ ≥70 岁
症状与并发症	交感神经	□烦躁不安 □心率加快 □呼吸加快 □视物模糊 □耳鸣	□无
	精神状态	□恐惧 □愤怒 □抑郁 □焦虑 □失眠	□无
	药物治疗	□便秘 □恶心呕吐 □尿潴留	□无

（续表）

评估项目		评估内容与分级	
		1 分	0 分
疼痛情况	持续时间	☐ 周期性疼痛　☐ 活动时疼痛　☐ 持续疼痛	☐ 无
	性质	☐ 钝痛　☐ 压榨样疼痛　☐ 刺痛　☐ 胀痛　☐ 酸痛 ☐ 绞痛　☐ 切割痛　☐ 闷痛	☐ 无
	强度	☐ 中度　☐ 重度　☐ 剧烈　☐ 无法忍受	☐ 无痛　☐ 轻度
	面部表情	☐ FS2　☐ FS3　☐ FS4　☐ FS5	☐ FS0　☐ FS1
用药情况	药物种类	☐ 弱阿片类　☐ 强阿片类	☐ 非阿片类
	药物名称	1.　　　　2.　　　　3.　　　　4.	
自我管理	认知状况	☐ 重度障碍　☐ 中度障碍　☐ 轻度障碍	☐ 正常
	意识状态	☐ 嗜睡　☐ 意识模糊　☐ 昏睡　☐ 昏迷	☐ 清醒
行为方式	服药行为	☐ 不规律,时有漏服　☐ 不服药	☐ 遵医嘱
	不良习惯	☐ 吸烟　☐ 饮酒	☐ 无
	睡眠情况	☐ 较差	☐ 一般　☐ 良好
	饮食情况	☐ 不控制　☐ 不规律	☐ 严格按照医生要求
	锻炼方式	☐ 无	☐ 散步　☐ 太极拳 ☐ 五禽戏　☐ 其他
	周锻炼次数	☐ 0	☐ 1~2　☐ 3~4 ☐ 5~6
总　　分			
评估者签名			

填表说明：此评估表共 18 小项,总分以每一个评估项目的分值来计算,如同一评估项目出现多条问题,仍以 1 分计算。例如,该老年人的精神状态既出现"恐惧"又出现"愤怒",此项计分为 1 分,而非 2 分。以此类推,最后累计相加的分数为评估总分。

（三）评估方法和注意点

1. **老年疼痛基本情况评估**　通过询问老年人及家属和查看相关病例资料了解老年人患病经过与治疗经过。急性疼痛:小于 3 个月,一般是软组织及关节急性损伤疼痛、手术后疼痛、急性带状疱疹疼痛或痛风等;慢性疼痛:疼痛持续 3 个月,一般是顽固性疼痛,最常见于三叉神经痛、带状疱疹后神经痛及椎间盘突出症等;癌性疼痛:多见于晚期肿瘤痛、肿瘤转移痛。若老年人年龄超过 70 岁,病程较长者,其并发症和合并症发生率较高,护理人员要重点关注。

2. 症状与并发症评估 疼痛是一种令人不快的感觉和情绪上的感受,因此要观察老年人有无烦躁不安、心率和呼吸加快、视物模糊和耳鸣等交感神经变化。此外,通过与老年人沟通,了解其精神状态,亦可通过一些专业量表(SAS、SDS)评估老年人是否存在焦虑、抑郁等情况。如老年人服用阿片类药物,要注意观察服药后的不良反应,尤其是在用药初期或过量用药时,最有可能出现便秘、恶心呕吐和尿潴留等症状,因此要每日评估老年人大小便情况。

3. 疼痛情况的评估

(1)疼痛强度评估

1)长海痛尺。

2)修订版面部表情疼痛表(FPS-R):

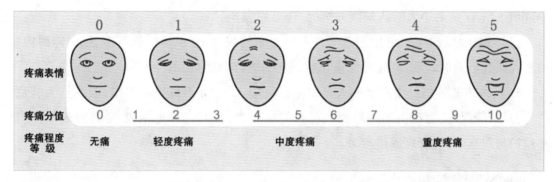

注:FS0:完全无疼痛感。FS1:偶尔感到疼痛,不影响日常生活。FS2:有疼痛感,但能轻微活动,如散步。FS3:有疼痛感,不能长时间活动。FS4:有疼痛感,除上厕所外不能活动。FS5:疼痛剧烈无法自由活动。

长海痛尺量表适用于一般患者,修订版面部表情疼痛表适用于认知障碍或者无法交流的患者。具体应用时,可以两种量表结合使用。

(2)疼痛部位评估方法 观察人员详细了解、反复询问疼痛的部位,有些老年人认知功能不强,可以提供人体正反面线条图,请患者在感到疼痛的部位画上阴影,并在最疼的部位画"X"。

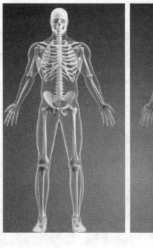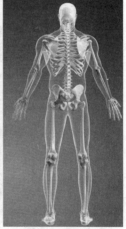

(3)疼痛部位评估注意点

1)使用量表评估患者时要根据老年人病情、文化程度、语言表达能力等具体情况,选择适合的方法。

2)要对疼痛进行综合评估,护士在评估老年人疼痛时不仅要对疼痛的强度、部位做出合理的评估,同时要综合考虑多种因素。注意询问发病的时间,最初疼痛的情况,如有无外伤,外伤时的体位及部位等。疼痛发生的诱因,如咳嗽、大便、憋气等。疼痛有无过去史、家族史、肿瘤史及手术史、治疗史等。

3)注意对疼痛治疗后的评价,反复进行镇痛药物效果和不良反应的评价是提高镇痛效果,减少药物不良反应的重要手段。

4. **用药情况评估**　详细评估老年人的用药史,通过对既往和现在所用药物的服用记录、药物不良反应以及老年人对药物的了解程度等内容的评估建立用药记录。

5. **自我管理评估**　详细评估老年人对疼痛知识的了解程度及认知情况,为制定针对性的服务计划提供参考。

(1)认知状态评估:通过询问老年人一些简单问题,具体参照简易精神状态检查表(MMSE),来评估老年人的认知能力情况,详见附表8。

(2)意识状况评估:可根据老年人意识清晰的程度、意识障碍的范围、意识障碍内容的不同而有不同的表现,具体参照意识状况评估表,详见附表1。

6. **行为方式评估**　了解老年人是否存在吸烟、喝酒等不良生活习惯,锻炼行为、服药行为、睡眠情况(必要时可运用睡眠状况自评量表进行测评,详见附表9)是否规律,为日常监护与观察、行为管理提供参考。

(四)评估结果

通过护理评估,护士了解老年人的疼痛控制、药物应用和并发症情况,并进行照护分级和制定相应的照护方案。

分值≤5

- 每日用药管理,皮肤管理,营养管理与运动管理
- 每日1次疼痛评估
- 每周1次交流沟通
- 每年1次体检

5<分值<10

- 每日用药管理,皮肤管理,营养管理与运动管理
- 每日3次疼痛评估
- 每周1次交流沟通,至少开展1次放松疗法
- 每年1次体检

分值≥10

- 每日用药管理,皮肤管理,营养管理与运动管理
- 每日至少3次疼痛评估
- 出现止痛药物所致的呼吸抑制等急性并发症情况,及时转院

四、日常管理

(一) 生活照护指导

(1) 保持一个舒适的环境,房间清洁、无异味;温湿度适宜,温度一般为18～22℃,湿度为50%～60%;光线柔和,保持周围环境安静,避免大声喧哗,营造一个良好的睡眠环境。

(2) 病情允许的情况下,进行适当的锻炼。包括肌肉加强,拉伸和平衡,以10～15名老年人组成的小团体进行如打太极、五禽戏等疏通经络、增加血液循环的运动。

(3) 坚持每日热水泡脚10min,按摩足三里、涌泉等穴位,以激发机体防病抗病能力。

(4) 生活自理能力差的老年人要保持口腔的清洁,每日2次口腔护理,预防口腔溃疡;保持皮肤的清洁,每日2次皮肤护理,协助翻身变换体位,预防压疮。

(5) 指导老年人采取良好的生活行为方式,减少疼痛发作。日常生活中注意关节保暖,用下蹲代替弯腰弓背,枕头高度适宜,睡时将头、颈、肩同时落在枕头上,避免颈部过度屈曲和肌肉疲劳,减轻疼痛。

(6) 饮食应种类齐全,数量充足、比例适当,维持营养的补充;少吃盐,每天应该限制在2～5g。蛋白质摄入量为每日0.8～1g/kg体重,并以牛奶、鸡蛋为主。如果是猪瘦肉、鸡肉和鸭肉等,应该煮沸后去汤食用,避免吃炖肉或卤肉。脂肪摄取应控制在总热量的20%～25%。注意粗细结合,以保持大便的通畅,如各种蔬菜、糙米粗粮、野菜等。

(7) 每周1h的多感觉刺激治疗,指导老年人通过放松技术控制疼痛,运用芳香精华露、漂亮图片等刺激5个主要感官:触觉、嗅觉、味觉、听觉和视觉,通过刺激老年人所有的初级感觉使其病痛得到缓解。

(8) 每月1次工艺美术活动,指导老年人运用剪刀、胶水、折纸和丰富多彩的艺术材料制作相簿、纸花、纸扇等艺术品,促进精细动作的活动和感官刺激,同时鼓励家属和老年人共同参与。

(二) 疼痛监测与并发症的观察

(1) 日常生活中注意观察老年人的情绪、食欲、肢体、面部表情的变化。

（2）老年人主诉疼痛时要注意监测生命体征的变化，包括呼吸、血压、脉搏、体温。

（3）当老年人疼痛≥4分时须通知有资质的医生给予药物处理。

（4）非消化道给药后30min，口服给药后1h要重新评估老年人的疼痛情况，直至疼痛评分≤3。

（5）老年人服用止痛药物后应每日询问大便的情况及小便量，以防发生便秘、尿潴留。观察呼吸的频率及次数，有无呼吸抑制等不良反应，由有资质的医生进行评估，必要时使用指氧监护。因急症引起的疼痛（如：颅内压升高、药物导致的呼吸抑制、外伤骨折等）在进行简易的急救处置后，联系转送到有绿色通道的医院进行专业的治疗，并携带好患者在养老院期间所有的诊疗护理记录。

（三）用药护理

（1）对于慢性疼痛或者癌痛都可以遵循三阶梯给药的原则，即按阶梯给药、口服给药、按时给药、个体化给药、注意具体细节。

（2）尽量选择口服给药，仅在老年人严重恶心、呕吐、不能吞咽的情况下考虑其他途径给药。

（3）对于阿片类药物要做到单剂量发药，护理人员在规定的服药时间将该顿口服剂量经过认真的核对，发至老年人口中，并确定服用。

（4）对用止痛药的老年人要注意监护，加强巡视，确定老年人已经服用药物，并且观察老年人有无用药后的不良反应。主要观察有无便秘、恶心呕吐、嗜睡、尿潴留、用药依赖性。同时备有阿片类药物解救药纳洛酮。

五、中医护理

（一）经穴推拿

经穴推拿技术是以点法、揉法、叩击法等手法作用于经络腧穴，具有减轻疼痛、调节胃肠道功能、温经通络等作用的一种操作方法。适用于各种急慢性疾病所致的痛症，如头痛、肩颈痛、腰腿痛、痛经以及失眠、便秘等症状。不同部位疼痛的按摩方法有：

1. **肩周炎**　患者仰卧位或坐位，护士站其患侧，用一指禅法推患侧肩部及臂内侧，往返3~5min，同时配合患肢的被动外展、内收、上举、外旋等活动。隔日1次，10次一疗程。

2. **坐骨神经痛**　患者取穴大肠俞、承山、昆仑等穴，指导患者俯卧，通过点、按、揉、搓手法刺激以上穴位，每日1次，10次一疗程。但是对于肿瘤、转移癌患者禁忌使用。

3. **急性腰扭伤**　可取穴，肾俞、大肠俞、腰阳关等。按摩手法为揉、搓、擦、点、按等，每日 1 次,一般 2~3 次为一个疗程。

4. 常用的推拿手法

(1)点法　用指端或屈曲的指间关节部着力于施术部位,持续地进行点压,称为点法。此法包括有拇指端点法、屈拇指点法和屈示指点法等,临床以拇指端点法常用。

1)拇指端点法　手握空拳,拇指伸直并紧靠于示指中节,以拇指端着力于施术部位或穴位上。前臂与拇指主动发力、进行持续点压。

2)屈拇指点法　屈拇指,以拇指指间关节桡侧着力于施术部位或穴位,拇指端抵于示指中节桡侧缘以助力。前臂与拇指主动施力,进行持续点压。

3)屈示指点法:屈示指,其他手指相握,以示指第一指间关节突起部着力于施术部位或穴位上,拇指末节尺侧缘紧压示指指甲部以助力。前臂与示指主动施力,进行持续点压。

(2)揉法　以一定力按压在施术部位,带动皮下组织做环形运动的手法。

1)拇指揉法　以拇指罗纹面着力按压在施术部位,带动皮下组织做环形运动的手法。以拇指罗纹面置于施术部位上,余四指置于其相对或合适的位置以助力,腕关节微屈或伸直,拇指主动做环形运动,带动皮肤和皮下组织,每分钟操作 120~160 次。

2)中指揉法　以中指罗纹面着力按压在施术部位,带动皮下组织做环形运动的手法。中指指间关节伸直,掌指关节微屈,以中指罗纹面着力于施术部位上,前臂做主动运动,通过腕关节使中指罗纹面在施术部位上做轻柔灵活的小幅度的环形运动,带动皮肤和皮下组织,每分钟操作 120~160 次。为加强揉动的力量,可以示指罗纹面搭于中指远侧指间关节背侧进行操作,也可用环指罗纹面搭于中指远侧指尖关节背侧进行操作。

3)掌根揉法　以手掌掌面掌根部位着力按压在施术部位,带动皮下组织做环形运动的手法。肘关节微屈,腕关节放松并略背伸,手指自然弯曲,以掌根部附着于施术部位上,前臂做主动运动,带动腕掌做小幅度的环形运动,使掌根部在施术部位上环形运动,带动皮肤和皮下组织,每分钟操作 120~160 次。

(3)叩击法　用手特定部位,或用特制的器械,在治疗部位反复拍打叩击的一类手法,称为叩击类手法。各种叩击法操作时,用力应果断、快速,击打后将术手立即抬起,叩击的时间要短暂。击打时,手腕既要保持一定的姿势,又要放松,以一种有控制的弹性力进行叩击,使手法既有一定的力度,又感觉缓和舒适,切忌用暴力打击,以免造成不必要的损伤。

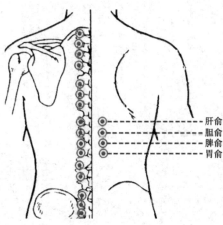

（二）悬灸

悬灸是采用点燃的艾条悬于选定的穴位或病痛部位之上，通过艾的温热和药力作用刺激穴位或病痛部位，达到温经散寒、扶阳固脱、消瘀散结、防治疾病的一种操作方法，属于艾灸技术范畴。适用于各种慢性虚寒型疾病及寒湿所致的疼痛，如胃脘痛、腰背酸痛、四肢凉痛等；中气不足所致的急性腹痛、吐泻、四肢不温等症状。基本操作注意事项：①核对医嘱，评估患者，做好解释。②备齐用物，携用物至床旁。③协助老年人取合理、舒适体位。④遵照医嘱确定施灸部位，充分暴露施灸部位，注意保护隐私及保暖。⑤点燃艾条，进行施灸。

1. 常用施灸方法

（1）温和灸　将点燃的艾条对准施灸部位，距离皮肤 2~3cm，使老年人局部有温热感为宜，每处灸 10~15min，至皮肤出现红晕为度。

（2）雀啄灸　将点燃的艾条对准施灸部位 2~3cm，一上一下进行施灸，如此反复，一般每穴灸 10~15min，至皮肤出现红晕为度。

（3）回旋灸　将点燃的艾条悬于施灸部位上方约 2cm 处，反复旋转移动范围约 3cm，每处灸 10~15min，至皮肤出现红晕为度。

2. 施灸时注意事项

（1）及时将艾灰弹入弯盘，防止灼伤皮肤。

（2）施灸结束，立即将艾条插入广口瓶，熄灭艾火。

（3）施灸过程中询问老年人有无不适，观察患者皮肤情况，如有艾灰，用纱布清洁，协助患者穿衣，取舒适卧位。

（4）酌情开窗通风，注意保暖，避免吹对流风。

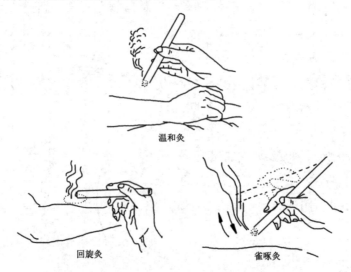

温和灸

回旋灸　　　　雀啄灸

六、专科护理

（一）冷湿敷法

1. 目的　降温、止痛、止血、消肿、消炎。

2. 操作方法

（1）备齐用物,携至患者床旁,核对解释,取得患者配合。

（2）患者取舒适体位,在湿敷部位下垫橡胶单、治疗巾,涂凡士林后盖一层纱布,将敷布浸泡在冰水中,用长钳将敷布拧至半干,抖开敷患处,每 2~3min 更换一次敷布,一般冷湿敷时间为 15~20min。

（3）观察局部皮肤变化,冷敷完毕,撤掉敷布,擦干冷敷部位,清理用物。

（4）洗手,记录冷敷部位、时间、效果、反应。

3. 冷疗禁忌证

（1）组织破损及慢性炎症。

（2）局部血液循环明显不良。

（3）下列部位禁用冷疗　枕后、耳郭、阴囊、心前区、腹部、足底。

（二）热湿敷法

1. 目的　消炎、消肿、解痉、镇痛。

2. 操作方法

（1）备齐用物携至床旁,核对并解释热湿敷的治疗作用,取得患者合作,必要时屏风遮挡。

（2）协助患者取舒适体位,暴露治疗部位。

（3）湿敷部位垫橡胶单、治疗巾,涂凡士林后盖一层纱布。敷布放入热水中,水温一般 50~60℃,用长钳将敷布拧至半干,抖开敷患处,每 3~5min 更换一次敷布,一般热敷时间为 15~20min。

（4）观察局部皮肤及全身状况,防止烫伤。

（5）敷毕,撤掉敷布,擦干热敷部位,清理用物,整理床单位。

（6）洗手,记录热敷部位、时间、效果、反应。

（三）温水浸泡

1. 目的　消炎、镇痛、清洁伤口等,用于手、足、前臂、小腿等部位的感染。

2. 操作方法

（1）备齐用物携至床旁,核对,向患者解释,以取得合作。

（2）协助患者取舒适体位,暴露治疗部位。

（3）配置溶液置于浸泡盆内 1/2 位置,调节水温 40～45℃,嘱患者将肢体浸入盆中,必要时用长镊子夹取纱布反复清擦创面,使之清洁。浸泡时间一般 30min。

（4）观察局部皮肤变化、有无疼痛。

（5）浸泡毕,擦干肢体,有伤口者按无菌技术处理,清理用物,整理床单位。

（6）洗手,记录时间、部位、效果、反应。

3. 热疗的禁忌证

（1）未经确诊的急性腹痛。

（2）面部危险三角区感染。

（3）脏器出血和出血性疾病。

（4）软组织损伤扭伤早期(48h 内)。

七、应急与处理

（一）外伤所引起的急性疼痛

应先解除刺激源,如:加压、止血、包扎、固定等。例如,四肢骨折时,患者疼痛可保持骨折部位固定不动并用支持物支撑,抬高患肢以利于回流,减轻组织肿胀,骨折后 24～48h 可以运用冷敷减轻肿胀。如当腰背痛突然发生时,应以俯卧的方式移动到床上或就地躺下,使压力暂时离开腰背部,然后缓慢挺直腰背和伸腿,直到疼痛减轻。

（二）止疼药物造成的呼吸抑制的解救治疗

（1）建立通畅呼吸道,辅助或控制通气;呼吸复苏。

（2）立即通知医生准备转院治疗。

（3）口服用药中毒者必要时洗胃。

八、养老护理服务建议

见表 3-9。

表 3-9　养老机构疼痛老年人服务建议

疼痛类型	□ 分值≤5	□ 5＜分值＜10	□ 分值≥10
服务项目	服务内容	服务类型	服务频次
安全用药	遵循三阶梯给药的原则按时给药;指导老年人自行服药;预防阿片类药物不良反应的发生。	□ 自行给药 □ 护士给药	□ 每日

（续表）

疼痛类型	□ 分值≤5	□ 5＜分值＜10	□ 分值≥10
服务项目	服务内容	服务类型	服务频次
疼痛评估	定位疼痛部位、性质和强度	□ 护士根据患者的主诉进行评估	□ 每日1次（轻度） □ 每日3次（中度或重度）
健康教育	提供健康指导和用药建议，评估老年人认知状况	□ 认知能力正常 □ 认知能力下降	□ 每周进行健康教育指导
饮食指导	了解老年人的进食情况，有无影响食欲的情况发生	□ 自行进食 □ 辅助进食 □ 鼻饲	□ 每日指导 □ 每日指导护理员辅助饮食或喂食
皮肤管理	观察皮肤有无破损、感染	□ 可自理 □ 护理员协助	□ 每日指导皮肤管理 □ 每日指导护理员观察与清洁
心理护理	沟通交流、放松疗法	□ 焦虑、抑郁 □ 睡眠障碍	□ 每周1次
中医特色护理	提供穴位按摩、悬灸、湿热敷	□ 护士实施 □ 护理员协助	□ 每日1次
运动锻炼护理	运动安全评估及运动方式指导	□ 主动锻炼 □ 被动锻炼	□ 每周指导老年人运动或指导护理员辅助老年人运动

注：请您在符合的情况中打"√"。

参考文献

[1] 赵继军.疼痛护理学.北京：人民军医出版社,2010.

[2] 赵继军,崔静.护士在疼痛管理中的作用[J].中华护理杂志,2009,04:383－384.

[3] 孙燕,韩济生.国家卫计委《癌痛规范化治疗示范病房》培训教材,2011.08.

[4] 魏萌.社区老年人慢性疼痛体验及其对日常生活影响的相关研究[D].河北医科大学,2013.

[5] Merboth MK,Barnason S. Managing pain：the fifth vital sign[J]. Nurs Chin North Am,2000,35(2):375－383.

[6] 刘雪琴,李漓.老年人疼痛强度评估量表的选择[J].中华护理杂志,2004,39(3):165－167.

[7] 李小寒.基础护理学.北京：人民卫生出版社,2012.

[8] 董琼芬.老年患者慢性疼痛的观察及护理.医学信息,2011,1(24)：

[9] 唐东珠.浅谈社区老年人存在的用药问题及应对措施.当代医药论丛,2014,1.

[10] 戚莉,李娜,刘慧荣,等.艾灸治疗IBS临床及其镇痛效应的研究[J].中华中医药杂志,2010,12:2224－2227.

[11] 曾翠珍.浅谈骨科患者疼痛的健康教育[J].中华医药杂志,2006.

第三节　噎　呛

一、引言

据我国《2015 年国民经济和社会发展统计公报》显示,至 2015 年年末我国人口中 65 周岁及以上者为 1.44 亿人,占人口总数的 10.5%。噎呛在 65 岁以上的老年人中发生率较高,且随着增龄风险增高。因此,做好噎呛的防治十分重要。对于老年人,尤其是有吞咽功能障碍者,指导其进食的方法和技巧,教会陪护者简单有效的观察方法非常重要,能有效降低临床噎食窒息的发生。

护理人员在日常的工作过程中应正确评估老年人的身体状况,了解易导致噎呛的各种危险因素,并制定相应护理对策,高度重视并积极开展预防噎呛的安全宣教工作,落实预防噎呛的措施,以有效防止老年人住院期间噎呛的发生。同时提高医护人员和陪护的急救意识,做好技能培训,有利于保障老年人的生命安全。

二、疾病相关知识

噎呛是指进餐时食物噎在食道的某一狭窄处,或呛到咽喉部、气管,而引起的呛咳、呼吸困难,甚至窒息,医学上称为老年性食管运动障碍,民间又称为"食噎"或"噎食"。随着增龄风险增高,噎呛约 75% 发生在老年期。据报道,美国每年有 4000 多人因噎呛猝死,占猝死病因的第 6 位。其相关知识详见表 3 - 10。

表 3 - 10　噎呛相关知识

发病因素	年龄因素	年龄越大,发生噎呛的可能性越大。老年人随着年龄的增加,咽喉黏膜、肌肉退行性变化或神经通路障碍,协调功能不良,减弱了防止异物进入气道的反射性动作,容易发生噎呛
	疾病因素	随着年龄的增长,老年人所患基础疾病增多,尤其是神经系统、精神疾患和肺部疾病较多,服用药物增多,且发病后病情容易急剧加重,这些都是老年人易出现噎呛甚至窒息的重要因素。脑血管疾病、老年痴呆症老年人噎呛的发生率最高,这与其存在不同程度的摄食、吞咽障碍有关;慢性阻塞性肺疾病老年人噎呛发生率亦较高,与其呼吸功能不全有关,喘息、咳嗽、多痰均可增加噎呛的可能
	食物因素	较黏稠、干硬或稀薄液体如汤圆、馒头、蛋糕、果冻、芝麻糊、水或汤等,喂食时易发生噎呛

（续表）

发病因素	进食途径因素	有的老年人通过鼻饲进食,由于体位不当或注入鼻饲液时速度过快、量过大造成鼻饲液反流发生噎呛,输注的速度和量明显影响胃内压力和胃食管反流,有报道,鼻饲老年人的噎呛率高达5%~7%
	陪护因素	许多生活不能自理的老年人,需要陪护照顾。很多陪护人员未受过照顾老年人基础护理常识和技能的培训,对一些最基本的防噎呛常识,仍有部分人员不知道或存在错误概念。因而,陪护质量低加上老年人自我防护能力差等均可增加噎呛的发生
	意识状态因素	意识障碍发生噎呛的原因常与张口反射下降、咳嗽反射减弱、胃排空延迟、体位调节能力丧失以及抵御咽喉部分泌物及胃内容物反流入呼吸道的能力下降有关
典型临床表现		进食时突然不能说话,并出现窒息的痛苦表情,呼吸困难,面色苍白或青紫,瞳孔散大;甚者乱抓,或用手按住颈部或胸部,并用手指口腔,可有剧烈咳嗽伴哮鸣音
并发症		意识不清、呼吸困难、抽搐、昏迷
常见处理措施		停止进食,取侧卧位,及时鼓励并辅助老年人咳嗽咳痰,保持呼吸道通畅,一旦老年人被食物堵塞呼吸道而发生窒息,可用海姆利希急救法。及时取出梗阻物,必要时行气管插管及气管切开术、心肺复苏

三、入院评估

对老年人进行评估是能够了解老年人噎呛危险因素,为老年人选择合适的养老护理服务。

（一）评估意义

通过对噎呛危险因素分析,护理人员可以实施有效的护理干预措施,以降低老年人噎呛的发生,保证老年人的安全,提高老年人的生活质量。

（二）评估项目

见表3-11。

（三）评估方法和注意点

1. **老年人基本情况评估**　评估老年人的年龄,以及有无糖尿病、高血压、冠心病、脑梗死、老年痴呆、帕金森病、骨质疏松、阻塞性肺气肿、心功能不全等基础疾病,年龄增高以及基础疾病的增多会伴随噎呛风险的增大。

表 3－11　养老机构呛咳老年人入院评估

老年人姓名：_____　　　　性别：□ 男　　□ 女　　　　年龄：_____
评估日期：_____　　　　　评估者：_____

评估项目		评估内容与分级	
		0 分	1 分
基本情况	年龄	□ 65 周岁以下	□ 65 周岁以上
	并发症	□ 无	□ 1 种以上
	吞咽困难	□ 无	□ 有
	假牙	□ 无　□ 有	
	饮食类型	□ 流质　□ 全流质　□ 食糜	□ 碎食　□ 软食　□ 普食
	过敏食物	□ 无　□ 有	
行为方式	不良习惯	□ 无	□ 吸烟　□ 饮酒
	睡眠情况	□ 良好　□ 一般	□ 较差
	训练方式	□ 2 次以上/周	□ 不锻炼
	训练内容	锻炼方式：□ 散步　□ 太极拳	□ 八段锦　□ 其他
	饮食情况	□ 遵医嘱	□ 不控制　□ 不规律
	服药行为	□ 遵医嘱	□ 不规律,时有漏服
自我管理能力	心理状况	□ 正常	□ 抑郁　□ 烦躁 □ 恐惧　□ 焦虑
标准吞咽功能评价	初步评价　意识状态	□ 清醒	□ 嗜睡,可唤醒并做出言语应答 □ 呼唤有反应,但闭目不语 □ 仅对疼痛刺激有反应
	头部和躯干部控制	□ 能正常维持坐位平衡	□ 能维持坐位平衡但不能持久 □ 不能维持坐位平衡,但能部分控制头部平衡 □ 不能控制头部平衡
	唇控制（唇闭合）	□ 正常	□ 异常
	呼吸方式	□ 正常	□ 异常
	声音强弱（发 [a]、[i]音）	□ 正常	□ 减弱　□ 消失
	咽反射	□ 正常	□ 减弱　□ 消失
	自主咳嗽	□ 正常	□ 减弱　□ 消失

（续表）

评估项目			评估内容与分级	
			0分	1分
标准吞咽功能评价	饮1匙水（量约5ml）重复3次	口角流水	□没有　□1次	□＞1次
		吞咽时有喉部运动	□有	□没有
		吞咽时有反复的喉部运动	□没有　□1次	□＞1次
		咳嗽	□没有　□1次	□＞1次
		哽咽	□有	□没有
		声音质量	□正常	□改变　□消失
	饮1杯水（量约60ml）	能够全部饮完	□是	□否
		咳嗽	□没有　□1次	□＞1次
		哽咽	□没有	□有
		声音质量	□正常	□改变　□消失
总　　分				
评估者签名				

2. **行为方式评估**　了解老年人是否存在吸烟、喝酒等不良生活习惯,锻炼行为、服药行为、睡眠情况(必要时可运用睡眠状况自评量表进行测评,详见附表9)是否规律,为日常监护与观察、行为管理提供参考。

3. **自我管理能力**　噎呛的发生与老年人的心理状况密切相关,应详细评估老年人的心理状况,有无焦虑、恐惧、抑郁等,为制订针对性的服务计划提供参考。

4. **标准吞咽功能评价**　参照标准吞咽功能评价量表(SSA),详见附表4。

（四）评估结果

根据老年人基本情况评估分值,给予不同的护理照护方案(表3-12)。

表3-12　噎呛护理照护方案

分值	风险	风险监督	照护措施
≤8分	I级	适时监督	①预防误吸知识宣教;②评估摄食行为,纠正不良习惯;③指导有效咳嗽的方法;④颈部的活动度训练、舌体运动训练、呼吸道的训练、声带内收训练等;⑤中医护理技术

（续表）

分值	风险	风险监督	照护措施
9~15分	Ⅱ级	加强监督	在Ⅰ级预防的基础上：①做好进餐前准备；②进食体位指导；③进食食物形态以浓流质和半固体为宜；④摄食一口量控制在20ml内，细嚼慢咽；⑤保持口腔清洁；⑥颊肌、喉部内收肌运动；⑦中医护理技术
16~21分	Ⅲ级	严密监督	在Ⅱ级预防的基础上：①选用特殊的进餐工具；②进食食物形态以黏性的半流质（果汁、酸奶、鸡蛋羹）和半固体为宜；③摄食一口量控制在10ml内；④恰当应用辅助吞咽技巧；⑤吞咽反射训练；⑧中医护理技术
22~25分	Ⅳ级	实时监督	慎重决定能否经口进食，在Ⅲ级预防的基础上：①在旁人指导下尽量自行进食，必要时采取辅助喂食；②食物形态只能选择半流质食物；③摄食一口量控制在5ml内；④建立进食监测表，包括日期、时间、生命体征、进食量、种类、进食时间、有无呛咳、噎食等进食意外；⑤床边备好吸痰器，做好急救准备；⑥出现病情变化、进食意外等异常时，重新评估是否能经口进食；⑨颈部的活动度训练、舌体运动训练、呼吸道的训练、声带内收训练等；⑩中医护理技术

四、饮食护理

1. 进食前准备

（1）创造安静、整洁、舒适、安全的进餐环境，室内温度适宜，空气清新。

（2）食物准备　根据老年人的疾病种类、咀嚼、吞咽的能力以及每日康复运动强度等不同情况，调配适合不同进食对象要求的食物。食物温度约40℃。应注意食物温热适宜、色香味美，以增进食欲，促进老年人吞咽反射。准备适量的汤。

食物宜去骨、切细块和煮软，药丸要先磨成粉末，如果有吞咽困难，可以将食物打成糊状进食，如果喝太稀的液体会呛咳，可以加凝固食品。

1）对老年人特别是容易发生呛咳和吞咽困难者，进食偏软、略湿、易嚼、易消化、黏性低的食物，进食食物形态以半流质、浓流质和半固体为宜，如粥、蛋羹、菜泥、面糊、烂面等。

2）不要吃圆形、滑溜或者带黏性的食物，避免容易引起呛咳的汤、水类食物及容易引起吞咽困难的干硬的食物，避免进食黏性较大的年糕、汤圆等食物，水应尽量混在半流质的食物中给予，以减少噎呛的可能。避免制作与选择面包、饼干、粽子、团子、果冻之类干或黏的物品。

（3）老年人的餐前准备　吃饭前检查老年人假牙情况。老年人每次进餐前应彻底排痰,根据病情嘱老年人坐起或抬高床头45°,帮助老年人摆放好支持体位,坐位时坐直稍向前倾,颈部轻度屈曲,使食物容易进入食管,有利于吞咽动作,减少噎呛机会。如病情不允许抬高床头时,应采取患侧卧位侧倾斜45°。

（4）餐具准备　为老年人选择合适的进食自助器,如用匙面小而浅、边缘钝的勺,使用加长加粗的叉、勺;"C"形的杯子、带吸管的杯子、多功能"C"形夹及 ADL 套等。

（5）根据上肢能力、口腔功能状态,给予一定的协助。如:调节餐桌的高度;食物及用具的位置应放在易拿取之处;碗、盘底部要垫以防滑垫或布类予以固定等。

2. 饮食过程中注意

（1）进食时先试喂1小匙温开水,如吞咽顺利,再喂1/4匙稠粥,进食速度要慢,确认口腔无食物后再喂下一口,少食多餐,不宜过饱,喂食时间≥30min,吞咽时头部前屈。

（2）每次喂食量取适合于老年人的吞咽量,吞咽量过多会导致食物从口中漏出或在咽部滞留,增加误吸危险;过少,难以触发吞咽反射。一般从 2～4ml 开始逐步增加,亦可每次进食后饮少量碳酸盐饮料 1～2ml,既可刺激诱发吞咽反射,又能祛除咽部残留食物,以免引起误吸。药物一次口服一粒或研碎拌饭口服,不要一次口服数粒,以免引起噎呛。

（3）如老年人不能单独进食,要协助喂饭,喂饭时,态度要和蔼亲切、不急不躁;每勺饭量不要太多,一口量控制在5～20ml 以内,速度不要太快,要给老年人充足的时间进行咀嚼和吞咽,不要催促老年人,动作要轻;对一些口唇不能紧闭、颊肌收缩无力的老年人,护理人员应将调拌后的食物直进,等待咽下后再喂食下一口。鼓励老年人进食时要细嚼慢咽,出现恶心、呕吐反应时,要暂停进食。

（4）在进食过程中看电视、说话或进食速度过快容易引起噎呛,所以进食时要注意力集中,不宜说话或看电视。进食干食容易噎,进食时要准备水,进食稀食容易呛,可将食物加工成糊状。

（5）进食过程保持气氛和谐轻松,不宜过度谈笑,陪同老年人一起进餐时,用餐时间适当延长。鼓励老年人充分咀嚼、搅拌食物后吞食,喝适量的汤有利吞咽食物。告知老年人饮食要慢,注意细嚼慢咽,若有吞咽困难或咀嚼不便及时向护士反馈,以得到及时处理,预防噎食。

（6）进食时不要同时说话,不要吃得太急或者放太多食物入口,不要同时吞流质和固体食物,喝水时要用矮身杯,头要稍微向前垂低。如果呛咳,必须休息一会儿才继续进食,吃完东西要漱口。

3. 进食后　进食后不宜立即平卧休息,而应保持坐位或半坐卧位30min 以上,以避免胃内容物反流。

五、中医护理

养老机构作为老年人群聚集的场所,是发生噎食并导致窒息的高危机构,中医适宜技术有着简、便、验、廉的特点,在养老院老年人噎呛的预防和护理中发挥重要的作用。在养老机构中常用的两种中医适宜技术为耳穴贴压技术和穴位按摩技术,这两种技术可以通过刺激机体穴位,起到调整机体功能、促进吞咽功能康复的作用。

(一) 耳穴贴压

1. 操作目的与作用　耳穴贴压法是采用王不留行籽、莱菔籽等丸状物贴压于耳郭上的穴位或反应点,通过其疏通经络、调整脏腑气血功能、促进机体的阴阳平衡,达到防治疾病、改善症状的一种操作方法,属于耳针技术范畴。

2. 操作方法

(1) 核对医嘱,评估老年人,做好解释。

评估老年人:①主要症状、既往史,对疼痛的耐受程度;②有无对胶布、药物等过敏情况;③老年人耳部皮肤情况。

告知老年人:①耳穴贴压的局部感觉:热、麻、胀、痛,如有不适及时通知护士;②每日自行按压 3 ~ 5 次,每次每穴 1 ~ 2min;③耳穴贴压脱落后,应通知护士。

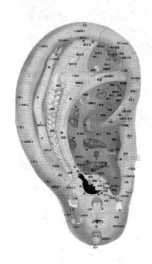

耳朵人体全息图

(2) 备齐用物,携至床旁。治疗盘、王不留行籽或莱菔籽等丸状物、胶布、75%乙醇、棉签、探棒、止血钳或镊子、弯盘、污物碗,必要时可备耳穴模型。

(3) 协助老年人取合理、舒适体位。

(4) 遵照医嘱,探查耳穴敏感点,确定贴压部位。可取穴:选取面颊、胃、贲门、口、舌、咽喉、脑干、皮质下等穴。

(5) 75%乙醇自上而下、由内到外、从前到后消毒耳部皮肤。

(6) 选用质硬而光滑的王不留行籽或莱菔籽等丸状物黏附在 0.7cm×0.7cm 大小的胶布中央,用止血钳或镊子夹住贴敷于选好耳穴的部位上,并给予适当按压(揉),使老年人有热、麻、胀、痛感觉,即"得气"。

(7) 观察老年人局部皮肤,询问有无不适感。

(8) 常用按压手法

1) 对压法　用示指和拇指的指腹置于老年人耳郭的正面和背面,相对按压,至出现热、麻、胀、痛等感觉,示指和拇指可边压边左右移动,或做圆形移动,一旦找到敏感点,则持续对压 20 ~ 30s。对内脏痉挛性疼痛、躯体疼痛有较好的镇痛作用。

2）直压法　用指尖垂直按压耳穴,至老年人产生胀痛感,持续按压 20～30s,间隔少许,重复按压,每次按压 3～5min。

3）点压法　用指尖一压一松地按压耳穴,每次间隔 0.5s。本法以老年人感到胀而略沉重刺痛为宜,用力不宜过重。一般每次每穴可按压 27 下,具体可视病情而定。

（9）操作完毕,安排舒适体位,整理床单位。

3. 注意事项

（1）耳郭局部有炎症、冻疮或表面皮肤有溃破者、有习惯性流产史的孕妇不宜施行。

（2）耳穴贴压每次选择一侧耳穴,双侧耳穴轮流使用。夏季易出汗,留置时间 1～3 天,冬季留置 3～7d。

（3）观察老年人耳部皮肤情况,留置期间应防止胶布脱落或污染;对普通胶布过敏者改用脱敏胶布。

（4）老年人侧卧位耳部感觉不适时,可适当调整。

（二）穴位按摩

1. 操作目的与作用　经穴推拿技术是以按法、点法、推法、叩击法等手法作用于经络腧穴,具有减轻疼痛、调节胃肠功能、温经通络等作用的一种操作方法。

2. 操作方法

（1）核对医嘱,评估老年人,做好解释,调节室温。

评估老年人:①主要症状、既往史,对疼痛的耐受程度;②有无对胶布、药物等过敏情况;③推拿部位皮肤情况。

告知老年人:①推拿时及推拿后局部可能出现酸痛的感觉,如有不适及时告知护士;②推拿前后注意局部保暖,可喝温开水。

（2）备齐用物,携至床旁。治疗巾,必要时备纱块、介质、屏风。

（3）协助老年人取合理、舒适体位。

（4）遵医嘱确定腧穴部位、选用适宜的推拿手法及强度。可取穴:平时可按摩涌泉、太冲、足三里、三阴交、内关、列缺、膻中,每日 3 次,每次 15min。

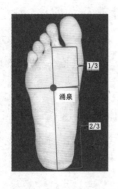
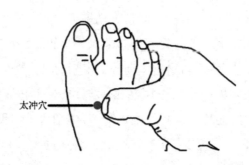

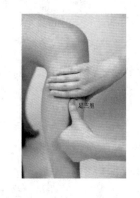

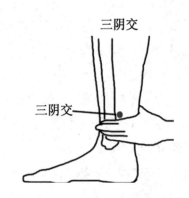

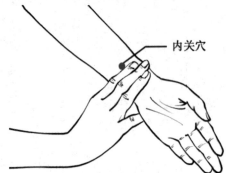

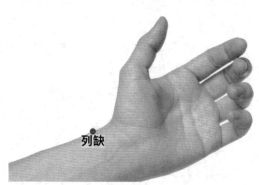

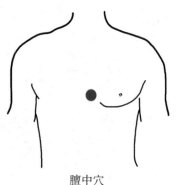

膻中穴

（5）推拿时间一般宜在饭后 1～2h 进行。每个穴位施术 1～2min，以局部穴位透热为度。

（6）操作过程中询问老年人的感受。若有不适，应及时调整手法或停止操作，以防发生意外。

（7）常用的推拿手法

1）点法　用指端或屈曲的指间关节部着力于施术部位，持续地进行点压，称为点法。此法包括有拇指端点法、屈拇指点法和屈示指点法等，临床以拇指端点法常用。①拇指端点法：手握空拳，拇指伸直并紧靠于示指中节，以拇指端着力于施术部位或穴位上。前臂与拇指主动发力、进行持续点压。亦可采用拇指按法的手法形态、用拇指端进行持续点压；②屈拇指点法：屈拇指，以拇指指间关节桡侧着力于施术部位或穴位，拇指端抵于示指中节桡侧缘以助力。前臂与拇指主动施力，进行持续点压；③屈示指点法：屈示指，其他手指相握，以示指第一指间关节突起部着力于施术部位或穴位上，拇指末节尺侧缘紧压示指指甲部以助力。前臂与示指主动施力，进行持续点压。

2）揉法　以一定力按压在施术部位，带动皮下组织做环形运动的手法。①拇指揉法：以拇指罗纹面着力按压在施术部位，带动皮下组织做环形运动的手法。以拇指罗纹面置于施术部位上，余四指置于其相对或合适的位置以助力，腕关节微屈或伸直，拇指主动做环形运动,带动皮肤和皮下组织,每分钟操作 120～160 次;②中指揉法:以中指罗纹面着力按压在施术部位,带动皮下组织做环形运动的手法。中指指间关节伸直,掌指关节微屈,以中指罗纹面着力于施术部位上,前臂做主动运动,通过腕关节使中指罗纹面在施术部位上做轻柔灵活的小幅度的环形运动,带动皮肤和皮下组织,每分钟操作 120～160 次。为加强揉动的力量,可以示指罗纹面搭于中指远侧指间关节背侧进行操作,也可用环指罗纹面搭于中指远侧指尖关节背侧进行操作。

（8）操作结束协助老年人着衣,安置舒适卧位,整理床单位。

3.注意事项

（1）患肿瘤或感染老年人以及女性经期腰腹部慎用,妊娠期腰腹部禁用经穴推拿技术。

（2）操作前应修剪指甲,以防损伤老年人皮肤。

（3）操作时用力要适度。

（4）操作过程中,注意保暖,保护老年人隐私。

六、吞咽功能康复训练

（一）颈部的活动度训练

利用颈部屈曲位可以帮助多数患者引起咽下的反射,这种体位当作防止误咽的第一步。适用于噎呛风险Ⅰ级、Ⅱ级、Ⅲ级、Ⅳ级的老年人。

（二）舌体运动训练

嘱老年人把舌伸出做不同方向主动运动。通过牵拉舌体以改善舌肌伸缩功能,对于舌体偏向一侧者可进行舌体校正牵拉,避免牵拉过度,以免引起恶心、呕吐等不良反射。每次 5min,每天 1 次。适用于噎呛风险Ⅰ级、Ⅱ级、Ⅲ级、Ⅳ级的老年人。

（三）呼吸道的训练

呼吸训练,深呼气→憋气→咳出,目的是提高咳出能力和防止误咽;咳嗽训练,努力咳嗽,建立排除气管异物的各种防御能力。适用于噎呛风险Ⅰ级、Ⅱ级、Ⅲ级、Ⅳ级的老年人。

（四）声带内收训练

用清嗓动作训练声带闭锁肌功能,增强声带闭合功能,避免吞咽时发生误吸。适用于噎呛风险Ⅰ级、Ⅱ级、Ⅲ级、Ⅳ级的老年人。

（五）颊肌、喉部内收肌运动

老年人轻张口后闭上,使双颊部充满气体,鼓起腮,随呼气轻轻吐出;也可将老年人手洗净后,作吮手指动作,以收缩颊部及轮匝肌肉运动;也可使用道具吹气训练,每天 2 次,每次反复做 5 遍。适用于噎呛风险Ⅰ级、Ⅱ级的老年人。

（六）吞咽反射训练

对咽部进行冷刺激,用冰块等呈放射性刺激上腭基部诱发咽反射,或使用棉签蘸少许水,轻轻刺激软腭、舌根及咽后壁,然后嘱老年人做吞咽动作,每天 3 次。适用于噎呛风险Ⅰ级、Ⅱ级、Ⅲ级的老年人。

七、应急与处理

噎呛表现为老年人进食时突然不能说话,并出现窒息的痛苦表情,呼吸困难,面色苍白或青紫,瞳孔散大;甚者乱抓,或用手按住颈部或胸部,并用手指口腔,可有剧烈咳嗽伴哮鸣音。如不及时解除梗阻,可出现意识不清、大小便失禁、抽搐昏迷,甚者死亡。

在喂食或鼻饲时出现噎呛现象,应立即停止进食,使其侧卧,对于清醒老年人,鼓励并辅助老年人咳嗽咳痰,可叩老年人胸背部或鼓励老年人将食物咯出或用手从老年人口腔掏出食物,尽可能保持呼吸道通畅。如情况紧急应立即通知其他医生或护士帮忙,以便在短时间内备齐抢救用物和药物,并协助判断病情和正确处理。对于气道梗阻老年人,及时取出梗阻物,协助医师使用负压吸引尽早吸出口咽、鼻腔及气管内食物,必要时行气管插管及气管切开术。一旦老年人被食物堵塞呼吸道而发生窒息,可用海姆利克急救法。

海姆利克急救法:急救者首先以前腿弓,后腿蹬的姿势站稳,然后使老年人坐在自己弓起的大腿上,并让其身体略前倾。然后将双臂分别从老年人两腋下前伸并环抱老年人。

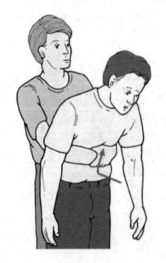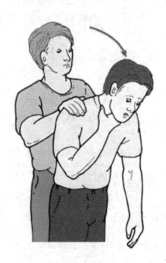

左手握拳,右手从前方握住左手手腕,使左拳虎口贴在老年人胸部下方、肚脐上方的上腹部中央,形成"合围"之势,然后突然用力收紧双臂,用左拳虎口向老年人上腹部内上方猛烈施压,迫使其上腹部下陷。这样由于腹部下陷,腹腔内容上移,迫使膈肌上升而挤压肺及支气管。这样每次冲击可以为气道提供一定的气量,从而将异物从气管内冲出。施压完毕后立即放松手臂,然后再重复操作,直到异物被排出。

八、养老护理服务建议

见表 3－13。

表 3－13　养老机构呛咳老年人入院评估

姓名:＿＿＿＿＿＿　　　性别:□ 男　　□ 女　　　年龄:＿＿＿＿＿＿

评估分级	分值　□ 分值＜8　□ 9≤分值≤15　□ 16≤分值≤21　□ 分值≥25		
服务项目	服务内容	服务类型	服务频次
进食环境	□ 安静、整洁、舒适、安全	□ 护士完成 □ 护士协助	□ 每日 3 次
食物准备	□ 根据老年人的疾病种类、咀嚼、吞咽的能力以及每日康复运动强度等不同情况,调配适合不同进食对象要求的食物	□ 护士完成 □ 护士协助 □ 自行完成	□ 每日 3 次
老年人准备	□ 排痰 □ 坐起或抬高床头,坐位时坐直稍向前倾,颈部轻度屈曲 □ 饮水试验	□ 护士完成 □ 护士协助 □ 自行完成	□ 每日 3 次 □ 依老年人需要而定
饮食过程	□ 选择用特殊的进餐工具 □ 根据上肢能力、口腔功能状态,给予一定的协助	□ 护士完成 □ 护士协助 □ 自行完成	□ 每日 3 次 □ 依老年人需要而定
饮食技巧	□ 合适的吞咽量 □ 适时协助喂食 □ 进食时注意力集中,不宜说话或看电视	□ 护士完成 □ 护士协助 □ 自行完成	□ 每日 3 次 □ 依老年人需要而定
日常注意	□ 预防误吸知识宣教 □ 保持口腔清洁 □ 进食后坐位或半坐卧位 30min 以上 □ 掌握有效咳嗽的方法	□ 护士完成 □ 护士协助 □ 自行完成	□ 每日 3 次 □ 依老年人需要而定
中医护理	□ 穴位按摩	□ 护士完成 □ 护士协助 □ 自行完成	□ 每口 2 次 □ 依老年人需要而定
	□ 耳穴贴压技术	□ 护士完成 □ 护士协助 □ 自行完成	□ 每周 2～3 次

（续表）

评估分级	分值 □ 分值 <8	□ 9≤分值≤15	□ 16≤分值≤21	□ 分值≥25
服务项目	服务内容		服务类型	服务频次
康复训练	□ 颈部的活动度训练 □ 颊肌、喉部内收肌运动 □ 舌体运动训练 □ 吞咽反射训练 □ 声带内收训练 □ 呼吸道的训练		□ 护士完成 □ 护士协助 □ 自行完成	□ 每日 2 次 □ 依老年人需要而定

参考文献

［1］ 朱海利,陈燕. 老年人噎食护理风险管理在养老机构中的应用. 齐鲁护理杂志,2016,
22(21):67 - 68.

［2］ 钟文逸,王晓玲,陈茜,等. 住院老年患者噎呛发生情况及相关因素分析. 中华现代护
理杂志,2014,20(22):2814 - 2816.

［3］ 程英升,尚克中. 咽部吞咽的生理解剖学与吞咽障碍的失代偿. 世界华人消化杂志,
2002,10(11):1295 - 1297.

［4］ 王忠兰,杨恂,张大伟,等. 早期吞咽功能训练预防急性脑梗死吞咽障碍患者发生噎食
的效果分析. 医学理论与实践,2016,29(20):3566 - 3567.

［5］ 孙丽凯,周雁琼,陈俊春. 基于吞咽功能评估的老年患者误吸风险分级护理实践研究.
护理研究,2015,29(4B):1336 - 1338.

第四节   视 力 障 碍

一、引言

随着我国人民生活水平和医疗卫生状况的不断改善,人均寿命稳步增长。据世界卫
生组织发布的 2015 年版《世界卫生统计》报告指出,中国人口平均寿命为:男性 74 岁,女
性 77 岁。人到中年以后,视觉功能不断发生老年性变化。老年人生理性眼部变化常常伴
随衰老与环境或疾病因素的相互影响,导致视力下降。虽然老年性变化可以减弱视觉功
能,但是并不意味着视力变化一定影响生活质量。老年人护理服务机构在提供日常养老

服务同时,不能忽视对视力障碍老年人的管理与监控。通过持续有效的老年视力障碍患者全面评估,制定详细的管理方案,提高视力障碍老年人的生活质量。

二、疾病相关知识

视力障碍是一种妨碍个体日常活动的视力缺陷,不能为普通眼镜、角膜接触镜、药物或手术所矫正。主要表现为视力下降、视野缺损、对比敏感度下降、畏光、复视、视物变形或几种症状的综合。

1. 视力障碍诊断标准 见表 3-14。

表 3-14 视力障碍诊断标准

	类别	最佳矫正远视力(双眼中的好眼)
盲	1 级	<0.02 ~ 光感,或视野半径 <5°
	2 级	<0.05 ~ 0.02,或视野半径 <10°
低视力	1 级	<0.1 ~ 0.05
	2 级	<0.3 ~ 0.1

2. 不同年龄组视力障碍的病因统计 见表 3-15。

表 3-15 不同年龄组视力障碍病因

0 ~ 29 岁	30 ~ 59 岁	>60 岁
病因	病因	病因
眼部结构缺如及眼球震颤	视神经萎缩	老年性黄斑变性
先天性白内障	原发视网膜色素变性	青光眼
黄斑部营养障碍	糖尿病性视网膜病变	老年性白内障
先天性视神经萎缩	黄斑部营养障碍	玻璃体疾病
视神经萎缩	近视性视网膜病变	全身疾病引起的视网膜病变

3. 老年视力障碍病因、危险因素、症状和体征 见表 3-16。

表 3-16 老年视力障碍

	常见病因	危险因素	症状和体征
老年视力障碍	老年性黄斑变性	年龄、吸烟、遗传、高脂饮食、高血压	视物模糊、雾视
	白内障	紫外线照射、全身疾病、饮食结构、年龄	视力下降、炫目、单眼复视
	青光眼	眼压升高史、家族史、高度近视、眼部外伤	视野缺损、眼压升高
	糖尿病性视网膜病变	糖尿病病史、高血压、高血脂	视物模糊、视力波动、色觉下降

三、入院评估

老年视力障碍入院评估是通过对其视力相关因素进行评估的基础上,提高对老年人全身情况的了解,以制定个性化的视力障碍管理方案和养老服务内容。

(一) 评估意义

对入住养老院的视力障碍老年人,对其进行护理评估有助于护理人员了解老年人的整体情况,预知老年人可能存在的风险,制定个性化的老年人护理方案,同时为老年人的生活照护、用药管理、助视器的使用提供参考。

(二) 评估项目

老年视力障碍患者入院评估内容详见表 3 – 17。

表 3 – 17　养老院视力障碍入院评估

姓名:＿＿＿＿＿　　　　性别:□ 男　　□ 女　　　　年龄:＿＿＿＿＿岁

评估项目		评估内容与分级		
		10 分	5 分	0 分
基本情况	老年视力障碍类型	60 岁及以后发病	60 岁前发病	
	病程	< 5 年	5 ~ 10 年	≥10 年
症状与合并症	视觉 (有否视力障碍,能否安全照顾自己)	视力丧失,无法适应生活环境而需要照顾	低视力(矫正后),在正常环境下生活需要照顾	无视力障碍或虽有视力障碍,在正常环境下能安全照顾自己
	合并症 1. 肢体障碍 2. 感知障碍 3. 意识障碍 4. 精神障碍 5. 其他	2 种(含)以上	1 种	无
行为方式	不良习惯	吸烟　饮酒	其中一项	以上均无
	睡眠情况	较差	一般	良好
	饮食情况	无照顾	部分照顾	完全照顾
	遵医行为	完全依从	部分依从	不依从
	心理状况 1. 焦虑　2. 抑郁 3. 烦躁　4. 恐惧	2 种(含)以上	1 种	正常
	助视工具	2 种(含)以上	1 种	无

（续表）

评估项目	评估内容与分级		
	10 分	5 分	0 分
总　　分			
评估者			
备注	一级≥60 分；二级 30＜分＜60；三级≤30 分		

（三）评估方法与注意点

1. 老年视力障碍基本情况评估　通过询问老年人及家属和查看相关病例资料了解老年人视力受损的情况与程度。

2. 症状与合并症评估

（1）评估老年人视力障碍获得矫正情况，以及日常生活活动能力。可参照老年人的日常生活活动能力评估表（Barthel）进行评估，详见附表 5。

（2）评估是否合并肢体障碍、感知障碍、意识障碍、精神障碍等。

1）肢体障碍评估　根据老年人肌力情况进行分级。可参照肌力等级评估表进行评估，详见附表 13。

2）感知障碍评估　含听觉、触觉、痛觉、温度觉、位置觉、运动觉评估。

① 听觉功能评估　在长于 6m 以上的安静环境中进行，地面划出距离标志，受检者立于距检查者 6m 处，但身体不能距墙壁太近，以免产生声音干扰。受检耳朝向检查者，另一耳用油棉球或手指堵塞并闭眼，以免看到检查者的口唇动作影响检查的准确性，检查者利用气道内残留空气先发出 1～2 个音节的词汇，嘱患者重复说出听到的词汇，应注意每次发音力量应一致，词汇通俗易懂，高低音相互并用，发音准确、清晰。正常者耳语可在 6m 距离处听到，如缩短至 4m，表示轻度耳聋，1m 为中度耳聋，短于 1m 者则为严重的以致完全性耳聋。记录时以 6m 为分母，测得结果为分子，如记录为 6/6、4/6、1/6。

② 触觉和痛觉功能评估　嘱老年人闭目，检查者用棉签头部依次接触其面部、颈部、上肢、躯干、下肢，询问有无感觉，并进行对称比较。检查四肢时刺激的方向应与长轴平行，检查胸腹部的方向应与肋骨平行。若老年人痛觉减退，应从有障碍的部位向正常的部位进行检查；若老年人对痛觉过敏，应从正常的部位向有障碍的部位进行检查。

③ 温度觉功能评估　用冷水（5～19℃）、热水（40～

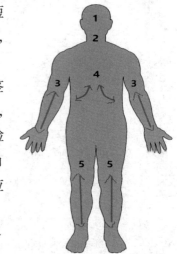

45℃)交替接触皮肤2~3s,询问老年人有无冷、热感觉。

④ 运动觉功能评估　嘱老年人闭目,检查者用手指夹住患者手指或足趾两侧,上下移动5°左右,让老年人辨别是否有移动和移动方向,双侧对比,如不明确可加大幅度或测试较大关节。

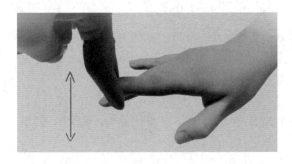 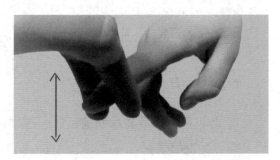

⑤ 位置觉功能评估　嘱老年人闭目,将老年人手指、脚趾或一侧肢体被动摆在一个位置上,让老年人睁眼后模仿出相同的动作。

3）精神障碍评估　见表3-18。

表3-18　精神障碍评估

	评估事项	分值	程度选项	得分
情绪	对客观事物的主观态度体验是否与实际相符,能否被常人理解	0	情绪稳定,对客观事物的主观态度体验与实际相符,能被常人理解	
		2	情绪欠稳定,但对客观事物的主观态度体验尚能被常人理解	
		6	无诱因,情绪变化较大,对客观事物的主观态度体验与实际不相符,不能被常人理解	
		10	喜怒无常或毫无反应,对客观事物的主观态度体验与实际不相符,不能被常人理解	
行为	动作举止等行为表现有否异常	0	行为表现正常	
		2	行为表现偶尔有异常,但不影响正常生活	
		6	行为表现经常有异常,影响正常生活,需要一定监护	
		10	行为表现异常,严重影响正常生活,完全需要监护	
沟通力	在交流中能否互相理解	0	理解准确,表达清晰	
		1	需提示才能理解、简单表达	
		2	交流困难,不能表达和理解	

（3）行为方式评估　了解老年人是否存在吸烟、喝酒等不良生活习惯,锻炼行为、服药行为、睡眠情况(必要时运用睡眠状况自评量表进行测评,详见附表9)是否规律,为日

常监控与观察、行为管理提供参考。

（四）评估结果

通过护理评估,护士了解视力障碍老年人的视力情况、独立生活能力与并发症情况,以判断日常监控等级与制定相应的照护方案。

分值≤30

- 日常照护、安全管理
- 每日做视力保健操1次或2次
- 每年4次视力检查
- 每年1次视网膜检查

30＜分值＜60

- 加强照护,定时巡视
- 每日做视力保健操1次或2次
- 每年4次视力检查
- 每年1次视网膜检查

分值≥60

- 重点照护,专人管理
- 每日做视力保健操1次或2次
- 每年4次视力检查
- 每年1次视网膜检查

四、日常管理

老年视力障碍日常管理旨在通过全面、连续和主动的管理,以达到提高老年人日常生活中的独立自理能力。主要管理内容包括日常起居安全指导、饮食指导、用药指导、心理支持以及用眼卫生等。

（一）起居环境设置

视力障碍老年人由于疾病的特点极易发生跌倒、坠床、误食、碰撞、烫伤等不安全事件,生活环境布局应合理安全,光线充足,保持每块地板清洁干燥,移去周围障碍物,日常用品放于伸手可取之处,最大可能减少意外伤害。利用老年人听觉、触觉等其他感觉功

能,选择不同的助视装置,充分保护现有视力,提高患者生活质量。具体有:

(1)使用大字印刷的读物,或以听代看,使用电子书或有声读物;使用能够报时的钟和表,帮助视力障碍患者准确掌握时间。

(2)增加物体和背景的对比度,如在楼梯的边缘贴上彩色胶带,使用暗色的电源开关和插座等。

(3)使用感应式照明、水龙头、坐便器等。

(4)在日常活动区域安装指引光源、呼叫系统及报警装置。

(5)在专科医生的指导下选择合适的助视用品或导盲工具。

常用的助视用品见表3-19:

表3-19 常用助视用品

名 称	物 品	名 称	物 品
盲文笔		闭路放大助视器	
盲文打字机		点字手表	
手提式放大镜		阅读助视器	
低视力望远镜		智能导盲器	

（6）外出尽可能有人陪同，防止发生意外。

（二）饮食指导

饮食是维持人体生命最重要的物质基础，对视力的恢复也有一定的影响。一般而言，忌烟酒、浓茶和咖啡，少食生冷、辛辣之品，可适当增加动物肝脏、鱼类、牛奶、蛋黄等，常食富含维生素 C 的新鲜果蔬如猕猴桃、柑橘、芥蓝、豌豆苗等，有助于抵抗视神经细胞的氧化。进餐时预先去掉鱼刺、果皮等，注意提醒，热汤、茶水等易引起烫伤。对于视力极差的老年患者，最好由护工或家属喂饭，每喂一口都要用餐具或食物接触一下老年人的嘴，然后再将食物送进口中。

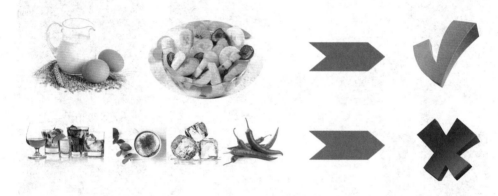

（三）用药护理

遵医嘱给予营养视神经细胞、改善微循环、抗血栓形成等药物治疗（表3－20）。

表3－20　用药护理

常用药物名称	药物作用	注意事项
维生素 B_1、B_{12}	营养视神经细胞	
辅酶 A	营养视神经细胞	急性心肌梗死者禁用
维生素 E	扩张末梢血管，改善血液循环	
维脑路通	抗血栓形成和栓塞，改善微循环	偶有过敏、胃肠道障碍等不良反应
复方丹参	治疗气滞血瘀，抗血栓形成	孕妇慎用

常用中药有：熟地黄、赤芍、童蒺藜、炙甘草、炒白术、炒杜仲、桑椹、红花、制首乌等。

注意服用中药汤剂一般每日 1 剂。煎 2 次，分 2 次服用，每次应间隔 4~6h。视力极差的患者要做到送药到手，帮助患者服下后才能离开，以防漏服。

常用治疗方法有：

1. 涂眼药膏法　操作者洗手后手持眼药膏软管，将药膏直接挤入结膜囊内，闭眼数分

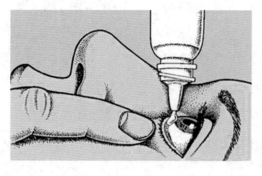

钟,一般在午睡、晚睡前涂,起床后擦拭干净。

2. 滴眼药水法 滴药时老年人取卧位或坐位,头略后仰,眼向上看,操作者洗手后用手指或棉签拉开患者下睑,暴露下结膜囊,持滴管或眼药瓶(距眼 3~5cm)将 1 滴药水滴入结膜囊内,将上睑稍提起使整个结膜囊内充盈药水,滴药后嘱患者闭眼 2~3min。如由 2 种或以上眼药水每种须间隔 5~10min 依次滴入。

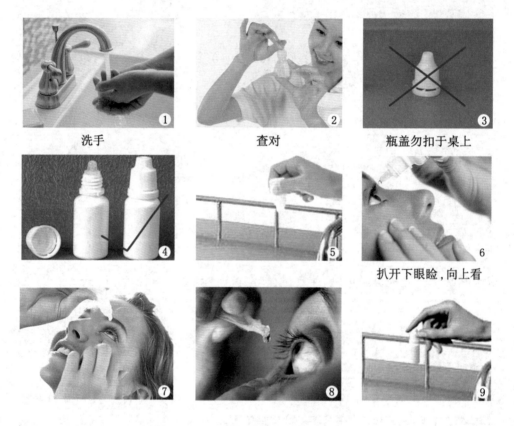

① 洗手	② 查对	③ 瓶盖勿扣于桌上
④	⑤	⑥ 扒开下眼睑,向上看
⑦	⑧	⑨

(四)心理护理

出于对自身视力障碍的认识以及周围社会环境的影响,老年人在性格上存在缺乏安全感、自卑、任性、冷漠、易怒、急躁等倾向。应根据老年人的职业、受教育程度、疾病状况、接受知识的能力等方面做好评估,通过有效的交流方式来减轻老年人内心产生的过大压力,耐心听取老年人主诉,理解老年人的痛苦,了解老年人的生活。鼓励老年人树立治病信心,解除顾虑,建立乐观情绪,告知老年人自身主动性的重要意义,对老年人取得的每个进步予以赞赏。同时协调好老年人与家属的关系,得到家属的援助。

（五）用眼卫生

（1）不宜长时间读写或停留在光线较暗的环境中。

（2）持续看电视或电影半小时以上会引起视觉疲劳和眼睛不适，应注意用眼休息，必要时使用一些润滑眼药水。

（3）避免紫外线等强光照射，外出时须佩戴深色眼镜。

五、中医护理

（一）操作目的与作用

经穴推拿技术是以按法、点法、推法、叩击法等手法作用于经络腧穴，具有减轻疼痛、温经通络等作用的一种操作方法。眼部经穴推拿技术，可加速眼部血液循环，增加房水中的免疫因子，提高眼球自身免疫力，从而延缓晶状体混浊的发展。

（二）操作方法

1. **取穴** 攒竹穴、睛明穴、四白穴、太阳穴。

2. **治法** 每个穴位施术 1～2min，以局部穴位透热为度，每日 1 次或 2 次（表 3－21）。

表 3－21 眼部经穴推拿技术

穴 位	定 位	取 穴	方 法
攒竹穴	面部，当眉头陷中，眶上切迹处	攒竹	用双手大拇指螺纹面分别按在两侧穴位上，其余手指自然放松，指尖抵在前额上。有节奏地按揉穴位
睛明穴	在面部，目内眦角稍上方凹陷处	睛明	用双手示指螺纹面分别按在两侧穴位上，其余手指自然放松、握起，呈空心拳状。有节奏地上下按压穴位
四白穴	在面部，瞳孔直下，当眶下孔凹陷处	四白	用双手示指螺纹面分别按在两侧穴位上，大拇指抵在下颌凹陷处，其余手指自然放松、握起，呈空心拳状。有节奏地按揉穴位

（续表）

穴 位	定 位	取 穴	方 法
太阳穴	在颞部,当眉梢与目外眦之间,向后约一横指的凹陷处	太阳	用双手大拇指的螺纹面分别按在两侧太阳穴上,其余手指自然放松,弯曲。先用大拇指按揉太阳穴,揉几圈。然后,大拇指不动,用双手示指第二个关节内侧稍加用力从眉头刮至眉梢,连刮两次。如此交替

六、眼部自我保健

眼部自我保健操如下:

(一) 熨目法

黎明起床,先将双手互相摩擦,待手搓热后一手掌熨帖双眼,反复 3 次以后,再以示指、中指轻轻按压眼球,或按眼球四周。

(二) 运目法

两脚分开与肩宽,挺胸站立,头梢仰。瞪大双眼,尽量使眼球不停转动(头不动),先从右向左转 10 次,从左向右转 10 次。然后停,放松肌肉,再重复 3 遍上述运动。此法于早晨在花园内进行最好,能起到醒脑明目之功效。

(三) 低头法

身体取下蹲姿势,用双手分别攀住两脚五趾,并稍微用力地往上扳,用力时尽量朝下低头,这样便有助于使五脏六腑的精气上升至头部,从而起到营养耳目之作用。

(四) 吐气法

腰背挺直坐位,以鼻子徐徐吸气,待气吸到最大限度时,用右手捏住鼻孔,紧闭双眼,再用口慢慢地吐气。

(五) 折指法

每天坚持早晚各做 1 遍小指向内折弯,再向后搬的屈伸运动。每遍进行 30～50 次并在小指外侧的基部用拇指和示指揉捏 50～100 次。此法坐、立、卧位皆可做,坚持经常做,不仅能养脑明目,对有白内障和其他眼病者也有一定疗效。

七、应急与处理

养老院视力障碍老人多合并其他病症,且年龄偏大,可出现跌倒、烫伤等安全事件,这时需要护理人员及时处理,必要时转上级医院进一步治疗(表3-22)。

表3-22　视力障碍应急与处理

异常情况	处理措施	随　访
视力突然下降或视觉有异常	及时就医	
严重头痛、眼痛、恶心、呕吐	安慰患者,测量生命体征,疑似脑血管疾病,立即转诊	
意识模糊、说话困难	测量生命体征,观察瞳孔、神志,立即转诊	2周后随访
一侧面部、手臂或腿突然麻木、无力	疑似脑血管疾病,立即转诊	
跌倒、烫伤、误食等安全事件	紧急处理伤口,如有骨折、出血、频繁呕吐等及时就医	

八、养老护理服务建议

见表3-23。

表3-23　养老机构视力障碍老年人服务建议

评估分级	分值≤30　　30<分值<60　　分值≥60		
服务项目	服务内容	服务类型	服务频次
安全管理	指导老年人日常生活中安全注意事项,避免跌倒、坠床、误食、碰撞、烫伤等不安全事件	□ 生活自理 □ 专人护理	□ 每日
用药指导	指导老年人自行服药;防止药物不良反应发生	□ 自行服药 □ 护士给药	□ 每日
饮食指导	了解老年人进食情况	□ 自行进食 □ 辅助进食	□ 每日指导 □ 每日指导护理员辅助饮食或喂食
心理护理	评估老年人心理状况;指导老年人正确对待疾病	□ 心态平衡 □ 心态不平衡	□ 每周 □ 每月
用眼卫生	指导老年人正确用眼,延缓疾病进展	□ 知识具备 □ 知识缺乏	□ 每日 □ 每周

注:请您在符合的情况中打"✓"。

参考文献

[1] Fine S L, Berger J W, Maguire M G, et al. Age-rel at ed macu lar degenerati on[J]. N Engl Med, 2000, 342(7):483-492.

---

[2] Klein R, Pet o T, Bird A, et al. The epidemi ology of age – related macul ar degenerat ion[J]. Am Ophthalmol, 2004, 137(3):486 – 495.

[3] Kuehn BM Gene dis covery p rovides clues to cau se of age-related macul ar degenerat ion [J]. JAMA, 2005, 293(15):1841 – 1845.

第五节 尿 失 禁

一、引言

据统计,一般人群中尿失禁的发病率约为2%,在老年人中可高达25%,且女性高于男性。老年人引起尿失禁的情况有许多种且复杂,其发生的主要原因是尿路感染和疾病导致。尿失禁是医院、护理之家和家庭病床护理中经常遇到的问题,尤其在重危老年人及瘫痪卧床老年人中发病率居高不下。随着人口老龄化的趋势,尿失禁已成为医疗、护理急需解决然而却被人们忽略的问题。因此,尿失禁老年人的护理仍需进一步管理与监控,医护人员应重视此类老年人并取得其本人及家属的配合,尽早进行治疗护理,使老年人的身心健康得到最大程度的恢复。

二、疾病相关知识

国际尿控协会将尿失禁定义为:由于膀胱储尿和排尿功能失常,使老年人间断或持续性不自主的尿液经尿道流出现象,尿失禁并非一独立疾病,而是多种疾病引起膀胱逼尿肌、括约肌功能障碍的外在表现(表3 – 24)。

表3 – 24 尿失禁相关知识

尿失禁类型	◆ 充溢性尿失禁　◆ 反射性尿失禁　◆ 急迫性尿失禁　◆ 压力性尿失禁
临床表现	◆ 充溢性尿失禁:当膀胱内压上升到一定程度并超过尿道阻力时,尿液不断地自尿道中滴出。该类老年人的膀胱呈膨胀状态 ◆ 反射性尿失禁:不自主地间歇排尿(间歇性尿失禁),老年人排尿没有感觉 ◆ 急迫性尿失禁:老年人有十分严重的尿频、尿急症状 ◆ 压力性尿失禁:咳嗽、打喷嚏、上楼梯或跑步时有尿液自尿道流出
并发症	◆ 压疮　◆ 尿路感染　◆ 湿疹　◆ 抑郁症
筛查与诊断	◆ 测定残余尿量　◆ 膀胱测压　◆ 膀胱造影
治　疗	◆ 健康宣教　◆ 功能锻炼　◆ 治疗性行为、生活方式干预　◆ 药物治疗　◆ 饮食、运动

三、入院评估

老年尿失禁入院评估是通过对其相关因素进行评估的基础上，提高对老年人全身情况的了解，以制定个性化的尿失禁管理方案和养老服务内容。

（一）评估意义

入住养老院的尿失禁老年人多为慢性病程，对其进行护理评估有助于护理人员了解老年人的整体情况，预知老年人可能存在的疾病风险，从而制定个性化的护理方案，同时为老年人的生活照护、运动辅助和营养摄取等提供参考。

（二）评估项目

老年尿失禁入院评估内容详见表 3 – 25。

表 3 – 25　养老机构尿失禁老年人入院评估

姓名：_____　　　　性别：□ 男　　　□ 女　　　　年龄：_____ 岁

身高：_____ cm　　　体重：_____ kg

评估项目		评估内容与分级	
		1 分	0 分
基本情况	尿失禁病史	□ 有尿失禁病史	□ 无尿失禁病史
症状与并发症	导尿管	□ 有	□ 无
	皮肤情况	□ 有破损	□ 无破损
	并发症	□ 高血压　□ 糖尿病　□ 其他	□ 无
排尿日记	排尿次数	□ 每 3~4h 1 次　□ 每 1~2h 1 次　□ 其他更多	□ >4h 以上
	排尿急迫	□ 是　□ 有时	□ 不明显　□ 否
	用力等诱发排尿	□ 经常　□ 有	□ 无　□ 偶尔
	有尿意能忍到厕前	□ 有时不能　□ 不能	□ 能　□ 勉强
	每天夜尿次数	□ 1 次或 2 次/夜　□ 3~4 次/夜　□ 大于 4 次/夜	□ 1 次或无
	夜尿间隔时间	□ ≥4h　□ ≥3h　□ ≥2h　□ <2h	□ >4h 以上
	24h 漏尿次数	□ 2 次　□ 3 次　□ 4 次以上	□ 1 次或无
	伴随腹痛、腹胀	□ 有	□ 无
	伴随尿急、尿痛	□ 有	□ 无
	尿色情况	□ 黄清　□ 浑浊　□ 血尿　□ 其他	□ 正常

（续表）

评估项目		评估内容与分级	
		1分	0分
行为方式	不良习惯	☐ 吸烟　☐ 饮酒	☐无
	睡眠情况	☐ 较差	☐ 一般　☐ 良好
	锻炼方式	☐ 无	☐ 散步　☐ 其他
	服药行为	☐ 不规律,时有漏服　☐ 不服药	☐ 遵医嘱
自我管理能力	心理状况	☐ 焦虑　☐ 抑郁　☐ 烦躁　☐ 恐惧	☐ 正常
	意识状态	☐ 嗜睡　☐ 意识模糊　☐ 昏睡　☐ 昏迷	☐ 清楚
	认知状况	简易精神状态检查:☐ 重度障碍　☐ 中度障碍 ☐ 轻度障碍	☐ 正常
	自理能力	☐ 完全依赖　☐ 重度依赖　☐ 中度依赖　☐ 轻度依赖	☐ 自理
总　分			
评估者签名			

（三）评估方法与注意点

1. 尿失禁基本情况评估　通过询问老年人及家属和查看相关病例资料了解老年人患病经过与治疗经过。病程较长者,其并发症和合并症发生率较高,护理人员要重点关注。

2. 症状与并发症评估

（1）导尿管评估　旨在了解老年人留置尿管时间及长期依赖导尿管排尿情况。

① 询问老年人留置尿管病程、留置时间、多久更换一次。

② 询问老年人是否知晓留置尿管日常维护注意事项。

（2）皮肤情况评估　了解尿失禁老年人是否存在皮肤瘙痒、感染、湿疹、破溃等并发症。

（3）合并症情况评估　旨在通过既往病史、体征和相关检查了解老年人是否存在心血管疾病、糖尿病等,以评估疾病病变风险。

3. 排尿日记评估　通过评估掌握老年人每日总排尿量、排尿次数、昼夜排尿分布、尿失禁次数和排尿前或尿失禁前伴随症状,可对尿失禁有初步了解。

4. 行为方式评估　了解老年人是否存在吸烟、喝酒等不良生活习惯,锻炼行为、服药行为、睡眠情况(必要时可运用睡眠状况自评量表进行测评,详见附表9)是否规律,为日常监护与观察、行为管理提供参考。

5. 自我管理能力评估 尿失禁漫长的病程及造成的多种并发症,严重影响了老年人的生活质量及造成了巨大的心理压力,这使老年人对养老院的照护管理不能有效地应对,依从性较差。所以护理人员应详细评估老年人对尿失禁知识的了解程度及认知情况,有无焦虑、恐惧等心理变化,为制定针对性的服务计划提供参考。

（1）心理状况评估 可运用焦虑抑郁量表检测心理状况,详见附表 6 和附表 7,必要时请专业人士进行评估。

（2）意识状况评估 可根据老年人意识清晰的程度、意识障碍的范围、意识障碍内容的不同而有不同的表现,具体参照意识状况评估表,详见附表 1。

（3）认知状态评估 通过询问老年人一些简单问题,具体参照简易智力状态检查（MMSE）,详见附表 8,来评估老年人的认知能力情况。

（4）自理能力评估 可通过日常生活行为能力评估量表（Barthel）,详见附表 5,进行评估,其内容比较全面,记分简便、明确,可信度和灵敏度高,有助于护士对老年人依赖状况和病情变化进行预测分析,并据此为老年人提供相应护理帮助和照顾,能有效提高基础护理质量。

6. 用药情况评估 详细评估老年人的用药史,通过对既往和现在所用药物的服用记录、药物不良反应以及老年人对药物的了解程度等内容的评估建立用药记录。

（四）评估结果

通过护理评估,护士了解尿失禁老年人的每日排尿基本情况、药物应用及并发症情况,并进行照护分级和制定相应的照护方案。

分值≤5

- 每周 1 次排尿监测评估、饮水计划管理。
- 每日用药管理,皮肤管理,营养管理与运动管理。
- 对留置导尿管老年人每日 2 次进行日常维护。每月 1 次更换导尿管。
- 每年 2 次对尿失禁老年人症状、并发症、治疗情况及排尿情况进行评估。
- 每年 1 次常规体检。测量尿常规、心电图、泌尿系统 B 超检查等。

分值 6 ~ 10

- 每周 2 次排尿监测评估、饮水计划管理。
- 每日用药管理,皮肤管理,营养管理与运动管理。
- 对留置导尿管老年人每日 2 次进行日常维护。每月 1 次更换导尿管。
- 每年 2 ~ 4 次对尿失禁老年人症状、并发症、治疗情况及排尿情况进行评估。
- 每年 1 次常规体检。测量尿常规、心电图、泌尿系统 B 超检查等。

分值 11 以上

- 每日排尿监测评估、饮水计划管理、用药管理,皮肤管理,营养管理与运动管理。
- 对留置导尿管老年人每日 2 次进行日常维护。每月 1 次更换导尿管。
- 出现难以控制的高热、血尿等急性并发症时,及时转院。

四、日常管理

尿失禁日常管理旨在通过全面、连续和主动的管理,以达到延缓病程,提升老年人舒适度和生活质量的目的。主要管理内容包括监控和保证老年人安全用药、观察尿失禁慢性并发症进展情况、急性并发症的预防与应急处理以及生活照顾的指导。

(一)安全用药

1. **常用药物种类**　见表 3 – 26。

表 3 – 26　尿失禁常用药物

药物种类	常见药物名称	服药方法	不良反应
雌激素	利维爱	整片吞服不可嚼服、每日 1 片	增加脑卒中、心血管疾病、乳腺癌、卵巢癌的发病率
肾上腺素受体激动剂	苯丙醇胺	餐前 30 ~ 60min	血压升高、睡眠障碍、恶心、口干、头痛
三环类抗忧郁剂	丙咪嗪	无特殊	口干、便秘、尿潴留、视力模糊、对心衰患者可导致心律失常
β 受体激动剂	克仑特罗	无特殊	对中枢神经系统具有兴奋作用

2. **用药管理注意点**

(1) 熟悉老年人所用药物的类型、剂量、用药方式、不良反应。

(2) 用药前,应完成老年人用药史、老化程度的评估,评估胃肠道功能、吞咽能力、吸收功能、心脏功能、中枢神经系统功能等可能影响用药的相关项目。通过对身体老化程度的评估决定用药管理方式。

(3) 评估老年人阅读能力、记忆能力、理解能力、获取药物知识的能力等。判断老年人是否有能力为自己准备药物,包括药物的计量、获取、辨认等,以确定是否需要他人辅助给药。

(4) 自行服药者,因老年人记忆力减退,应及时提醒和督促老年人正确服药,防止药物意外事件发生。

(5) 护士进行用药管理时,口服用药严格执行三查七对制度,保证老年人服药到口,防止出现错服、漏服。若吞咽功能障碍(评估见第二章第十二节脑卒中),可将药物研磨至粉末,协助老年人服下,防止窒息。

(二) 监控与观察

每日排尿监控是尿失禁管理中非常重要的环节,老年人因各器官功能减退,在进行自我监控中可能存在困难,护士应做好其监控与观察。监控指标见表 3-27:

表 3-27　排尿日记监控

时　　间	每次尿量(ml)	伴随症状
0:00~1:00		
1:00~2:00		
2:00~3:00		
……		
……		
21:00~22:00		
22:00~23:00		
23:00~24:00		

(三) 饮水计划指导

(1) 每日的液体摄入量应该适量,摄入液体过多如超过 3000ml,可导致尿量增加,排尿频繁,增加了尿失禁的危险性。

(2) 实施饮水计划

1) 尿失禁老年人往往通过少喝水,不让自己有尿意。但是有研究显示,少喝水更易尿频、尿失禁;因为摄入液体较少,会使尿液浓度过高,由于尿液中含有大量身体代谢后的废弃物质,容易刺激膀胱,增加排尿时的紧急感和排尿次数;长期高浓度的尿液还会引发泌尿系感染;所以首先要做的就是适当多饮水。所以需建立定时、定量饮水和定时排尿计划,并严格认真实施,记录排尿情况。

2) 早、中、晚三餐饮水或流食加食物水分控制在每餐大约 500ml,上、下午分次饮水总量为 400ml,晚间饮水 200ml,晚 8 时后尽量不再饮水,以减少夜尿的次数,饮水计划见表 3-28。

(四) 生活照护指导

1. 皮肤观察

(1) 每天进行皮肤护理,保持会阴部皮肤清洁干燥,及时更换尿布,并用温开水清洗

表3-28 饮水计划

床号	姓名			日期 年 月 日		
排尿时间	尿量(ml)	是否尿急	是否漏尿	饮水时间、类型和量	备 注	
早6:00						
中午12:00						
下午18:00						
午夜0:00						
注:晚20:00后尽量不要喝水						
24h总尿量:				24h总入水量:		

会阴部、龟头、阴茎及臀部皮肤,防止压疮及尿湿疹的发生。

(2) 应用保鲜袋的男性老年人,要保持会阴皮肤清洁、干燥,预防尿湿疹的发生。排尿后及时更换保鲜袋,每次更换时用温水清洁会阴部皮肤、龟头包皮、阴茎等处的尿液及污垢。

(3) 应用接尿器的老年人使用前需洗净会阴,保持局部的清洁干燥。接尿器经常冲洗晾干,在阴凉清洁、通风干燥的室内存放。

2. 饮食指导

(1) 尿失禁老年人应少吃含咖啡因食物,有助改善尿失禁情况,特别是睡前应禁止饮食含咖啡因食物,以减少夜间小便量;保持大便通畅,多吃蔬菜及粗纤维食物,如谷、麦、豆类等,饮用适量水分,避免刺激膀胱的食物、防止便秘。

(2) 为尿失禁老年人提供良好、均衡的饮食,保证足够热量、蛋白质和液体摄入,这样可增强机体的抵抗力。

(五) 并发症护理

尿失禁常见并发症是压疮,根据压疮的程度进行不同的护理措施。要求≤2h 翻身拍背1次。

1. 淤血红润期 此期应解除局部受压,改善局部血运,去除危险因素,定时翻身,避免压疮进展。

2. 炎性浸润期 此期防止水泡破裂、保护创面、预防感染。未破的小水疱要减少摩擦,防止破裂,促进水疱自行吸收;大水疱可用无菌注射器抽出疱内液体后,消毒局部皮肤,再用无菌辅料包扎。

3. 溃疡期 除全身和局部措施外,应根据伤口情况,清洁创面,去除坏死组织和促进肉芽组织的生长。

五、中医护理

（一）操作目的与作用

采用艾条灸以益肾气,固摄下元,补脾温中散寒;可以固摄膀胱和尿道。

（二）操作方法

1. **取穴**　气海、关元、神阙(表3-29)。

表3-29　尿失禁的中医护理

穴位	取穴方法	作用功效
气海	在下腹部,前正中线,脐中下1.5寸	调气机、益元气、补肾虚、固精血之功能
关元	肚脐之下3寸的位置	补肾壮阳、温通经络、理气和血、补虚益损
神阙	脐中央	温补元气,健运脾胃

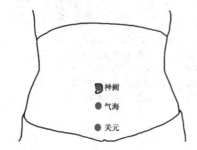

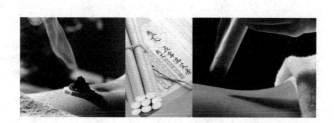

2. **治法**　将点燃的艾条对准施灸部位,距离皮肤2~3cm,使老年人局部有温热感为宜,每处灸20~30min,至皮肤出现红晕为宜;施灸过程中询问老年人有无不适,观察老年人皮肤情况;注意保暖,避免吹对流风;10次为一疗程;疗程间隔5~7d。

六、专科护理

（一）使用失禁用具

1. 失禁用具　包括失禁护垫、纸尿裤和集尿装置。

2. 根据病情,采取相应的保护措施。如小便失禁给予留置尿管,对男性老年人可以采用尿套袋技术,女性老年人可以采用尿垫、纸尿裤等。

（二）留置导尿管护理

1. 保持尿道口清洁,女性老年人可用消毒棉球擦拭外阴及尿道口,男性老年人用消毒

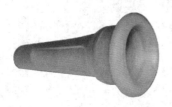

棉球擦拭尿道口、龟头及包皮,每天 1～2 次。排便后及时清洗肛门及会阴部皮肤。

2. 注意观察并及时排空集尿袋内尿液并记录尿量。每周更换集尿袋 1 次,若有尿液性状、颜色改变,需及时更换。

3. 定期更换导尿管,导尿管的更换频率通常根据其材质决定,一般 4 周更换 1 次。

4. 注意老年人的主诉并观察尿液情况:发现尿液混浊、沉淀、有结晶时,应及时处理。每周检查尿常规 1 次。

成人纸尿裤使用方法

A.卧姿用法

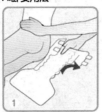

让使用者侧卧,将带有蓝色弹性腰贴的后片靠近腰部,打开纸尿裤外侧有胶贴一边。

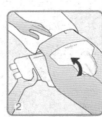

使用者平躺于尿裤中间位置,前片穿过两腿之间,拉至腹部。

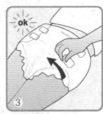

拉伸后部腰围,将胶贴粘在前腰贴区。调整胶贴位置直至尿裤完全贴身,最后将裆部隔边拉平。

B.站姿用法

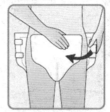

蓝色弹性腰贴至于后腰,另一边从两腿间穿拉过至腹部,胶贴粘在合适位置,拉平内侧隔边。

(三) 尿失禁康复训练

1. 膀胱训练

(1) 膀胱训练是通过逐渐延长排尿的间隔时间来增加功能性膀胱容量,减少尿失禁的频率。

(2) 它是典型处理急迫性尿失禁的行为干预方法,适合于神志清楚、生理功能正常且无认知障碍的老年人。

(3) 膀胱训练的关键在于对老年人的教育,强调老年人控制如厕的能力,指导老年人压抑急迫感,分散注意力,自我监控与执行。

(4) 无论是压力性、急迫性还是混合型尿失禁,膀胱训练都是有效的。

(5) 刺激方法:轻轻敲打耻骨上区、摩擦大腿内侧、捏掐腹股沟、听流水声等。

2. 盆底肌肉训练

(1) 盆底肌肉训练是压力性尿失禁最常用的非手术治疗方法,有效率一般为 50%～80%。

（2）盆底肌肉训练　以锻炼耻骨尾骨肌肉为主,是一种主动盆底复建的方法,老年人通过自主的、反复的盆底肌肉群的收缩和舒张,增强支持尿道、膀胱、子宫和直肠的盆底肌肉张力,增强尿道阻力,恢复松弛的盆底肌肉,达到预防和治疗女性尿失禁和子宫脱垂的目的。

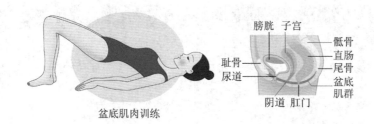

盆底肌肉训练

3. 如厕训练

（1）如厕训练对于认知或活动能力减退的老年人是有效的代偿方法。

（2）训练方法:对认知障碍、语言功能障碍或记忆力受损忘记上厕所的老年人提醒其按时如厕,可以使用闹钟定时提醒,即每天都按规定的时间去排尿,如餐前 30min、晨起或睡前;一般白天每3h 排尿 1 次,夜间 2 次,并根据具体情况适当调整;也可以将如厕表张贴在靠近挂钟且较显眼的位置,将其卧室及床安置在靠近厕所的位置。

（3）对于一些老年痴呆的老年人,厕所门的颜色与周围环境的颜色对比要明显,建议使用鲜艳的颜色,门上的厕所标志要大,尽量不要使用文字,而是使用图片,如画一个大大的坐厕。光线充足,以满足老年人的视觉需要,吸引老年人的注意力,以免因为老年人忘记了厕所的位置,寻找时间延长而导致尿失禁。

（四）心理护理

1. 尿失禁常会造成很多不便和麻烦,为了避免这种情况,老年人只能通过减少活动和外出、减少社会交往或改变行为方式来缓解,这种改变使老年人的日常生活受到诸多限制,并造成一定的心理负担。

2. 当老年人自我照顾能力下降需要家人支持时,会给家人增加很多的麻烦。当被家人埋怨时,更会增加老年人的内疚。所以作为家人或照顾者,应该耐心地关心他们并给予心理支持,不断地协助他们面对失禁问题,令他们感到舒适和保持尊严。

3. 教会老年人调节焦虑、抑郁情绪的方法,在老年人出现焦虑抑郁情绪时,老年人能够做到自如控制全身各肌肉紧张和放松的感觉,有效调节自身情绪。

4. 教导老年人使用便器的方法,调整老年人活动的环境,如:便器应放在老年人便于取用的地方。帮助穿脱衣裤困难的老年人,尽量穿简单易脱的衣裤。慎重导尿,必要时使用无菌间歇导尿,尽可能避免留置导尿。

七、应急与处理

见表3 – 30。

表3 – 30　尿失禁应急与处理

异常情况	处理措施	随　访
体温≥39℃	疑似感染	
皮肤感染、溃疡或坏疽	及时转诊进行伤口处理	紧急处理后转诊,并2周后随访
血尿	及时转诊处理	

八、养老护理服务建议

见表3 – 31。

表3 – 31　养老机构尿失禁老年人服务建议

评估等级	□ ≤5 分　　□6～10 分　　□ 11 分以上		
服务项目	服务内容	服务类型	服务频次
安全用药	遵医嘱口服药物;指导老年人自行服药;防止药物不良反应发生	□ 自行服药 □ 护士给药	□ 每日
皮肤管理	观察皮肤有无破损、感染	□ 可自理　□ 护理员协助	□ 每日
膀胱再训练	运动安全性评估与运动方式指导	□ 护士指导　□ 护理员指导	□ 每日
盆底肌肉训练	运动安全性评估与运动方式指导	□ 护士指导　□ 护理员指导	□ 每日
饮水计划	正确饮水指导与排尿情况评估	□ 护士指导　□ 护理员指导	□ 每日
健康教育	评估老年人认知状况,提升尿失禁管理能力	□ 认知功能正常 □ 认知功能障碍	□ 每周

注:请您在符合的情况中打"√"。

参考文献

[1] 曾龙英.脑卒中伴尿失禁患者的护理干预[J].全科护理,2009,7(5):1227 – 1228.

[2] 杜敢琴,孙圣刚.脑卒中与尿失禁[J].中国临床康复,2004,8(19):3852 – 3853.

[3] 孙艳红,周丽丹.脑卒中后尿失禁患者膀胱功能训练护理改善尿失禁症状[J].中国伤残医学,2012,20(9):77 – 78.

[4] 冯仕娜.综合护理对脑卒中尿失禁老年人康复的影响[J].现代临床护理,2012,11(1):22 – 23.

[5] 瑞瑜,麦海源,胡海铭.脑卒中后神经源性膀胱老年人尿管相关性尿路感染的临床调

查[J].汕头大学医学院院报,2013,26(1):47-48.

[6] 吴晓毅,王欣.针刺加艾灸治疗脑卒中后尿失禁的临床观察[J].浙江中医药大学学报,2010,34(5):746-747.

第六节 跌 倒

一、引言

跌倒是指突发、不自主的、非故意的体位改变,倒在地上或更低的平面上。老年人跌倒的发生并不是一种意外,而是存在潜在的危险因素,老年人跌倒是可以预防和控制的。据美国疾病控制与预防中心(CDC)的调查数据显示,跌倒是老年人非致死性损伤和伤害死亡的主要原因,据估计,每年65岁以上的老年人跌倒的发生率为33%,其中20%~30%的人遭受中度到重度跌倒所致的损伤,包括骨折和头部创伤,从而导致死亡率上升、严重致残等;由于跌倒患者群体呈上升趋势,给社会造成的经济负担也很严重。总结国内外老年人跌倒预防控制的证据和经验,提出干预措施和方法,以期对从事养老院老年人护理工作的人员和部门提供技术支持,有效降低老年人跌倒的发生。

二、疾病相关知识

跌倒是指突发、不自主的、非故意的体位改变,倒在地上或更低的平面上。跌倒可发生于任何年龄,但老年人更多见,女性明显高于男性(1.5:1~2:1)是因为老年女性活动少、肌力差、平衡受损、认知能力受损等因素比老年男性严重所致。

国际疾病分类(International Classification of Diseases,ICD),是WHO制定的国际统一的疾病分类方法,它根据疾病的病因、病理、临床表现和解剖位置等特性,将疾病分门别类,使其成为一个有序的组合,并用编码的方法来表示的系统。全世界通用的是第10次修订本《疾病和有关健康问题的国际统计分类》,仍保留了ICD的简称,并被统称为ICD-10。

按照国际疾病分类(ICD-10)对跌倒的分类,跌倒包括以下两类:①从一个平面至另一个平面的跌落。②同一平面的跌倒。跌倒可能导致骨折、脑外伤甚至死亡,跌倒是我国伤害死亡的第四位原因,而在65岁以上的老年人中则为首位死亡原因。老年人跌倒死亡率随年龄的增加急剧上升。跌倒除了导致老年人死亡外,还导致大量残疾,并且影响老年人的身心健康。如跌倒后的恐惧心理可以降低老年人的活动能力,使其活动范围受限,生活质量下降。

在美国,2000年65岁以上老年人治疗与跌倒有关的伤害的医疗总费用超过190亿美元,到2020年预计将近550亿美元。因此,很多国家已经或正在把住院患者跌倒发生率作为临床护理质量控制的一项指标。

Merrett等认为跌倒的发生与患者的疾病、生理、心理、所用的药物和周围环境等密切相关。预防患者跌倒是一个系统工程,需要医生、护士、后勤服务等及家属等共同参与。

疾病的概念 见表3-32。

表3-32 跌倒的概念

分型	(1) 从一个平面至另一个平面的跌落 (2) 同一平面的跌倒
发病因素或诱发因素	突发、不自主的、非故意的体位改变,倒在地上或更低的平面上
并发症	骨折和头部创伤,严重致死亡
常见治疗(处理)措施	(1) 检查受伤情况 (2) 及时通知家属落实各项检查 (3) 分析跌倒原因,并落实整改

三、入院评估

通过评估、计划、实施、评价的方法,按照分级管理方案,加强安全目标管理,有效预防老年人跌倒的发生,确保护理安全,提高社区老年人的生活质量。

(一) 评估意义

入住养老院老年患者,对其护理评估有助于护理人员了解老年人整体情况,预知老年人可能存在的跌倒风险,制定针对性的老年护理方案,为预防老年人跌倒提供参考。

(二) 评估项目

老年跌倒风险评估量表详见表3-33。选择中文版《约翰·霍普金斯跌倒风险评估量表》,作为评估工具(由美国约翰·霍普金斯大学医学院在2003年设计)。

评估方法和注意点如下:

1. 意识状态评估 第一部分患者昏迷或者是完全瘫痪的不能自主移动评估为低风险。

昏迷是完全意识丧失的一种类型,是临床上的危重症。主要表现为完全意识丧失,随意运动消失,对外界刺激的反应迟钝或丧失,但患者还有呼吸和心跳。

表 3－33　约翰·霍普金斯跌倒风险评估量表

第一部分	低风险	高风险		如果患者情况不符合量表第一部分的任何条目,则进入第二部分的评定
	患者昏迷或完全瘫痪	住院前 6 个月内有 >1 次跌倒史	住院期间有跌倒史	
第二部分	年龄		60～69 岁	1
			70～79 岁	2
			≥80 岁	3
	跌倒史		最近 6 个月有 1 次不明原因跌倒经历	5
	排泄,排便和排尿		失禁	2
			紧急和频繁的排泄	2
			失禁且紧急和频繁的排泄	4
	高危用药如镇痛(患者自控镇痛 PCA 和阿片类药)、抗惊厥药、降压利尿剂、催眠药、泻药、镇静剂和精神类药数量		1 个高危药物	3
			2 个及以上	5
			24h 内有镇静史	7
	患者携带的导管:是指任何与患者相连接的导管,例如静脉输液、胸腔引流管、留置导尿等		1 根	1
			2 根	2
			3 根及 3 根以上	3
	活动能力		患者移动或转运或行走时需要辅助或监管	2
			步态不稳	2
			视觉或听觉障碍而影响活动	2
	认知		定向力障碍	1
			烦躁	2
			认知限制或障碍	4
	总分			
	第二部分得分范围为 0～35 分,为 3 个等级,<6 分为低度风险,6～13 分为中度风险,>13 分为高度风险。			

还有一种昏迷称为醒状昏迷,亦称"睁眼昏迷"或"去皮质状态"。患者主要表现为睁眼闭眼自如,眼球处在无目的的漫游状态,容易使人误解为患者的意识存在。

2. 瘫痪　是随意运动功能的减低或丧失。

3. 跌倒史评估

(1) 住院前 6 个月内有 >1 次跌倒史。

（2）住院期间有跌倒史。

4. 排泄评估　见表3-34。

表3-34　排泄状况评估

项　目	表　现
排便、排尿失禁	不能自主控制排便或者排尿,不自主地流出
排便、排尿紧急	急于排便、排尿不能控制
排便频繁	指排便次数明显超过平日习惯的频率,粪质稀薄,水分增加
排尿频繁	指排尿次数明显超过平日习惯的频率。正常成人每天日间平均排尿4~6次,夜间就寝后0~2次;如排尿次数明显增多,超过了上述范围,就是尿频

5. 用药评估　高危用药如镇痛（患者自控镇痛 PCA 和阿片类药）、抗惊厥药、降压利尿剂、催眠药、泻药、镇静剂和精神类药（表3-35）。

表3-35　用药评估

药　名	药　品	表　现
患者自控镇痛	PCA 是一种新型镇痛药给药装置	低血压、心动过缓、运动受限和感觉障碍
阿片类药	芬太尼、吗啡、可待因、哌替啶	一时性黑蒙、注意力分散、思维能力减退、表情淡漠、活动能力减退,有些老年人甚至出现谵妄
抗惊厥药	苯妥英钠、卡马西平、丙戊酸钠、氯硝西泮、地西泮、硫酸镁等	用药过量时,引起呼吸抑制、血压骤降以至死亡
降压利尿剂	速尿、噻嗪类、螺内酯	可导致血压下降
催眠药	安定、硝基安定、舒乐安定、氯硝安定、佳静安定、鲁米那、谷维素、思诺思、忆梦反等	诱导睡意、促使睡眠的药物,催眠药物具有松弛肌肉的作用
泻药	果导片、开塞露、酚酞片、麻仁胶囊、番泻叶、新清宁片、通便灵胶囊	老年人脱水容易跌倒
镇静剂和精神类药	泰尔登、氯丙嗪、利达新、奋乃静、安度利可、舒必利、洛沙平、维思通、再普乐、思瑞康、氯氮平	镇静剂中毒表现为嗜睡、步履迟缓等,老年人很容易跌倒

6. 导管评估　与患者相连接的导管,例如静脉输液、胸腔引流管、留置导尿等都会限制老年人的活动。

7. 活动能力评估　患者移动或转运或行走时需要辅助或监管、步态不稳、视觉或者听觉障碍（表3-36）。

表3-36　活动能力评估

项　目	表　现
步态不稳	走路不稳、动作不灵活、不能走直线、两腿分得很宽,忽左忽右、步距短小,呈慌张步态
视觉障碍	对外界事物无法(或甚难)作视觉之辨识
听觉障碍	感测或理解声音的能力完全或部分降低

8. 认知评估　摘自原国家卫生计生委权威医学科普传播网络平台/百科名医网(表3-37)。

表3-37　认知评估

项　目	表　现	
定向力障碍	持续地缺乏对人、地点、时间或环境的认识能力达3个月以上	
烦　躁	指心中烦闷不安,急躁易怒,甚则手足动作及行为举止骚动不宁的表现	
认知限制或障碍	学习、记忆、语言、思维、精神、情感等一系列随意、心理和社会行为障碍,同时伴有失语或失用或失认或失行等改变 精神疾病:神经衰弱、癔症、疑症、更年期综合征、抑郁症、强迫症、老年痴呆、精神分裂症、反应性精神病、偏执型精神病、躁狂症、躁郁症等	
	感知障碍	如感觉过敏、感觉迟钝、病理性错觉、幻觉
	记忆障碍	记忆过强、记忆缺损、记忆错误
	思维障碍	抽象概括过程障碍、联想过程障碍、思维逻辑障碍、妄想等

(三) 评估结果

通过护理评估,护士了解老年人跌倒风险分级,进行照护分级和制定相应的照护方案。

分值 <6　低度危险

- 患者长期卧床
- 床头放置白色警示牌,落实健康教育
- 保证病室足够的照明度,尤其是晚间
- 物品尽量收于柜内,以保持走道宽敞
- 保持通道畅通,移除多余的设备,减少加床
- 保持床单位与洗手间过道的通畅
- 及时处理病房或走廊上的污渍,保持地面干燥,有潮湿设警示标识
- 将床调到最低位置,并锁好脚轮,拉好护栏
- 指导正确使用呼叫铃,将呼叫器和常用物品放置在触手可及的地方

- 穿防滑安全鞋、合适的鞋袜、病裤不宜过长
- 服用降压药后,半小时卧床或坐位。服用利尿剂、缓泻剂、镇静剂后,避免立即外出活动

分值6～13   中度危险

- 床头放置蓝色警示牌,落实低度危险的措施
- 要对日常活动进行监护和协助,指导正确使用助步器
- 用安全座椅,浴室、厕所、配餐室置防滑垫、警示标识、高低台阶斑马线
- 马桶和浴室有扶手、紧急呼叫铃
- 防跌倒"十知道"张贴。口头告知及提醒
- 签署跌倒危险告知书

分值＞13   高度危险

- 入院之前6个月内有过2次或2次以上的跌倒史,曾经有跌倒史者
- 床头放置红色警示牌,落实低度、中度危险的措施
- 要求陪护者24h看护,如厕需有人陪护
- 高危患者每1～2h巡视1次,满足需求

四、日常管理

老年防跌倒日常管理旨在通过早期评估、早期干预、全面的管理,以达到避免老年人跌倒发生的目的。主要管理内容包括外在环境安全、生活安全、用药安全、心理支持、营养与运动指导。

(一)环境安全

1. 室内家具尤其是床、桌、椅的高度和摆放位置应合理。

2. 移走障碍物,保持地面平坦。

3. 在楼梯、走廊、卫生间安装扶手,室内光线应均匀、柔和、避免闪烁。

4. 地面保持干燥、平整、稳固。

5. 浴室有防滑垫、有扶手,安置呼叫铃。

6. 浴帘长度是否足够遮挡水珠外溅。

7. 老年人衣裤、鞋袜合适,应穿适合自己脚型并防滑的鞋。

8. 室外环境安全要求公共设施的建设者要考虑老年人群的生理特点,尤其是道路的防滑性能要强,经常修缮,使人行道平坦。

（二）生活安全

1. 早晨起床不要过猛、过快,最好在醒来之后,在床上先躺上半分钟,之后,再坐在床上半分钟,最后,再将双腿垂在床边,再坐上半分钟,这三个半分钟完成之后再起床,同时饮水,补充一夜中蒸发掉的水分。

2. 糖尿病患者注意监测血糖,预防低血糖。随身携带糖果,如遇出现出汗、饥饿、心慌、颤抖、面色苍白等及时呼救,以防跌倒。听觉和视觉功能减退、老年性骨关节疾病、脑血管及神经系统疾病、心血管疾病、前列腺增生或老年性膀胱功能障碍引起的夜间尿频等疾病的防治。

3. 行动不便者指导合理使用助步器、轮椅车,必要时专人协助步行。

4. 长期卧床者,有专人看护,协助床上移动。

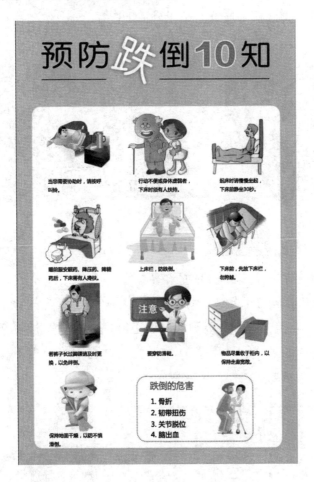

（三）用药安全

1. 用药物如降压药、降糖药、抗抑郁药等须提出根据疾病特征的针对性预防措施,如某些血管活性药物容易引起体位性高血压,则指导这些老年人睡前服用可避免眩晕引起的跌倒。

2. 医生在各种疾病治疗中应尽可能使用最低药物剂量,当使用了增加跌伤危险的药物时,应督促患者使用步行辅助工具;尽量减少复方用药。

3. 对患者用药情况应定期复查并评价药物作用,及时停服不必要的药物。

(四) 心理支持

1. 有的老年人自理愿望较强,不希望个人生活过多依赖别人的帮助,活动范围较大,常常导致跌倒,对这些老年人应着重强调跌倒的危害性,如可致骨折、脑外伤甚至死亡,应劝导他们日常活动一定要量力而行。倘若发生跌倒,导致并发症还可能造成对陪护的更多需求和依赖。

2. 通过健康教育,让老年人了解跌伤的后果、危险因素以及预防措施,积极治疗可能引起跌伤的疾病,如眼部疾病等应及时予以矫治。

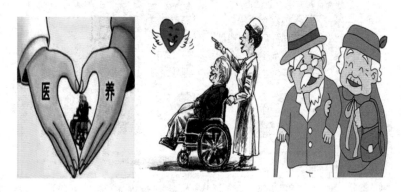

(五) 营养支持

1. 饮食不能过于清淡。摄入充足的蛋白质。

2. 增加抗氧化营养成分的摄入,如维生素 C、维生素 E、类胡萝卜素、硒、多酚、黄酮等。这些成分主要来自蔬菜、水果、豆类、坚果、粗粮等植物性食物(硒例外)。

3. 增加维生素 D 的供应。维生素 D 主要由皮肤在阳光照射下合成,它能促进钙吸收,故对骨骼健康至关重要。

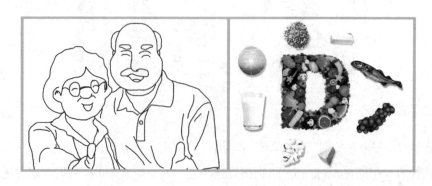

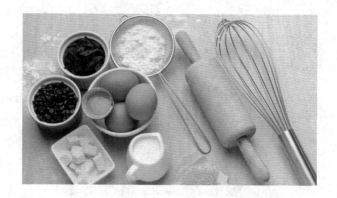

五、中医护理

（一）穴位按摩

1. 操作目的与作用　辅助疏通头部经络,改善头部脑循环,减少眩晕,促进康复。

2. 操作方法

（1）取穴　上星、印堂、攒竹、丝竹空、头维、大椎、太阳、风府8个穴位。

上星:人体的头部,当前发际正中直上1寸。

印堂:人体额部,在两眉头的中间。

攒竹:眉毛内侧边缘凹陷处(当眉头陷中,眶上切迹处)。

丝竹空:眉梢凹陷处。

头维:位于头侧部,当额角发际上0.5寸,头正中线旁4.5寸。

大椎:第7颈椎棘突下凹陷中。

太阳:耳郭前面,在颞部(前额两侧),当眉梢和外眼角的中点向后的凹陷处,大约0.5寸。

风府:在后发际正中直上1寸处。

（2）方法　见表3-38。

表3-38　头部穴位按摩方法

穴位	定　位	取　穴	方　法
上星	人体的头部,当前发际正中直上1寸	上星	推上星:用拇指指端由印堂穴向上推至上星穴

（续表）

穴位	定 位	取 穴	方 法
头维	位于头侧部,当额角发际上 0.5 寸,头正中线旁 4.5 寸	 头维	推头维:拇指由印堂穴向斜上推至头维穴
攒竹	眉毛内侧边缘凹陷处(当眉头陷中,眶上切迹处)	 攒竹	拇指从攒竹穴抹至丝竹空穴
丝竹空	眉梢凹陷处	 丝竹空	拇指从攒竹穴抹至丝竹空穴
印堂	人体额部,在两眉头的中间	 印堂	将中指放在印堂穴上,用较强的力点按 10 次,然后再顺时针揉动 10～20 圈,逆时针揉动 10～20 圈即可
大椎	第 7 颈椎棘突下凹陷中	 大椎	按摩大椎:用示指缓缓用力按摩大椎穴,缓缓吐气,持续数秒,再慢慢放手,如此反复操作 10～20 次
太阳	耳郭前面,在颞部(前额两侧),当眉梢和外眼角的中点向后的凹陷处,大约 0.5 寸	 太阳	揉太阳穴:顺、逆时针各揉太阳穴 10 次

（续表）

穴位	定　位	取　穴	方　法
风府	位于项正中线,入后发际 1 寸,当枕骨粗隆下两侧斜方肌之间凹陷处	风府	用中指由上向下按摩风府穴,注意按摩时力度要适中,每次按摩 2min 或者根据需要而定

（二）下肢穴位按摩

1. **操作目的与作用**　辅助疏通下肢经络,促进下肢血液回流及康复。
2. **操作方法**　见表 3 - 39。

表 3 - 39　下肢穴位按摩方法

穴位	定　穴	取　穴	方　法
足三里	足三里穴在小腿前外侧,当犊鼻下 3 寸,距胫骨前缘一横指(中指)	足三里	大拇指或中指按摩足三里一次,每次按摩 5 ~ 10min,酸胀麻感觉为佳
阳陵泉	小腿外侧,当腓骨头前下方凹陷处	阳陵泉	用两手大拇指分别按摩两小腿的阳陵泉穴,每次每穴按摩 5 ~ 10min,每分钟按摩 15 ~ 20 次
三阴交	小腿内侧,当足内踝尖上 3 寸,胫骨内侧缘后方;正坐屈膝成直角取穴	三阴交	按摩时一只手的 4 根手指握住足外踝,大拇指屈曲垂直按在三阴交穴上,以拇指端有节奏地一紧一松用力按摩,适当配合按揉动作,使之有阵阵酸胀麻感

六、专科护理

（一）预防与运动

1. 预防

（1）去除杂乱的物品,创建出一条干净整洁的路线,便于老年人在养老院中无障碍行走。

（2）去掉地毯，或使用双面胶带避免地毯滑脱。

（3）在所有楼梯上都安装扶手和照明灯。

（4）在淋浴间内外和厕所附近安装扶手杆。

（5）在浴缸附近和淋浴间的地面上使用防滑垫。

（6）避免使用踏凳或梯子去够高架子上的物品。

（7）延长各种绳状开关的长度，使它很容易被够到。

（8）避免在户外结冰的路面上行走。

（9）起床速度要慢，在穿过另一个房间时先开灯。

（10）在室内外行走都要穿鞋，避免赤脚或穿拖鞋。

（11）注意药物的不良反应会引起头晕和困倦。降血压的药物也会引起跌倒。

（12）注意老年人视力健康，以降低跌倒风险。

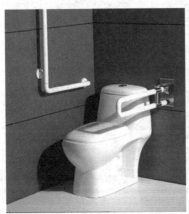
安全扶手

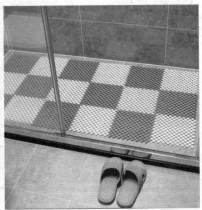
防滑垫

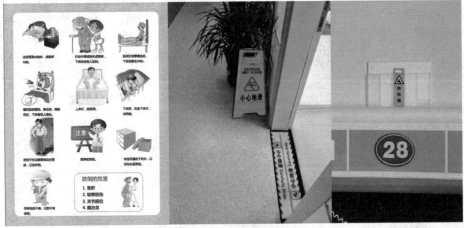
跌倒警示   防滑标识   防跌倒标识

2. 运动

（1）抗阻力训练 是增加肌肉及其力量的有效方法。抗阻力训练是指在活动过程中需要用力,如举重(上肢)、登山或上楼梯(下肢)、健身拉力器械,还包括负重、下蹲起、绑沙袋行走等日常活动。

（2）平衡性锻炼 平衡性锻炼的重点是对腿部肌肉进行塑造,对于老年人保持生活的独立性和预防跌倒起关键作用。建议老年人采取"脚后跟接着脚尖走路"的方式,即把一只脚放在另一只前方,脚后跟接触到另一只脚的脚尖,向前行走 20 步,每天练 3 次,每周练 3 天。

（3）力量训练 建议老年人使用重量较轻的物体(2.5kg 重的哑铃)做肱二头肌弯举或臂举 15~20 次,每周锻炼 2~3d。

（4）太极拳 世界卫生组织建议:65 岁以上的老年人,每周应至少有 3d 进行增强平衡能力和预防跌倒的运动,因此老年人每周的运动锻炼内容,可安排至少 3d 的太极拳。很多老年人因为运动系统与神经系统功能衰退,肌肉老化,所以很容易摔倒。而太极拳的动作主要以慢速走圆及弧,屈腿半蹲式为主,经常练习太极拳可以改善肌肉和关节柔韧度,增强老年人的平衡能力。

（5）防跌倒保健操 见表 3-40。

表 3-40 防跌倒保健操

功 效	示 图	方 法
改善下肢肌力与关节		1. 座椅起立坐下运动 请老年人从座椅上起立然后坐下,必要时可以使用座椅扶手作为支撑。进行 8~10 次的动作(在可以容忍的范围内)
改善下肢肌力与关节		2. 缓和式仰卧起坐 请老年人坐在椅子上,由膝盖抬腿。进行 6~8 次动作(在可容忍的范围内)
改善下肢肌力与关节		3. 站姿膝盖弯曲 请老年人手扶座椅靠背抬腿弯曲,之后在膝盖处挺直,左右腿交互进行。在可容忍的范围内进行 10 次动作

（续表）

功　效	示　图	方　法
改善上肢关节活动度		4. 耸肩　请老年人站直或坐直,以耸肩方式提高肩部,然后放松。 10 次动作(在可容忍的范围内进行)
改善上肢关节活动度		5. 手臂环绕　请老年人坐直或者站直,双手臂做环绕动作,并且逐渐增加环绕的范围,直到能力所及。开始进行运动时双手在身体两侧距离身体约 15cm,然后开始向上或向下环绕,每次环绕时间为 20s。2 次动作(在可容忍的范围内进行)
改善脚踝肌力与平衡		6. 踮脚运动　请老年人扶住座椅靠背,踮脚将身体举起,然后再回到原处。如果平衡能力太差,可以坐在座椅上进行这项运动。15 次动作(在可容忍的范围内进行)

七、应急与处理

包含出现疾病相关的异常情况的处理和日常监控管理中一些检查的规律。

(一) 跌倒发生处理

1. 检查受伤情况。
2. 及时通知家属落实各项检查。
3. 分析跌倒原因,并落实整改。

(二) 检查规律

1. 每周按《约翰·霍普金斯跌倒风险评估量表》评估患者跌倒危险分值。
2. 管理者每月检查跌倒措施落实情况全覆盖。

八、养老护理服务建议

见表 3 – 41。

表 3-41　养老护理服务建议

服务项目		需要提供	服务程度及频次	
养老服务建议	警示牌：□ 低风险 <6 分(白色)　　□ 中风险 6~13 分(蓝色)　　□ 高风险 >13 分(红色)			
	□是　□否	警示标识	□时刻需要	□偶尔需要
	□是　□否	语言提醒	□时刻需要	□偶尔需要
	□是　□否	足够照明度	□时刻需要	□偶尔需要
	□是　□否	保持走道宽敞	□时刻需要	□偶尔需要
	□是　□否	地面干燥	□时刻需要	□偶尔需要
	□是　□否	潮湿设警示标识	□时刻需要	□偶尔需要
	□是　□否	床位高度适宜	□时刻需要	□偶尔需要
	□是　□否	指导正确呼叫	□时刻需要	□偶尔需要
	□是　□否	衣裤合适、鞋防滑	□时刻需要	□偶尔需要
	□是　□否	用药指导	□时刻需要	□偶尔需要
	□是　□否	搀扶	□时刻需要	□偶尔需要
	□是　□否	协助生活护理	□时刻需要	□偶尔需要
	□是　□否	指导床上大小便	□时刻需要	□偶尔需要
	□是　□否	加强看护	□时刻需要	□偶尔需要
	□是　□否	观察病情	□时刻需要	□偶尔需要
	□是　□否	卧床	□时刻需要	□偶尔需要
	□是　□否	床档	□时刻需要	□偶尔需要
	□是　□否	床保险带、约束带	□时刻需要	□偶尔需要
	□是　□否	指导使用助步器	□时刻需要	□偶尔需要
	□是　□否	使用安全座椅	□时刻需要	□偶尔需要
	□是　□否	浴室、厕所扶手	□时刻需要	□偶尔需要
	□是　□否	台阶斑马线	□时刻需要	□偶尔需要
	□是　□否	协助步行	□时刻需要	□偶尔需要
	□是　□否	协助床上移动	□时刻需要	□偶尔需要
	□是　□否	协助物品整理	□时刻需要	□偶尔需要
	□是　□否	协助如厕	□时刻需要	□偶尔需要
	□是　□否	协助洗浴	□时刻需要	□偶尔需要
	□是　□否	协助物品清洁	□时刻需要	□偶尔需要
	□是　□否	洗涤	□时刻需要	□偶尔需要
	□是　□否	打扫房间	□时刻需要	□偶尔需要
	□是　□否	陪诊	□时刻需要	□偶尔需要
康复保健	□是　□否	每周(　　)次		

注：请您在符合的情况中打"√"。

参考文献

［1］ Fabre JM Ellis R, Kosma M, et al. Falls risks factors and a compendium of falls risk screening instruments［J］. Journal of geriatric physicaltherapy,2010,33(4):184 – 197.

［2］ Stevens JA, Corso PS, Finkelstein EA, et al. The costs of fatal and non-fatal falls risk screening instruments［J］. Journal of geriatric physicaltherapy,2010,33(4):184 – 197.

［3］ 覃朝晖,于普林,乌正赉. 老年人跌倒研究的现状及进展［J］. 中华老年医学杂志, 2006,24(9):711 –714.

［4］ Tzeng HM, Yin CY. Nurses, solutions to prevent inpatient falls in hospitalpatient rooms ［J］. Nursing Economics,2008,26(3):179.

［5］ Graham B C. Examining evidence-based interventions to prevent inpatient falls［J］. Medsurg Nurse,2011,107(8):89 –91.

第四章

养老机构慢性病老年人的心理健康评估与维护

人口老龄化是世界人口发展的普遍趋势,也是所有国家需要积极面对的社会问题。了解老年人心理变化特点,正确有效地评估老年人的心理健康水平,及时发现老年人的异常心身反应,是保证养老机构安全护理有序到位的关键所在。

一、老年人的心理特征

当人进入老年期后,在应对各种生活事件的过程中,常有一些特殊的心理活动,表现出老年期特有的个性心理特点。一般可以从老年人的认知、情绪和行为变化观察到老年人心理变化特点。

(一)老年人认知变化特点

1. **感知觉变化** 老年人由于视觉、听觉和味觉的下降,对外部事物和信息的接收困难逐渐增加,影响他们的社会活动空间和质量,有时还会导致一些异常心理反应。由于听力下降,容易误听、误解他人的意思,进而出现敏感、猜疑,甚至有心因性偏执趋向。由于定向力障碍,影响他们对时间、地点、人物的辨别,会出现诸如单独出去看朋友而找不到过去经常去的朋友家的情况。

2. **记忆力下降** 老年人近期记忆保持效果差,近事易遗忘。而远期记忆保持效果好,对往事的回忆准确而生动。机械记忆能力下降,速记、强记困难,但有意记忆是主导,理解性、逻辑性记忆常不逊色。

3. **智力变化** 老年人的智力下降明显。思维灵活性较差,趋向保守,但综合分析能力和判断能力变化较小,不少人凭借丰富的阅历和经验,仍具有深刻的见解。

4. **性格改变** 老年人生活习惯刻板拘谨,难以接受新鲜事物,保守、固执,对外界不信任、疑心重重、思想偏激。有些老年人由于以自我为中心,常常影响人际关系。进入老年,两性逐渐出现同化趋势。

（二）老年人情绪变化特点

1. 情绪原生　老年人与中年人相比更愿意自然表达个人的情绪和情感,尤其表现在喜悦、悲伤、愤怒和厌恶方面。老年人的情感表露更直接和简单,在描述喜悦时用词少于中青年人。对外界的人和事漠不关心,不易被环境激发热情,还会出现消极言行。

2. 情绪多变　老年人情绪趋向不稳定,常表现为易兴奋、易激惹、爱唠叨、爱与人争论、情绪激动后的恢复需要较长的时间,容易产生抑郁、焦虑、孤独感、自闭和对死亡的恐惧等情绪表现。

3. 情绪多疑　老年人的忧郁感更多地起源于对健康的关注,老年女性的疑病倾向比老年男性更明显。老年人的生活条件常是影响其情绪的主要因素,如经济或独立住宅的稳定性等。

（三）老年人的行为变化特点

1. 退休或停止家务劳动　目前一般55~60岁开始从岗位退休,放弃在社团或其他组织中的领导角色;一般80岁以后逐渐停止家务劳动。

2. 因丧偶而造成单身　部分老年人或者跟子女同住,或者住进养老院,所以属于自己的独立住宅被取消。

3. 对未来计划和目标的兴致降低　对有计划的目标采取走一步算一步的态度,自愿参加老年人群体。

4. 对他人的各种支持的依赖度增加　从属于自己的子女。

二、老年人心理状态评估

老年是一个逐步变化的过程,其间个体会慢慢接受与适应此改变。然而,个体调整心理状态和行为并不是无限度的,随着年龄的不断老化,各种老年人的不良心理反应会出现。因此,科学有效地对老年人的心理状态进行评估,目的是观察他们的基本心理状态,评定他们心理退行速度,及时发现心理问题,给予必要的心理抚慰和援助。

（一）老年人心理评估基本原则

1. 多维观察　尽量不要扰动老年人,以便获得真实情况。

2. 沟通交流　认真准备,打消老年人顾虑,了解老年人的近期疾病或家人情况变化,这样才能提高交流效果。

3. 科学评估　明确评估目的,准确记录每次评估结果,可用简易心智状态评估表进行筛查性评估,并对评估结果认真分析判断,慎用各类专业量表测量(如:自我评定焦虑量表、睡眠状况自评量表等)。

4. 合理处置　如果发现异常情感及时向上级主管汇报。注意点:①自评量表不能随意使用;②持续的焦虑或抑郁必须寻求专业帮助。

(二)老年人简易心智状态评估

对老年人的精神心理状态评估过程,首先需要用 GCS 评分表对其意识进行评分,在意识正常的情况下,再用认知、情绪与行为简易评估问题对其心智基本状态进行初评,对于异常结果的老年人,可以进一步用各种老年人的情绪障碍量表分析原因,并应采取积极干预措施给予保护。

1. 评估框架

意识:清醒　意识障碍　浅昏迷　　深昏迷

认知:正常　轻度受损　中度受损　重度受损

情绪:正常　轻度不良　中度不良　重度不良

行为:正常　轻度异常　中度异常　重度异常

2. 评估细则　见表 4 – 1。

表 4 – 1　意识 GCS 评估量表

评分项目	反　　应	得　分
睁眼反应	正常睁眼	4
	呼叫后睁眼	3
	疼痛刺激后睁眼	2
	任何刺激无睁眼反应	1
运动反应	可按指令动作	6
	对疼痛刺激能定位	5
	对疼痛刺激有肢体退缩反应(去皮质强直)	4
	疼痛刺激时肢体过屈(去大脑强直)	3
	疼痛刺激时肢体过伸	2
	对疼痛刺激无反应	1
	能准确回答时间、地点、人物等定向问题	5
	能说话,但不能准确回答时间、地点、人物等定向问题	4
语言反应	用词不当,但其意可辨	3
	言语模糊不清,其意难辨	2
	任何刺激无语言反应	1

3. 意识评分标准　GCS 总分为 3 ~ 15 分,14 ~ 15 分为正常,8 ~ 13 分为意识障碍,≤7分为浅昏迷,3 分为深昏迷。评估中应注意运动反应的刺激部位应以上肢为主,并以其最

佳的反应记分。

4. 认知评估

认知评估主要是了解被评估者感知外部事物和基本判断能力,一般通过让被评估者回答下列问题,可以基本推断其认知状态:

(1) 你今年多大了?

(2) 这是什么地方?

(3) 你家里的门牌号?

(4) 你妈妈叫什么名字?

(5) 今天是星期几?

(6) 你的出生日期?

(7) 现任国家主席是谁?

(8) 现在是什么季节?

(9) 新中国成立(年、月、日)?

(10) 从 20 开始减 3,得到 17,再减 3,依次类推,到不能减为止?

5. 认知评估结果判定

(1) 认知正常:0~2 个错误。

(2) 轻度受损:3~4 错误。

(3) 中度受损:5~7 个错误。

(4) 重度受损:≥8 个错误。

备注:如果受试者为小学及以下文化程度,允许错误数再多一个;如果受试者为高中以上文化程度,允许的错误数要少一个。

(三) 情绪评估

情绪是个体对客观事物是否符合其需要所产生的态度与体验。通过对下列问题的自评与他评,可以评估到被评者的情绪状态。

(1) 到这里来是你自己的选择吗?　　　　　　　　　　是□　否□

(2) 养老院的条件很适合你的需要吗?

(3) 你每天都可以安然入睡吗?

(4) 你觉得自己对家人还能够有所帮助吗?

(5) 你目前的困难大家都能够理解吗?

(6) 每天看到他时情绪都是愉快的?

(7) 没有满足他的要求时可以被原谅?

(8) 当他的家人要离开时表现出不舍?

（9）他能按照规定时间吃饭和睡觉？

（10）他还愿意接受一些新鲜事物与改变？

情绪评估标准：

（1）情绪正常　0～2个否。

（2）轻度不良　3～4个否。

（3）中度不良　5～7个否。

（4）重度不良　8以及以上个否。

备注：1～5题询问受试者，请他回答是与否（自评题）；6～10题由护理人员观察（他评题）。正常的情绪表现应该是愉快和平静的，如果出现情绪轻度不良时，必须加强观察，及时分析导致情绪变化的主客观因素，并适时用老年焦虑、抑郁量表测量，并予以干预。

（四）行为评估

行为是指人们一切有目的的活动，通过行为观察可以间接推测其心理状态，因此，通过对下列题目的自评和他评，也可以帮助了解老年人的心理状态：

（1）你每天愿意按时起床？　　　　　　　　是□　否□

（2）你能够自理个人的日常生活？

（3）你的经济收支还是由自己做主？

（4）只要是熟悉的线路你可以自己回家？

（5）看到他人遇到困难你还是愿意伸手相助？

（6）他注意自己的衣着整齐和干净？

（7）他会主动与周围的人交流？

（8）他走路时的样子不会使人担心？

（9）他对交代要做的事情总是很认真从不马虎？

（10）他在公共场所行为举止得体？

行为评估标准：

（1）行为正常　0～2个否。

（2）轻度异常　3～4个否。

（3）中度异常　5～7个否。

（4）重度异常　8以及以上个否。

备注：1～5题询问受试者，请他回答是与否（自评题）；6～10题由护理人员观察（他评题）。正常老年人的行为表现应该是平和中有主观态度的，如果出现轻度行为异常时，必须严密观察，寻找导致行为改变的原因，并及时心理疏导和处理。

三、老年人心理健康维护

老年人的心理健康状况直接影响其躯体健康和社会功能状态,衰老是不可抗拒的自然发展规律,了解老年人心理变化特点,帮助他们积极调整和适应老年生活,抵御心身退行性变化而导致的心理失衡状态,是实现健康老龄化不可缺少的关键步骤之一。

(一) 心理健康的标准

心理健康的标准是心理健康概念的具体化。随着社会的进步、人类健康意识和水平的不断增强,心理健康概念不断发展,心理健康的标准也随之不断发生变化。因此,如何评价心理健康的水平迄今为止仍未有一个确定的、绝对的界限。国内外学者从不同角度出发有不同的表述,一般包含以下几个方面的内容:

1. **正常的智力水平**　指人的注意力、观察力、想象力、思维力及实践活动能力的综合水平,智力正常是心理健康的基础。

2. **健康的情绪特征**　指个体能经常保持乐观、自信的心境,热爱生活、积极向上,同时善于调控自己的情绪并保持相对的稳定。

3. **健全的意志**　指个体的行动具有自觉性、果断性、坚韧性和自制力。心理健康的个体能够有目标、有计划地进行各项活动,在遇到问题时能经过思考而果断地作出决定,并善于克制自己的激情。

4. **完善的人格**　指人格结构的各要素要完整统一。有正确的自我意识和积极进取的信念以及人生观作为人格的核心内容,并以此为中心统一自己的需要、愿望、目标和行为。

5. **和谐的人际关系**　心理健康的人,能对社会有较现实的认识,言行符合社会规范和要求,能对自己的行为负责。当自己的愿望与社会要求相矛盾时,能及时地进行自我调整。另外,能以宽容、友爱、尊重、信任的积极态度与他人相处,继而形成广泛而稳定的人际关系及和睦的家庭氛围。

(二) 老年人的心理保健措施

1. **帮助老年人正确面对老年期**　帮助老年人认识老年机体器官功能老化和由此引起的各种躯体不适是正常现象,不必为此而过多地忧虑、担心。帮助老年人树立自信、自强、自立观念,在心理上摆脱"老年意识",保持"永远年轻"的心态,调动其生理和心理功能的最大潜力,消除其不良心理、社会因素,顺利度过老年期。

2. **用积极的生活态度延缓衰老**　现代科学证明,积极的生活方式可以延缓大脑退化,保持生命活力。老年人应学会量力而行的工作、学习与活动,帮助老年人老有所为、老有所用,体现自己对社会、对家庭的价值。要活到老、学到老。学习新知识,可刺激大脑活动,既可丰富自己的知识,又能促进个体的心理适应社会发展,在精神上有所寄托,扫除失落感和空虚感。可根据身体情况,参与自己喜爱并适宜的活动。养成良好的生活习惯,合理安排生活,起居有序,活动有节,对老年心理健康十分有益。

3. **指导老年人调控不良情绪**　让老年人明白保持愉快、积极、乐观情绪的重要性,而避免消极的不良情绪。如出现不良情绪时,可以诉说、深呼吸、听音乐等,缓解、消除不良情绪。

4. **培养兴趣爱好**　老年人适应退休生活的最好办法,是发展和培养对生活的新兴趣、新爱好。把精力用在自己所喜爱的活动上,有事可做,生活才有意义,精神才有寄托。此外,还要走出家门,参与社会交往,加入集体活动,多与人接触,获得信息来源,有利于维护心理健康。

5. **提供家庭与社会支持**　家庭和睦对老年人心理健康至关重要。对待家庭问题,老年人应保持豁达的态度。子女要在生活和思想上多给老年人亲情关怀,鼓励和支持丧偶老年人再婚。社区、单位应经常主动关心离退休老年人,定期举办有益身心的活动,促进老年人的人际交往,帮助老年人保持与社会沟通。社会要做好老年保健福利事业,使老年人老有所养、老有所医。

第 五 章
中医护理技术操作流程

一、穴位敷贴技术

（一）目的

通过刺激穴位，激发经气，达到通经活络、清热解毒、活血化瘀、消肿止痛、行气消痞、扶正强身的作用。

（二）适应证

（1）适用于恶性肿瘤、各种疮疡及跌打损伤等疾病引起的疼痛。

（2）适用于消化系统疾病引起的腹胀、腹泻、便秘。

（3）适用于呼吸系统疾病引起的咳喘等症状。

（三）禁忌证

孕妇的脐部、腹部、腰骶部以及某些敏感穴位，如合谷、三阴交等处都不宜敷贴，以免局部刺激而引起流产。

（四）操作方法

（1）核对医嘱，评估老年人，做好解释，注意保暖。

（2）备齐用物，携至床旁。根据敷药部位，协助老年人采取适宜的体位，充分暴露患处，必要时屏风遮挡老年人。

（3）更换敷料，以生理盐水或温水擦洗皮肤上的药渍，观察创面情况及敷药情况。

（4）根据敷药面积，取大小合适的棉纸或薄胶纸，用压舌板将所需药物均匀地涂抹于棉纸上或薄胶纸上，厚薄适中。

（5）将药物敷贴于穴位上，做好固定。为避免药物受热溢出污染衣物，可加敷料或棉垫覆盖，以胶布或绷带固定，松紧适宜。

（6）温度以老年人能耐受为宜。

（7）观察老年人局部皮肤，询问有无不适感。

（8）操作完毕后擦净局部皮肤，协助老年人着衣，安排舒适体位。

（五）注意事项

（1）药物应均匀涂抹于棉纸中央，厚薄一般以 0.2～0.5cm 为宜，覆盖敷料大小适宜。

（2）敷贴部位应交替使用，不宜单个部位连续敷贴。

（3）除拔毒膏外，患处有红肿及溃烂时不宜敷贴药物，以免发生化脓性感染。

（4）对于残留在皮肤上的药物不宜采用肥皂或刺激性物品擦洗。

（5）使用敷药后，如出现皮肤红疹、瘙痒、水疱等过敏现象，应暂停使用，报告医师，配合处理。

附：穴位敷贴技术操作流程图，见图 5-1。

二、中药塌渍技术

（一）目的

促进局部血液循环，减少局部炎症因子释放，配合足底穴位按摩及红外理疗功能，从而达到调节全身气血、祛散外邪六淫、减轻皮肤疼痛和瘙痒诸症的目的。

（二）适应证

神经性皮炎、湿疹皮炎、癣菌疹、银屑病、下肢静脉曲张、掌趾脓疱病、掌趾角化病等。

（三）禁忌证

心肺功能障碍、糖尿病、出血性疾病患者禁用，严重心脑血管病患者及妇女月经期慎用。

（四）操作方法

（1）用物准备　足浴器 1 台，中药煎药 500ml 一瓶（中医辨证论治处方），泡脚袋 1 只，温水 3500ml，测水温表。

（2）治疗室内核对老年人已代煎中药日期、床号、姓名。

（3）取出足浴器并在上标明床号姓名，加入温开水 1500ml，取出泡脚袋加温开水

2000ml,倒入中药煎药 500ml。

(4) 打开机器进行预热,测浸泡液温度为 40℃后推至老年人床旁。

(5) 核对老年人床号和姓名并做好治疗前的解释指导工作。

(6) 正确调整机器的运转模式后,将老年人双足浸没在溶液中 20min 后,拿出双足温水过洗后擦干。

(7) 将浸泡液和机器内的水倒尽晾干备用。

(五) 注意事项

(1) 本法禁用于感觉障碍老年人,慎用于足部溃疡老年人。

(2) 治疗时间宜睡前 30~60min。

(3) 治疗前做好宣教工作,严禁老年人自行搬动及开启使用该仪器。

(4) 使用过程中加强巡视,观察机器运转是否正常,主动询问老年人的主观感受,如有异常现象及时给予处理。

(5) 治疗完毕后必须要将足浴器内的水倒尽擦干备用。

(6) 定期对足浴器进行保养和维修,以保证机器的正常运转。

附:中药塌渍技术操作流程图,见图 5 - 2。

三、中药泡洗技术

(一) 目的

借助泡洗时洗液的温热之力及药物本身的功效,浸洗双足或局部皮肤,达到活血、消肿、止痛、祛瘀等作用。

(二) 适应证

中风恢复期的手足肿胀、手足麻木、外感发热、失眠、便秘等症状。

(三) 禁忌证

心肺功能障碍、出血性疾病老年人禁用。

(四) 操作方法

(1) 核对医嘱,评估老年人,做好解释,调节室内温度。嘱老年人排空大小便。

(2) 备齐用物,携至床旁。根据泡洗部位,协助老年人取合理、舒适体位,注意保暖。将一次性药浴袋套入泡洗装置内。

（3）观察老年人的反应,若感到不适,应立即停止,协助老年人卧床休息。

（4）根据敷药面积,取大小合适的棉纸或薄胶纸,用压舌板将所需药物均匀地涂抹于棉纸上或薄胶纸上,厚薄适中。

（5）操作完毕,清洁局部皮肤,协助着衣,安置舒适体位。

（五）注意事项

（1）糖尿病、妇女月经期间慎用。

（2）防烫伤,糖尿病、足部皲裂老年人的泡洗温度适当降低。

（3）泡洗过程中,应关闭门窗,避免老年人感受风寒。

（4）泡洗过程中护士应加强巡视,注意观察老年人的面色、呼吸、出汗等情况,出现头晕、心慌等异常症状,停止泡洗,报告医师。

附:中药泡洗技术操作流程图,见图5-3。

四、中药湿热敷技术

（一）目的

疏通腠理、清热解毒、消肿止痛。

（二）适应证

适用于软组织损伤、骨折愈合后肢体功能障碍,肩、颈、腰腿痛,膝关节痛,类风湿关节炎,强直性脊柱炎等。

（三）禁忌证

外伤后患处有伤口、皮肤急性传染病等忌用中药湿热敷技术。

（四）操作方法

（1）核对医嘱,评估老年人,做好解释。

（2）备齐用物,携至床旁。取合理体位,暴露湿热敷部位。

（3）测试温度,将敷料浸于38~43℃药液中,将敷料拧至不滴水即可,敷于患处。

（4）及时更换敷料或频淋药液于敷料上,以保持湿度及温度,观察老年人皮肤反应,询问老年人的感受。

（5）操作完毕,清洁皮肤,协助老年人取舒适体位。

（五）注意事项

（1）湿敷液应现配现用,注意药液温度,防止烫伤。

（2）治疗过程中观察局部皮肤反应,如出现水疱、痒痛或破溃等症状时,立即停止治疗,报告医师。

（3）注意保护老年人隐私及保暖。

附:中药湿热敷技术操作流程图,见图5-4。

五、耳穴贴压技术

（一）目的

通过刺激耳郭上的穴位或反应点,疏通经络,调整脏腑气血功能,促进机体的阴阳平衡。

（二）适应证

适用于减轻各种疾病及术后所致的疼痛、失眠、焦虑、眩晕、便秘、腹泻等症状。

（三）禁忌证

耳郭局部有炎症、冻疮或表面皮肤有破溃者、有习惯性流产史的孕妇不宜施行。

（四）操作方法

（1）核对医嘱,评估老年人,做好解释。

（2）备齐用物,携至床旁。

（3）协助老年人取合理、舒适体位。

（4）遵照医嘱,探查耳穴敏感点,确定贴压部位。

（5）75%乙醇自上而下、由内到外、从前到后消毒耳部皮肤。

（6）选用质硬而光滑的王不留行籽或莱菔籽等丸状物黏附在0.7cm×0.7cm大小的胶布中央,用止血钳或镊子夹住贴敷于选好耳穴的部位上,并给予适当按压(揉),使老年人有热、麻、胀、痛感觉,即"得气"。

（7）观察老年人局部皮肤,询问有无不适感。

（8）常用按压手法

1）对压法　用示指和拇指的指腹置于老年人耳郭的正面和背面,相对按压,至出现热、麻、胀、痛等感觉,示指和拇指可边压边左右移动,或做圆形移动,一旦找到敏感点,则持续按压 20~30s。对内脏痉挛性疼痛、躯体疼痛有较好的镇痛作用。

2）直压法　用指尖垂直按压耳穴,至老年人产生胀痛感,持续按压 20~30s,间隔少许,重复按压,每次按压 3~5min。

3）点压法　用指尖一压一松地按压耳穴,每次间隔 0.5s。本法以老年人感到胀而略沉重刺痛为宜,用力不宜过重。一般每次每穴可按压 27 次,具体可视病情而定。

（9）操作完毕,安排舒适体位,整理床单位。

（五）注意事项

（1）耳穴贴压每次选择一侧耳穴,双侧耳穴轮流使用。夏季易出汗,留置时间 1~3d,冬季留置 3~7d。

（2）观察老年人耳部皮肤情况,留置期间应防止胶布脱落或污染;对普通胶布过敏者改用脱敏胶布。

（3）老年人侧卧位耳部感觉不适时,可适当调整。

附:耳穴贴压技术操作流程图,见图 5-5。

六、悬灸技术

（一）目的

通过艾的温热和药力作用刺激穴位或病痛部位,达到温经散寒、扶阳固脱、消瘀散结、防治疾病。

（二）适应证

适用于各种慢性虚寒型疾病及寒湿所致的疼痛,如胃脘痛、腰背酸痛、四肢凉痛、月经寒痛等;中气不足所致的急性腹痛、吐泻、四肢不温等症状。

（三）禁忌证

大血管处,孕妇腹部和腰骶部,皮肤感染、溃疡、瘢痕处,有出血倾向者不宜施灸。空腹或餐后 1h 左右不宜施灸。

（四）操作方法

（1）核对医嘱,评估老年人,做好解释。

（2）备齐用物,携至床旁。

（3）协助老年人取合理、舒适体位。

（4）遵照医嘱确定施灸部位,充分暴露施灸部位,注意保护隐私及保暖。

（5）点燃艾条,进行施灸。

（6）常用施灸方法:

1）温和灸　将点燃的艾条对准施灸部位,距离皮肤 2～3cm,使老年人局部有温热感为宜,每处灸 10～15min,至皮肤出现红晕为度。

2）雀啄灸　将点燃的艾条对准施灸部位 2～3cm,一上一下进行施灸,如此反复,一般每穴灸 10～15min,至皮肤出现红晕为度。

3）回旋灸　将点燃的艾条悬于施灸部位上方约 2cm 处,反复旋转移动范围约 3cm,每处灸 10～15min,至皮肤出现红晕为度。

（7）及时将艾灰弹入弯盘,防止灼伤皮肤。

（8）施灸结束,立即将艾条插入广口瓶,熄灭艾火。

（9）施灸过程中询问老年人有无不适,观察老年人皮肤情况,如有艾灰,用纱布清洁,协助老年人穿衣,取舒适卧位。

（10）酌情开窗通风,注意保暖,避免吹对流风。

（五）注意事项

（1）一般情况下,施灸顺序自上而下,先头身,后四肢。

（2）施灸时防止艾灰脱落烧伤皮肤或衣物。

（3）注意观察皮肤情况,对糖尿病、肢体麻木及感觉迟钝的老年人,尤应注意防止烧伤。

（4）如局部出现小水疱,无需处理,自行吸收;水疱较大,可用无菌注射器抽吸泡液,用无菌纱布覆盖。

附:悬灸技术操作流程图,见图 5-6。

七、经穴推拿技术

（一）目的

通过按法、点法、推法、叩击法等手法作用于经络腧穴,具有减轻疼痛、调节胃肠功能、温经通络的作用。

（二）适应证

适用于各种急慢性疾病所致的痛症,如头痛、肩颈痛、腰腿痛、痛经以及失眠、便秘等症状。

（三）禁忌证

肿瘤或感染老年人、女性经期腰腹部慎用,妊娠期腰腹部禁用经穴推拿技术。

（四）操作方法

（1）核对医嘱,评估老年人,做好解释,调节室温。腰腹部推拿时嘱老年人排空大小便。

（2）备齐用物,携至床旁。

（3）协助老年人取合理、舒适的体位。

（4）遵医嘱确定腧穴部位、选用适宜的推拿手法及强度。

（5）推拿时间一般宜在饭后1~2h进行。每个穴位施术1~2min,以局部穴位透热为度。

（6）操作过程中询问老年人的感受。若有不适,应及时调整手法或停止操作,以防意外发生。

（7）常见疾病推拿部位和穴位

1）头面部　取穴上印堂、太阳、头维、攒竹、上睛明、鱼腰、丝竹空、四白等。

2）颈项部　取穴风池、风府、肩井、天柱、大椎等。

3）胸腹部　取穴天突、膻中、中脘、下脘、气海、关元、天枢等。

4）腰背部　取穴肺俞、肾俞、心俞、膈俞、华佗夹脊、大肠俞、命门、腰阳关等。

5）肩部及上肢部　取穴肩髃、肩贞、手三里、天宗、曲池、极泉、小海、内关、合谷等。

6）臀及下肢部　取穴环跳、居髎、风市、委中、昆仑、足三里、阳陵泉、梁丘、血海、膝眼等。

（8）常用的推拿手法

1）点法　用指端或屈曲的指间关节部着力于施术部位,持续地进行点压,称为点法。此法包括有拇指端点法、屈拇指点法和屈示指点法等,临床上以拇指端点法常用。①拇指端点法:手握空拳,拇指伸直并紧靠于示指中节,以拇指端着力于施术部位或穴位上。前臂与拇指主动发力、进行持续点压。亦可采用拇指按法的手法形态,用拇指端进行持续点压。②屈拇指点法:屈拇指,以拇指指间关节桡侧着力于施术部位或穴位,拇指端抵于示指中节桡侧缘以助力。前臂与拇指主动施力,进行持续点压。③屈示指点法:屈示指,其他手指相握,以示指第一指间关节突起部着力于施术部位或穴位上,拇指末节尺侧缘紧压示指指甲部以助力。前臂与示指主动施力,进行持续点压。

2）揉法　以一定力按压在施术部位,带动皮下组织做环形运动的手法。①拇指揉法:以拇指螺纹面着力按压在施术部位,带动皮下组织做环形运动的手法。以拇指螺纹面置于施术部位上,余四指置于其相对或合适的位置以助力,腕关节微屈或伸直,拇指主动做环形运动,带动皮肤和皮下组织,每分钟操作 120～160 次。②中指揉法:以中指螺纹面着力按压在施术部位,带动皮下组织做环形运动的手法。中指指尖关节伸直,掌指关节微屈,以中指螺纹面着力于施术部位上,前臂做主动运动,通过腕关节使中指螺纹面在施术部位上做轻柔活动的小幅度环形运动,带动皮肤和皮下组织,每分钟操作 120～160 次。为加强揉动的力量,可以示指螺纹面搭于中指远侧指尖关节背侧进行操作。③掌根揉法:以手掌掌面掌根部位着力按压在施术部位,带动皮下组织做环形运动的手法。肘关节微屈,腕关节放松并略背伸,手指自然弯曲,以掌根部附着于施术部位上,前臂做主动运动,带动腕掌做小幅度的环形运动,使掌根部在施术部位上环形运动,带动皮肤和皮下组织,每分钟操作 120～160 次。

3)叩击法 用手特定部位,或用特制的器械,在治疗部位反复拍打叩击的一类手法,称为叩击类手法。各种叩击法操作时,用力应果断、快速,击打后将术手立即抬起,叩击的时间要短暂。击打时,手腕既要保持一定的姿势,又要放松,以一种有控制的弹性力进行叩击,使手法既有一定的力度,又感觉缓和舒适,切忌用暴力打击,以免造成不必要的损伤。

(9)操作完毕后协助老年人着衣,安排舒适体位,整理床单位。

(五)注意事项

(1)操作前应修剪指甲,以防损伤老年人皮肤。
(2)操作时用力要适度。
(3)操作过程中,注意保暖,保护老年人隐私。
(4)使用叩击法时,有严重心血管疾病的老年人禁用,心脏搭桥老年人慎用。
附:经穴推拿技术操作流程图,见图 5-7。

八、拔罐技术

(一)目的
温经通络、祛风散寒、消肿止痛、吸毒排脓。

(二)适应证
头痛、腰背痛、颈肩痛、失眠及风寒型感冒所致咳嗽等症状;疮疡、毒蛇咬伤的急救排毒等。

（三）禁忌证

凝血机制障碍、呼吸衰竭、重度心脏病、严重消瘦、孕妇的腹部、腰骶部及严重水肿等不宜拔罐。

（四）操作方法

（1）核对医嘱，根据拔罐部位选择火罐的大小及数量，检查罐口周围是否光滑，有无缺损裂痕。排空大小便，做好解释。

（2）备齐用物，携至床旁。

（3）协助老年人取合理、舒适体位。

（4）充分暴露拔罐部位，注意保护隐私及保暖。

（5）以玻璃罐为例：使用闪火法、投火法或贴棉法将罐体吸附在选定部位上。

（6）观察罐体吸附情况和皮肤颜色，询问有无不适感。

（7）起罐时，左手轻按罐具，向左倾斜，右手示指或拇指按住罐口右侧皮肤，使罐口与皮肤之间形成空隙，空气进入罐内，顺势将罐取下。不可硬行上提或旋转提拔。

（8）操作完毕，协助老年人整理衣着，安置舒适体位，整理床单位。

（9）常用拔罐手法

1）闪罐　以闪火法或抽气法使罐吸附于皮肤后，立即拔起，反复吸拔多次，直至皮肤潮红发热的拔罐方法，以皮肤潮红、充血或瘀血为度。适用于感冒、皮肤麻木、面部病症、中风后遗症或虚弱病症。

2）走罐　又称推罐，先在罐口或吸拔部位上涂一层润滑剂，将罐吸拔于皮肤上，再以手握住罐底，稍倾斜罐体，前后推拉，或做环形旋转运动，如此反复数次，至皮肤潮红、深红或起瘀点为止。适用于急性热病或深部组织气血瘀滞之疼痛、外感风寒、神经痛、神经痹痛及较大范围疼痛等。

3）留罐　又称坐罐，即火罐吸拔在应拔部位后留置 10 ~ 15min。适用于临床大部分病症。

4）其他拔罐方法　①煮罐法：一般使用竹罐，将竹罐倒置在沸水或药液中，煮沸1 ~ 2min，用镊子夹住罐底，提出后用毛巾吸去表面水分，趁热按在皮肤上半分钟左右，令其吸牢。②抽气罐法：用抽气罐置于选定部位上，抽出空气，使其产生负压而吸于体表。

（五）注意事项

（1）拔罐时要选择适当体位和肌肉丰满的部位，骨骼凹凸不平及毛发较多的部位均不适宜。

（2）面部、儿童、年老体弱者拔罐的吸附力不宜过大。

（3）拔罐时要根据不同部位选择大小适宜的罐,检查罐口周围是否光滑,罐体有无裂痕。

（4）拔罐和留罐中要注意观察老年人的反应,老年人如有不适感,应立即起罐;严重者可让老年人平卧,保暖并饮热水或糖水,还可揉内关、合谷、太阳、足三里等穴。

（5）起罐后,皮肤会出现与罐口相当大小的紫红色瘀斑,为正常表现,数日方可消除。如出现小水疱不必处理,可自行吸收。如水疱较大,消毒局部皮肤后,用注射器吸出液体,覆盖消毒敷料。

（6）嘱老年人保持体位相对固定;保证罐口光滑无破损;操作中防止点燃后乙醇下滴烫伤皮肤;点燃乙醇棉球后,切勿较长时间停留于罐口及罐内,以免将火罐烧热烫伤皮肤。拔罐过程中注意防火。

（7）闪罐　操作手法纯熟,动作轻、快、准;至少选择 3 个口径相同的火罐轮换使用,以免罐口烧热烫伤皮肤。

（8）走罐　选择口径较大、管壁较厚且光滑的玻璃罐;施术部位应面积宽大、肌肉丰厚,如胸背、腰部、腹部、大腿等。

（9）留罐　儿童拔罐力量不宜过大,时间不宜过长;在肌肉薄弱处或吸拔力较强时,则留罐时间不宜过长。

附:拔罐技术操作流程图,见图 5 - 8。

九、艾灸技术

（一）目的

通过运用温通经络、调和气血、以益肾气、固摄下元、补脾温中散寒;达到固摄膀胱、尿道的目的。

（二）适应证

气虚及元气衰败所致的大小便失禁。

（三）禁忌证

（1）凡属实热证或阴虚发热者,不宜施灸。
（2）颜面部、大血管处、孕妇腹部及腰骶部不宜施灸。

（四）操作方法

（1）用物准备　治疗盘、艾条、打火机、酒精灯、弯盘、小口瓶,必要时备浴巾、屏风。

（2）操作程序

1）备齐用物,携至床旁,做好解释,核对医嘱。

2）体位舒适合理,正确定穴。

3）施灸时艾条与皮肤距离符合要求,及时除掉艾灰,艾条灸至局部皮肤稍起红晕。

4）操作完毕,安置舒适的体位,整理床单位。

5）整理所用物品,做好记录并签字。

（五）注意事项

（1）大血管处、孕妇腹部和腰骶部、皮肤感染、溃疡、瘢痕处,有出血倾向者不宜施灸。空腹或餐后1h左右不宜施灸。

（2）施灸时防止艾灰脱落烧伤皮肤或衣物。

（3）注意观察皮肤情况,对糖尿病、肢体麻木及感觉迟钝的老年人,尤应注意防止烧伤。

（4）如局部出现小水疱,无需处理,自行吸收;水疱较大,可用无菌注射器抽吸疱液,用无菌纱布覆盖。

附:艾灸技术操作流程图,见图5-9。

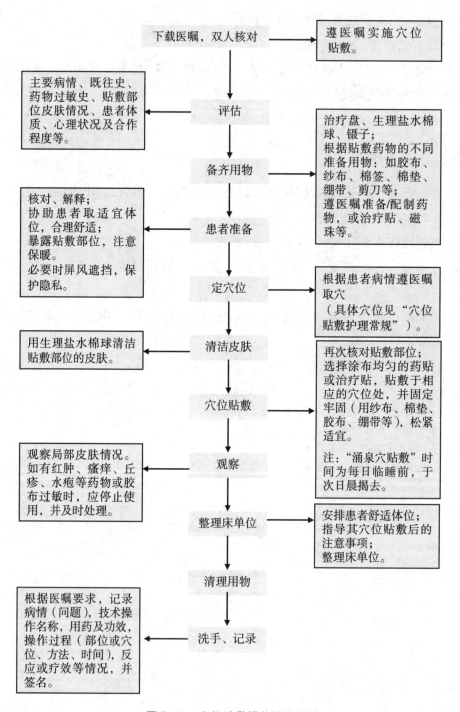

下载医嘱，双人核对 → 遵医嘱实施穴位贴敷。

主要病情、既往史、药物过敏史、贴敷部位皮肤情况、患者体质、心理状况及合作程度等。 ← 评估

备齐用物 → 治疗盘、生理盐水棉球、镊子；
根据贴敷药物的不同准备用物：如胶布、纱布、棉签、棉垫、绷带、剪刀等；
遵医嘱准备/配制药物，或治疗贴、磁珠等。

核对、解释；
协助患者取适宜体位，合理舒适；
暴露贴敷部位，注意保暖。
必要时屏风遮挡，保护隐私。 ← 患者准备

定穴位 → 根据患者病情遵医嘱取穴
（具体穴位见"穴位贴敷护理常规"）。

用生理盐水棉球清洁贴敷部位的皮肤。 ← 清洁皮肤

穴位贴敷 → 再次核对贴敷部位；
选择涂布均匀的药贴或治疗贴，贴敷于相应的穴位处，并固定牢固（用纱布、棉垫、胶布、绷带等），松紧适宜。

注："涌泉穴贴敷"时间为每日临睡前，于次日晨揭去。

观察局部皮肤情况。
如有红肿、瘙痒、丘疹、水疱等药物或胶布过敏时，应停止使用，并及时处理。 ← 观察

整理床单位 → 安排患者舒适体位；
指导其穴位贴敷后的注意事项；
整理床单位。

清理用物

根据医嘱要求，记录病情（问题），技术操作名称，用药及功效，操作过程（部位或穴位、方法、时间），反应或疗效等情况，并签名。 ← 洗手、记录

图 5-1　穴位贴敷操作流程图

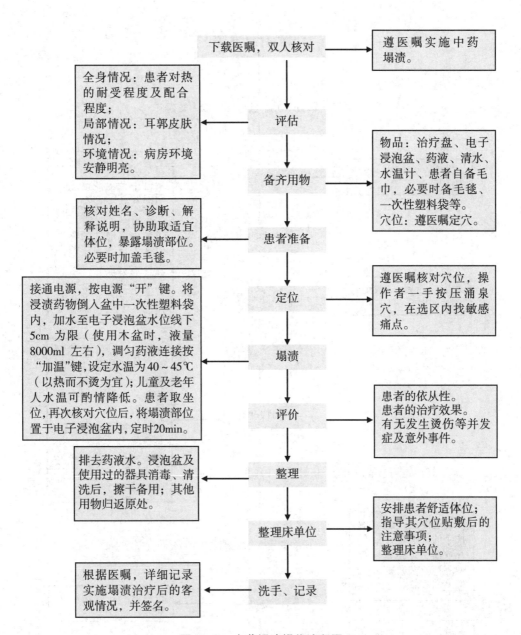

全身情况：患者对热的耐受程度及配合程度；
局部情况：耳郭皮肤情况；
环境情况：病房环境安静明亮。

下载医嘱，双人核对 → 遵医嘱实施中药塌渍。

评估

备齐用物 → 物品：治疗盘、电子浸泡盆、药液、清水、水温计、患者自备毛巾，必要时备毛毯、一次性塑料袋等。
穴位：遵医嘱定穴。

核对姓名、诊断、解释说明，协助取适宜体位，暴露塌渍部位。必要时加盖毛毯。

患者准备

接通电源，按电源"开"键。将浸渍药物倒入盆中一次性塑料袋内，加水至电子浸泡盆水位线下5cm为限（使用木盆时，液量8000ml 左右），调匀药液连接按"加温"键，设定水温为40～45℃（以热而不烫为宜）；儿童及老年人水温可酌情降低。患者取坐位，再次核对穴位后，将塌渍部位置于电子浸泡盆内，定时20min。

定位 → 遵医嘱核对穴位，操作者一手按压涌泉穴，在选区内找敏感痛点。

塌渍

评价 → 患者的依从性。
患者的治疗效果。
有无发生烫伤等并发症及意外事件。

排去药液水。浸泡盆及使用过的器具消毒、清洗后，擦干备用；其他用物归返原处。

整理

整理床单位 → 安排患者舒适体位；指导其穴位贴敷后的注意事项；整理床单位。

根据医嘱，详细记录实施塌渍治疗后的客观情况，并签名。

洗手、记录

图5-2　中药塌渍操作流程图

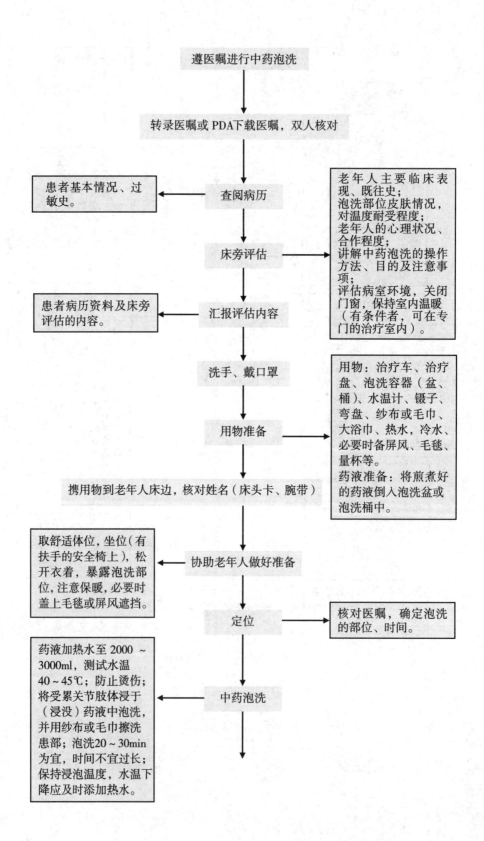

遵医嘱进行中药泡洗

转录医嘱或PDA下载医嘱，双人核对

患者基本情况、过敏史。 ← 查阅病历

老年人主要临床表现、既往史；
泡洗部位皮肤情况，对温度耐受程度；
老年人的心理状况、合作程度；
讲解中药泡洗的操作方法、目的及注意事项；
评估病室环境，关闭门窗，保持室内温暖（有条件者，可在专门的治疗室内）。

床旁评估

患者病历资料及床旁评估的内容。 ← 汇报评估内容

洗手、戴口罩

用物：治疗车、治疗盘、泡洗容器（盆、桶）、水温计、镊子、弯盘、纱布或毛巾、大浴巾、热水，冷水、必要时备屏风、毛毯、量杯等。
药液准备：将煎煮好的药液倒入泡洗盆或泡洗桶中。

用物准备

携用物到老年人床边，核对姓名（床头卡、腕带）

取舒适体位，坐位（有扶手的安全椅上），松开衣着，暴露泡洗部位，注意保暖，必要时盖上毛毯或屏风遮挡。 ← 协助老年人做好准备

定位 → 核对医嘱，确定泡洗的部位、时间。

药液加热水至2000～3000ml，测试水温40～45℃；防止烫伤；将受累关节肢体浸于（浸没）药液中泡洗，并用纱布或毛巾擦洗患部；泡洗20～30min为宜，时间不宜过长；保持浸泡温度，水温下降应及时添加热水。 ← 中药泡洗

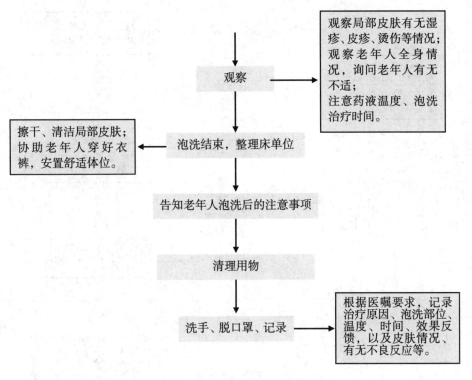

图 5-3　中药泡洗操作流程图

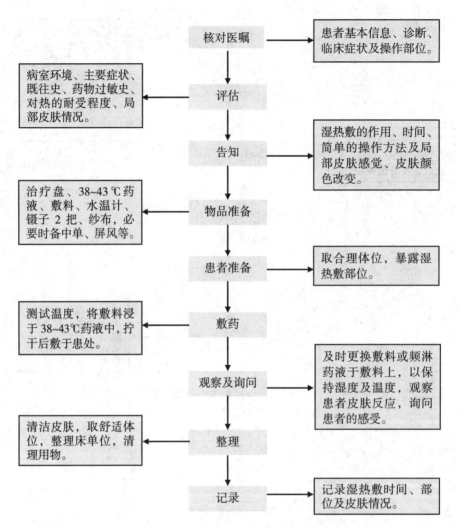

核对医嘱 → 患者基本信息、诊断、临床症状及操作部位。

病室环境、主要症状、既往史、药物过敏史、对热的耐受程度、局部皮肤情况。 ← 评估

告知 → 湿热敷的作用、时间、简单的操作方法及局部皮肤感觉、皮肤颜色改变。

治疗盘、38~43℃药液、敷料、水温计、镊子2把、纱布，必要时备中单、屏风等。 ← 物品准备

患者准备 → 取合理体位，暴露湿热敷部位。

测试温度，将敷料浸于38~43℃药液中，拧干后敷于患处。 ← 敷药

观察及询问 → 及时更换敷料或频淋药液于敷料上，以保持湿度及温度，观察患者皮肤反应，询问患者的感受。

清洁皮肤，取舒适体位，整理床单位，清理用物。 ← 整理

记录 → 记录湿热敷时间、部位及皮肤情况。

图5-4　中药湿热敷操作流程图

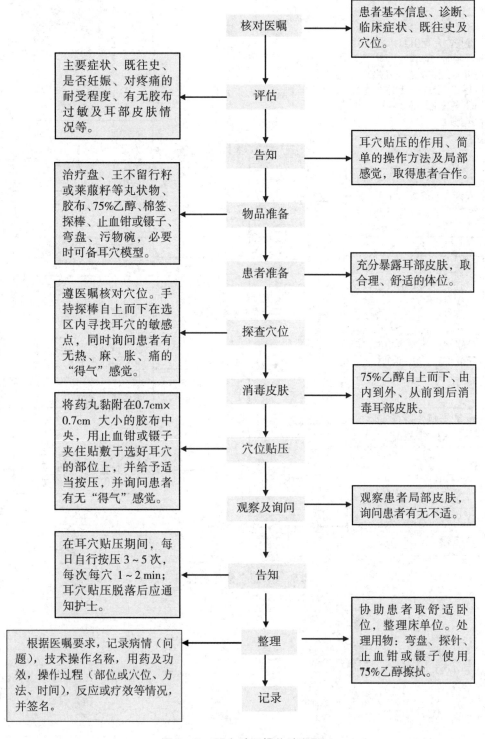

主要症状、既往史、是否妊娠、对疼痛的耐受程度、有无胶布过敏及耳部皮肤情况等。

治疗盘、王不留行籽或莱菔籽等丸状物、胶布、75%乙醇、棉签、探棒、止血钳或镊子、弯盘、污物碗，必要时可备耳穴模型。

遵医嘱核对穴位。手持探棒自上而下在选区内寻找耳穴的敏感点，同时询问患者有无热、麻、胀、痛的"得气"感觉。

将药丸黏附在0.7cm×0.7cm 大小的胶布中央，用止血钳或镊子夹住贴敷于选好耳穴的部位上，并给予适当按压，并询问患者有无"得气"感觉。

在耳穴贴压期间，每日自行按压 3～5 次，每次每穴 1～2 min；耳穴贴压脱落后应通知护士。

根据医嘱要求，记录病情（问题），技术操作名称，用药及功效，操作过程（部位或穴位、方法、时间），反应或疗效等情况，并签名。

核对医嘱 → 患者基本信息、诊断、临床症状、既往史及穴位。

评估

告知 → 耳穴贴压的作用、简单的操作方法及局部感觉，取得患者合作。

物品准备

患者准备 → 充分暴露耳部皮肤，取合理、舒适的体位。

探查穴位

消毒皮肤 → 75%乙醇自上而下、由内到外、从前到后消毒耳部皮肤。

穴位贴压

观察及询问 → 观察患者局部皮肤，询问患者有无不适。

告知

整理 → 协助患者取舒适卧位，整理床单位。处理用物：弯盘、探针、止血钳或镊子使用75%乙醇擦拭。

记录

图 5 -5　耳穴贴压操作流程图

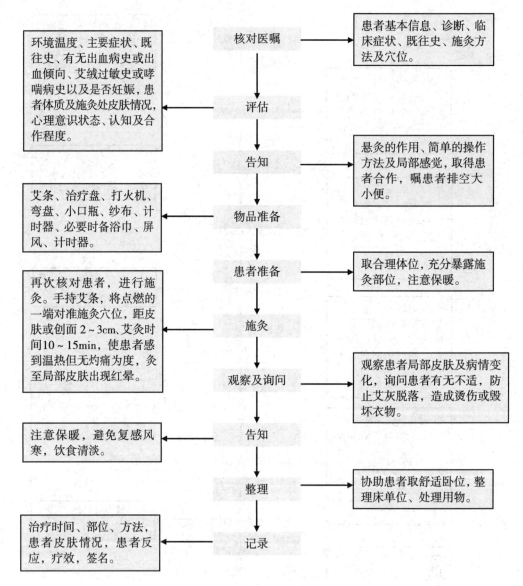

环境温度、主要症状、既往史、有无出血病史或出血倾向、艾绒过敏史或哮喘病史以及是否妊娠，患者体质及施灸处皮肤情况，心理意识状态、认知及合作程度。

核对医嘱 → 患者基本信息、诊断、临床症状、既往史、施灸方法及穴位。

评估

告知 → 悬灸的作用、简单的操作方法及局部感觉，取得患者合作，嘱患者排空大小便。

艾条、治疗盘、打火机、弯盘、小口瓶、纱布、计时器、必要时备浴巾、屏风、计时器。

物品准备

患者准备 → 取合理体位，充分暴露施灸部位，注意保暖。

再次核对患者，进行施灸。手持艾条，将点燃的一端对准施灸穴位，距皮肤或创面2～3cm，艾灸时间10～15min，使患者感到温热但无灼痛为度，灸至局部皮肤出现红晕。

施灸

观察及询问 → 观察患者局部皮肤及病情变化，询问患者有无不适，防止艾灰脱落，造成烫伤或毁坏衣物。

注意保暖，避免复感风寒，饮食清淡。

告知

整理 → 协助患者取舒适卧位，整理床单位、处理用物。

治疗时间、部位、方法，患者皮肤情况，患者反应，疗效，签名。

记录

图5-6 悬灸操作流程图

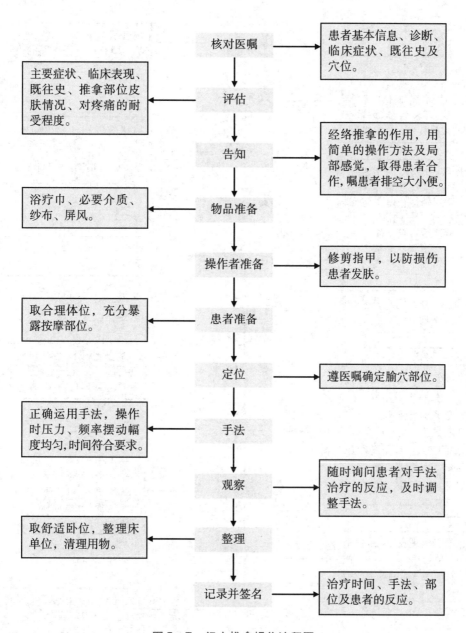

核对医嘱 → 患者基本信息、诊断、临床症状、既往史及穴位。

主要症状、临床表现、既往史、推拿部位皮肤情况、对疼痛的耐受程度。 ← 评估

告知 → 经络推拿的作用，用简单的操作方法及局部感觉，取得患者合作，嘱患者排空大小便。

浴疗巾、必要介质、纱布、屏风。 ← 物品准备

操作者准备 → 修剪指甲，以防损伤患者发肤。

取合理体位，充分暴露按摩部位。 ← 患者准备

定位 → 遵医嘱确定腧穴部位。

正确运用手法，操作时压力、频率摆动幅度均匀，时间符合要求。 ← 手法

观察 → 随时询问患者对手法治疗的反应，及时调整手法。

取舒适卧位，整理床单位，清理用物。 ← 整理

记录并签名 → 治疗时间、手法、部位及患者的反应。

图 5-7 经穴推拿操作流程图

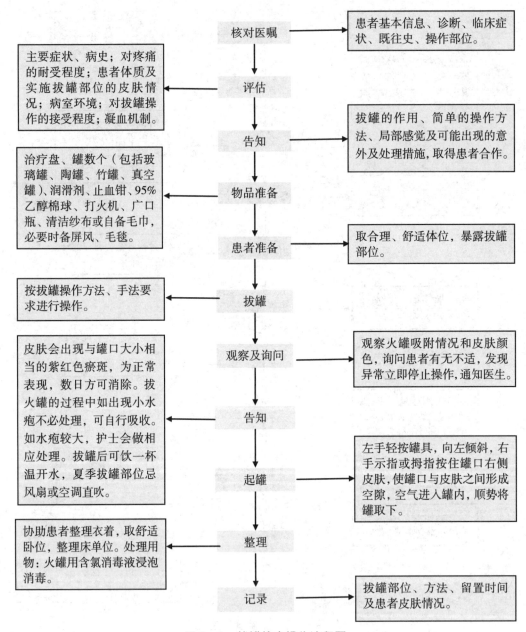

主要症状、病史；对疼痛的耐受程度；患者体质及实施拔罐部位的皮肤情况；病室环境；对拔罐操作的接受程度；凝血机制。

治疗盘、罐数个（包括玻璃罐、陶罐、竹罐、真空罐）、润滑剂、止血钳、95%乙醇棉球、打火机、广口瓶、清洁纱布或自备毛巾，必要时备屏风、毛毯。

按拔罐操作方法、手法要求进行操作。

皮肤会出现与罐口大小相当的紫红色瘀斑，为正常表现，数日方可消除。拔火罐的过程中如出现小水疱不必处理，可自行吸收。如水疱较大，护士会做相应处理。拔罐后可饮一杯温开水，夏季拔罐部位忌风扇或空调直吹。

协助患者整理衣着，取舒适卧位，整理床单位。处理用物：火罐用含氯消毒液浸泡消毒。

核对医嘱 → 患者基本信息、诊断、临床症状、既往史、操作部位。

评估

告知 → 拔罐的作用、简单的操作方法、局部感觉及可能出现的意外及处理措施，取得患者合作。

物品准备

患者准备 → 取合理、舒适体位，暴露拔罐部位。

拔罐

观察及询问 → 观察火罐吸附情况和皮肤颜色，询问患者有无不适，发现异常立即停止操作，通知医生。

告知

起罐 → 左手轻按罐具，向左倾斜，右手示指或拇指按住罐口右侧皮肤，使罐口与皮肤之间形成空隙，空气进入罐内，顺势将罐取下。

整理

记录 → 拔罐部位、方法、留置时间及患者皮肤情况。

图 5-8 拔罐技术操作流程图

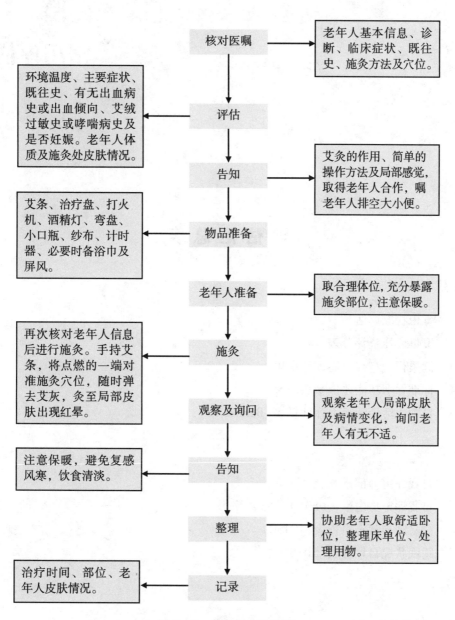

核对医嘱 → 老年人基本信息、诊断、临床症状、既往史、施灸方法及穴位。

环境温度、主要症状、既往史、有无出血病史或出血倾向、艾绒过敏史或哮喘病史及是否妊娠。老年人体质及施灸处皮肤情况。 ← 评估

告知 → 艾灸的作用、简单的操作方法及局部感觉，取得老年人合作，嘱老年人排空大小便。

艾条、治疗盘、打火机、酒精灯、弯盘、小口瓶、纱布、计时器、必要时备浴巾及屏风。 ← 物品准备

老年人准备 → 取合理体位，充分暴露施灸部位，注意保暖。

再次核对老年人信息后进行施灸。手持艾条，将点燃的一端对准施灸穴位，随时弹去艾灰，灸至局部皮肤出现红晕。 ← 施灸

观察及询问 → 观察老年人局部皮肤及病情变化，询问老年人有无不适。

注意保暖，避免复感风寒，饮食清淡。 ← 告知

整理 → 协助老年人取舒适卧位，整理床单位、处理用物。

治疗时间、部位、老年人皮肤情况。 ← 记录

图 5-9　艾灸操作流程图

第 六 章
常 用 评 估 表

评 估 汇 总 表

自理能力

精神状态

营养状况

专科评估

自理能力

附表1

意识状况评估

意识状态	表现
意识清醒	患者认识自己,对周围环境保持正常反应
嗜睡	呼之能应,刺激能唤醒,醒后能正确回答问题,反应迟钝,刺激停止后很快又入睡
意识模糊	语言反应接近消失,不理解别人语言,无法遵嘱睁眼与伸舌,痛觉反应存在,但较迟钝,存在躲避动作,偶有烦躁或喊叫,与环境失去接触能力,思维缺失
昏睡	比嗜睡深而又较浅昏迷浅,意识障碍,患者不能自动觉醒,但在强烈刺激下能睁眼、呻吟、躲避,可做简短而模糊的回答,但反应持续时间很短,很快又进入昏睡状态
谵忘	感知觉异常,有错觉和幻觉,狂躁不安,胡言乱语
浅昏迷	无意识,无自主活动,对光、声刺激无反应,生理反射存在,疼痛刺激有痛苦表情、肢体退缩
深昏迷	对外界刺激无反应,各种反射消失,呼吸不规则,大小便失禁

附表2

Braden 压疮评分表

评分内容	评估计分标准				评分
	1 分	2 分	3 分	4 分	
1. 感知能力	完全受限	大部分受限	轻度受限	无损害	
2. 潮湿程度	持续潮湿	常常潮湿	偶尔潮湿	罕见潮湿	
3. 活动能力	卧床	坐椅子	偶尔步行	经常步行	
4. 移动能力	完全受限	非常受限	轻微受限	不受限	
5. 营养摄取能力	非常差	可能不足	充足	丰富	
6. 摩擦力和剪切力	存在问题	潜在问题	不存在问题		

注:压疮评分分级:轻度危险:(15~16 分)
　　　　　　　　中度危险:(13~14 分)
　　　　　　　　高度危险:(≤12 分)

附表3

健康行为自我效能评估量表

项　　目	评估标尺									
	毫无自信 ⟵⟶ 完全自信									
	1	2	3	4	5	6	7	8	9	10
我能判断哪些是高纤维的食物										
我每日能够喝足够身体所需的水分										
我能吃到营养均衡的食物										
我能够做对自己有益的运动										
我能将运动列入日常规律性的活动中										
我能够找到自己爱好的运动方式										
我能够找到可提供我保健咨询的地方										
我能够注意到自己身体上的不良变化										
我知道身上出现哪些症状时,应该去找医师或护士										

注:效能评分:效能不足:8~24分
　　　　　　效能一般:25~48分
　　　　　　效能良好:49~80分

附表4

标准吞咽功能评价量表(SSA)

第一步　初步评价

意识水平	1 = 清醒 2 = 嗜睡,可唤醒并做出言语应答 3 = 呼唤有反应,但闭目不语 4 = 仅对疼痛刺激有反应
头部和躯干部控制	1 = 能正常维持坐位平衡 2 = 能维持坐位平衡但不能持久 3 = 不能维持坐位平衡,但能部分控制头部平衡 4 = 不能控制头部平衡
唇控制(唇闭合)	1 = 正常　2 = 异常
呼吸方式	1 = 正常　2 = 异常
声音强弱(发[a]、[i]音)	1 = 正常　2 = 减弱　3 = 消失

（续表）

咽反射	1 = 正常　2 = 减弱　3 = 消失
自主咳嗽	1 = 正常　2 = 减弱　3 = 消失
合计	分

第二步　饮一匙水(量约 5ml),重复 3 次

口角流水	1 = 没有或 1 次　2 = >1 次
吞咽时有喉部运动	1 = 有　2 = 没有
吞咽时有反复的喉部运动	1 = 没有或 1 次　2 = >1 次
咳嗽	1 = 没有或 1 次　2 = >1 次
哽咽	1 = 有　2 = 没有
声音质量	1 = 正常　2 = 改变　3 = 消失
合计	分

附注:如果该步骤的 3 次吞咽中有 2 次正常或 3 次完全正常,则进行下面第三步

第三步　饮一杯水(量约 60ml)

能够全部饮完	1 = 是　2 = 否
咳嗽	1 = 无或 1 次　2 = >1 次
哽咽	1 = 无　2 = 有
声音质量	1 = 正常　2 = 改变　3 = 消失
合计	分

评估者:　　　　　　　　评估时间:

注:SSA 是由 Ellul 等于 1996 年首先报道,经科学设计专门用于评定患者的吞咽功能,分为三个部分:

(1) 临床检查　包括意识、头与躯干的控制、呼吸、唇的闭合、软腭运动、喉功能、咽反射和自主咳嗽,总分 8 ~23 分。

(2) 让患者吞咽 5ml 水 3 次,观察有无喉运动、重复吞咽、吞咽时喘鸣及吞咽后喉功能等情况,总分 5 ~11 分。

(3) 如上述无异常,让患者吞咽 60ml 水,观察吞咽需要的时间、有无咳嗽等,总分 5 ~12 分。

吞咽障碍患者在进食或饮水前应常规给予饮水试验;患者进行吞咽障碍的评估时建议在 GCS 评分≥12 分时,再进行饮水试验的评估。该量表的最低分为 18 分,最高分为 46 分,分数越高,说明吞咽功能越差。

附表5

日常生活活动能力评估量表（Barthel）

项　目	分	评分标准	评估日期		
大便	0 5 10	失禁或昏迷 偶有失禁（每周<1次） 控制			
小便	0 5 10	失禁或昏迷或需由他人导尿 偶有失禁（每24h<1次） 控制			
修饰	0 5	需要帮助 自理（洗脸、梳头、刷牙、剃须）			
用厕	0 5 10	依赖他人 需部分帮助 自理（去和离开厕所、使用厕纸、穿脱裤子）			
进食	0 5 10	较大或完全依赖 需部分帮助（切面包、抹黄油、夹菜、盛饭） 全面自理（能进各种食物，但不包括取饭、做饭）			
转移	0 5 10 15	完全依赖他人，无坐位平衡 需大量帮助（1~2人，身体帮助），能坐 需少量帮助（言语或身体帮助） 自理			
活动	0 5 10 15	不能步行 在轮椅上能独立行动 需1人帮助步行（语言或身体帮助） 独立步行（可用辅助器，在家及附近）			
穿衣	0 5 10	依赖他人 需一半帮助 自理（自己系开纽扣，关、开拉锁和穿鞋）			
上下楼梯	0 5 10	不能 需帮助（言语、身体、手杖帮助） 独立上下楼梯			
洗澡	0 5	依赖 自理（无指导能进出浴池并自理洗澡）			

（续表）

项　目	分	评分标准	评估日期		
总得分					
评估人					

注：评分结果：满分 100 分。

　 <20 分为极严重功能缺陷,生活完全需要依赖;

　 20~40 分为生活需要很大帮助;

　 40~60 分为生活需要帮助;

　 >60 分为生活基本自理。

　 Barthel 指数得分 40 分以上者康复治疗的效益最大。

精神状态

附表 6

自我评定抑郁量表（SDS）

问　　题	无	有时	经常	持续
1. 我近日觉得闷闷不乐,情绪低沉	1	2	3	4
2. 我觉得一天之中早晨心情最好 *	4	3	2	1
3. 我一阵阵地要哭出来或是想哭	1	2	3	4
4. 我近日晚上睡眠不好	1	2	3	4
5. 我近日吃的饭和平时一样多 *	4	3	2	1
6. 我与异性接触时和以往一样感到愉快 *	4	3	2	1
7. 我近日发觉我的体重在下降	1	2	3	4
8. 我有便秘的苦恼	1	2	3	4
9. 我心跳比平时快	1	2	3	4
10. 我无缘无故感到疲乏	1	2	3	4
11. 我的头脑和平时一样清楚 *	4	3	2	1
12. 我觉得经常做的事情并没有困难 *	4	3	2	1
13. 我觉得不安而平静不下来	1	2	3	4
14. 我对将来抱有希望 *	1	2	3	4
15. 我比平常容易激动	1	2	3	4
16. 我觉得做出决定是容易的 *	4	3	2	1

（续表）

问　　题	无	有时	经常	持续
17. 我觉得自己是个有用的人，有人需要我	1	2	3	4
18. 我的生活过得很有意思 *	4	3	2	1
19. 我认为如果我死了别人会生活得更好些	1	2	3	4
20. 平常感兴趣的事我仍然照样感兴趣 *	4	3	2	1
总　　分				

注：自我评定抑郁量表（SDS）：是 William W. K. Zung 于 1965 年编制，用于衡量抑郁状态的轻重程度及疗效评估的量表。也是美国教育卫生部推荐的用于精神药理学研究的量表之一。与 SAS 量表的结构和评分方法相似，有 20 个项目，每项四级评分，其中前 10 项 A、B、C、D 的得分依次为 1、2、3、4 分，后 10 项 A、B、C、D 的得分依次为 4、3、2、1 分。

自评结束后，由护理人员将 20 项得分相加，再乘以 1.25，四舍五入取整数部分即为得到的分值。分值越高，抑郁倾向越明显；分界值为 50 分，低于 50 为正常。50～59 分为轻微至轻度抑郁，60～69 分为中至重度抑郁，70 分及以上为重度抑郁。

附表 7

自我评定焦虑量表（SAS）

问　　题	很少有	有时有	大部分时间有	绝大多数时间有
1. 我感到比往常更加神经过敏和焦虑	1	2	3	4
2. 我无缘无故感到担心	1	2	3	4
3. 我容易心烦意乱或感到恐慌	1	2	3	4
4. 我感到我的身体好像被分成几块，支离破碎	1	2	3	4
5. 我感到事事都很顺利，不会有倒霉的事情发生	4	3	2	1
6. 我的四肢抖动和震颤	1	2	3	4
7. 我因头痛、颈痛和背痛而烦恼	1	2	3	4
8. 我感到无力且容易疲劳	1	2	3	4
9. 我感到很平静，能安静坐下来	4	3	2	1
10. 我感到我的心跳较快	1	2	3	4
11. 我因阵阵的眩晕而不舒服	1	2	3	4
12. 我有阵阵要昏倒的感觉	1	2	3	4
13. 我呼吸时进气和出气都不费力	4	3	2	1
14. 我的手指和脚趾感到麻木和刺痛	1	2	3	4

（续表）

问　　题	很少有	有时有	大部分时间有	绝大多数时间有
15. 我因胃痛和消化不良所苦恼	1	2	3	4
16. 我必须时常排尿	1	2	3	4
17. 我的手总是温暖而干燥	4	3	2	1
18. 我觉得脸发热发红	1	2	3	4
19. 我容易入睡，晚上休息很好	4	3	2	1
20. 我做噩梦	1	2	3	4
总　　分				

注：焦虑自评量表（SAS）：是 William W. K. Zung 于 1971 年编制，用于测量焦虑状态轻重程度及疗效评估的量表，具有较广泛的适用性。该量表有 20 个项目，每项四级评分，以该症状出现的频度来计分，其中 1 分表示"没有/很少时间"，2 分表示"有时/小部分时间"，3 分表示"大部分时间"，4 分表示"绝大部分或全部时间"。由自评者根据本人最近一星期的实际情况进行勾选。

　　1 分，没有或很少时间：指过去 1 周内，出现这类情况的日子不超过 1d；

　　2 分，有时或小部分时间：指过去 1 周内，有 1～2d 有过这类情况；

　　3 分，大部分时间：指过去 1 周内，有 3～4d 出现这类情况；

　　4 分，绝大部分或全部时间：指过去 1 周内，有 5～7d 有过这类情况。

　　自评结束后，由护理人员将 20 项得分相加，再乘以 1.25，取数值的整数部分即为得到的分值。分值越高症状越严重，分值越小越好；分界值为 50 分，低于 50 分为正常。一般来说，50～59 分为轻度焦虑，60～69 分为中度焦虑，70 分及以上为重度焦虑。

附表 8

简易精神状态检查表（MMSE）

定　向　力	分数	最高分
现在是：(星期几□)(几号□)(几月□)(什么季节□)(哪一年□)?		5
我们现在在哪里：(省市□)(区或县□)(街道或乡□)(什么地方□)(第几层楼□)?		5
记忆力		
现在我要说三样东西的名称。在我讲完以后请您重复说一遍。 (请仔细说清楚，每一样东西 1s 停顿) "花园""冰箱""国旗" 请您把这三样东西说一遍。(以第一次答案记分) 请您记住这三样东西，因为几分钟后要再问您的。		3

（续表）

定　向　力	分数	最高分
注意力和计算力		
请您算一算 100 减去 7,然后所得数的数目再减去 7,如此一直地算下去,请您将每减一个 7 后的答案告诉我,直到我说"停"为止。 （若错了,但下一个答案是对的,那么只记一次错误） 93□,86□,79□,72□,65□。		5
回忆力		
请您说出刚才我让您记住的哪三样东西? "花园"□　"冰箱"□　"国旗"□		3
语言能力		
（出示手表）这个东西叫什么?		1
（出示铅笔）这个东西叫什么?		1
现在我要说一句话,请您跟着我清楚地反复一遍:"四十四只石狮子"		1
我给你一张纸,请你按我说的去做,现在开始: "用右手拿着张纸";"用两只手将它对折起来";"放在你的左腿上" （不要重复说明,也不要示范）		3
请您念一念这句话,并且按上面的意思去做:闭上您的眼睛		1
请您给我写一个完整的句子。（句子必须有主语、动词、有意义） 句子全文:＿＿＿＿＿＿＿＿＿＿＿＿＿＿		1
这是一张图,请您在下面空白处照样把它画下来: （只有绘出两个五边形的图案,交叉处形成 1 个小四边形,才算对）		1
总分:		30

画图处:

注:每项回答正确计 1 分,错误或不知道计 0 分。不适合计 9 分,拒绝回答或不理解计 8 分。在合计总分

时,8分和9分均按0分计算。最高分为30分。划分是否痴呆与受教育程度有关,因此如果老年人是文盲又小于17分、小学又小于20分、中学以上又小于24分,则为痴呆。

痴呆评分参考:

27~30:正常

21~26:轻度

10~20:中度

0~9:重度

附表9

睡眠状况自评量表(SRSS)

请老年人在最符合自己的每个问题上选择一个答案(✓),时间限定近1个月内	
您觉得平时睡眠足够吗?	① 睡眠过多了　② 睡眠正好　③ 睡眠欠一些　④ 睡眠不够 ⑤ 睡眠时间远远不够
您在睡眠后是否已觉得充分休息过了?	① 觉得充分休息过了　② 觉得休息过了　③ 觉得休息了一点 ④ 不觉得休息过了　⑤ 觉得一点儿也没休息
您晚上已睡过觉,白天是否打瞌睡?	① 0~5d　② 很少(6~12d)　③ 有时(13~18d) ④ 经常(19~24d)　⑤ 总是(25~31d)
您平均每个晚上大约能睡几小时?	① 9h　② 7~8h　③ 5~6h　④ 3~4h ⑤ 1~2h
您是否有入睡困难?	① 0~5d　② 很少(6~12d)　③ 有时(13~18d) ④ 经常(19~24d)　⑤ 总是(25~31d)
您入睡后中间是否易醒?	① 0~5d　② 很少(6~12d)　③ 有时(13~18d) ④ 经常(19~24d)　⑤ 总是(25~31d)
您在醒后是否难于再入睡?	① 0~5d　② 很少(6~12d)　③ 有时(13~18d) ④ 经常(19~24d)　⑤ 总是(25~31d)
您是否多梦或常被噩梦惊醒?	① 0~5d　② 很少(6~12d)　③ 有时(13~18d) ④ 经常(19~24d)　⑤ 总是(25~31d)
为了睡眠,您是否吃安眠药?	① 0~5d　② 很少(6~12d)　③ 有时(13~18d) ④ 经常(19~24d)　⑤ 总是(25~31d)
您失眠后心情(心境)如何?	① 不适　② 无所谓　③ 有时心烦、急躁　④ 心慌、气短 ⑤ 乏力、没精神、做事效率低
得分	□ 睡眠障碍(21~50分)　　□ 良好(10~20分)

注:睡眠状况自评量表SRSS共有10个项目,每个项目分5级评分(1~5分),总分范围为10~50分。总分数愈低,说明睡眠问题愈少;总分数愈高,说明睡眠问题愈重、愈多。

营养状况

附表 10

贫血分度

程　　度	血红蛋白范围(g/L)
轻度	90 ~ 110/120
中度	60 ~ 90
重度	30 ~ 60
极重度	< 30

附表 11

微型营养评估(MNA)

营养筛检		分数
既往 3 个月内是否由于食欲下降、消化问题、咀嚼或吞咽困难而摄食减少	0 = 食欲完全丧失 1 = 食欲中等度下降 2 = 食欲正常	
近 3 个月内体重下降情况	0 = 大于 3kg 1 = 1 ~ 3kg 2 = 无体重下降 3 = 不知道	
活动能力	0 = 需卧床或长期坐着 1 = 能不依赖床或椅子但不能外出 2 = 能独立外出	
既往 3 个月内有无重大心理变化或急性疾病	0 = 有 1 = 无	
神经心理问题	0 = 严重智力减退或抑郁 1 = 轻度智力减退 2 = 无问题	
体质指数 BMI:体重(kg)/身高(m)^2	0 = 小于 19 1 = 19 ~ 21 2 = 21 ~ 23 3 = 大于或等于 23	
筛检分数(小计满分 14 分) <11 分　提示可能营养不良,请继续以下评价 >12 分　表示正常(无营养不良危险性),无需以下评价		

（续表）

一般评估		分数
独立生活（无护理或不住院）？	0 = 否　1 = 是	
每日应用处方药超过 3 种？	0 = 否　1 = 是	
褥疮或皮肤溃疡？	0 = 否	
每日可以吃几餐完整的餐食？	0 = 1 餐 1 = 2 餐 2 = 3 餐	
蛋白质摄入情况： ＊每日至少一份奶制品？　　A）是　B）否 ＊每周 2 次或以上蛋类？　　A）是　B）否 ＊每日肉、鱼或家禽？　　A）是　B）否	0.0 = 0 或 1 个"是" 0.5 = 2 个"是" 1.0 = 3 个"是"	
每日食用两份或两份以上蔬菜或水果？	0 = 否　1 = 是	
每日饮水量（水、果汁、咖啡、茶、奶等）	0.0 = 小于 3 杯 0.5 = 3 ~ 5 杯 1.0 = 大于 5 杯	
进食能力	0 = 无法独立进食 1 = 独立进食稍有困难 2 = 完全独立进食	
自我评定营养状况	0 = 营养不良 1 = 不能确定 2 = 营养良好	
与同龄人相比，你如何评价自己的健康状况？	0.0 = 不太好 0.5 = 不知道 1.0 = 好 2.0 = 较好	
中臂围（cm）	0.0 = 小于 21 0.5 = 21 ~ 22 1.0 = 大于等于 22	
腓肠肌围（cm）	0 = 小于 31 1 = 大于等于 31	

注：微型营养评价法（mini nutritional assessment，MNA）是一种专门评价老年人营养状况的方法，MNA 被认为是门诊和长期居住在护理机构老年人营养筛查的"金标准"。

总分：营养筛检分数（小计满分 14 分）；一般评估分数（小计满分 16 分）；MNA 总分（量表总分 30 分）。

MNA 分级标准：总分≥24 分表示营养状况良好

　　　　　　　总分 17 ~ 24 分为存在营养不良的危险

　　　　　　　总分 <17 分明确为营养不良

专科评估

附表12

疼痛评估

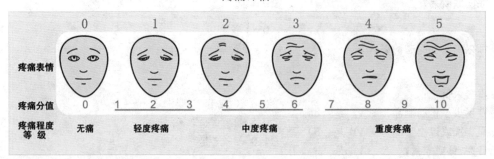

癌痛评估脸谱:0:无痛;1~3:轻度疼痛(睡眠不受影响);4~6:中度疼痛(睡眠受影响);7~10:重度疼痛(严重影响睡眠)。

注:该表由"数字评分(NRS)"、"0~10级视觉模拟评分量表(VAS)"和"面部表情量表法"组成。

"数字评分(NRS)"是用数字式0~10代替文字来表示疼痛的程度。0无痛,1~3轻度疼痛(疼痛不影响睡眠),4~6中度疼痛,7~9重度疼痛(不能入睡或者睡眠中痛醒),10剧痛。

"0~10级视觉模拟评分量表(VAS)"用标尺来表示。一端为0分表示无痛,另一端为10分表示剧烈疼痛,中间部分数字越大表示疼痛强度越大,其中1~3为轻度疼痛、4~6为中度疼痛、7~9为重度疼痛。使用时,先解释标尺用法,让老年人根据其疼痛感受情况在标尺0~10的相应位置上作记号,以准确掌握老年人的疼痛程度,为落实有效的疼痛控制措施提供依据。

"数字评分(NRS)"和"0~10级视觉模拟评分量表(VAS)"适用于头脑清楚的普通老年人。

"面部表情量表法"上有6个不同程度的表情。FS0:完全无疼痛感。FS1:偶尔感到疼痛,不影响日常生活。FS2:有疼痛感,但能轻微活动,如散步。FS3:有疼痛感,不能长时间活动。FS4:有疼痛感,除上厕所外不能活动。FS5:疼痛剧烈无法自由活动。"面部表情量表法"适用于急性疼痛者、表达能力丧失的老年人。

疼痛严重者,除了评估疼痛强度外,还需要评估疼痛的部位、性质、持续时间及伴随症状等,详见"疼痛"章节。

附表13

肌力等级评估

等 级	表 现
0级	完全瘫痪,不能作任何自由运动
Ⅰ级	可见肌肉轻微收缩
Ⅱ级	肢体能在床上平行移动
Ⅲ级	肢体可以克服地心吸收力,能抬离床面
Ⅳ级	肢体能做对抗外界阻力的运动
Ⅴ级	肌力正常,运动自如

附表 14

关节肿胀程度评定

肿胀分级	临床表现
无肿胀	关节基本正常,周径较前(或健侧)增粗 <2cm,无酸困及疼痛等异常
轻度肿胀	关节略显肿胀,皮肤基本正常,周径较前(或健侧)增粗 <4cm,有酸困、肿胀感,但疼痛不明显
中度肿胀	关节肿胀,皮肤颜色改变、有张力,按之有凹陷,周径较前(或健侧)增粗 4 ~8cm,有酸困或疼痛感
重度肿胀	关节肿胀明显,皮温升高,皮肤张力大、按之深陷,周径较前(或健侧)增粗 >8cm,酸、胀或疼痛感十分明显

附表 15

社区获得性肺炎 CURB-65 评分表

临床指标	分　值
意识障碍	1
血尿素氮 >7mmol/L(19mg/L)	1
呼吸频率≥30 次/分	1
收缩压 <90mmHg 或舒张压≤60mmHg	1
年龄≥65 岁	1
总评分分值	

注:分值 0~1 分,低危,建议院外治疗。
　　分值 2 分,中危,建议短期住院,或密切观察下院外治疗。
　　分值 3~5 分,高危,建议住院或 ICU 治疗。